全国高职高专药学类专业规划教材（第二轮）

中药储存与养护

（第2版）

（供药学类、中药学类及相关专业使用）

主　编　陈　文　刘　岩

副主编　姜　爽　李翠萍　杨炳川

编　者（以姓氏笔画为序）

王庆蕾（山东医药技师学院）

吕　平（天津职业大学）

吕立铭（惠州卫生职业技术学院）

刘　岩（山东中医药高等专科学校）

李翠萍（成都工业职业技术学院）

杨炳川（重庆三峡医药高等专科学校）

陈　文（惠州卫生职业技术学院）

赵　毅（长春职业技术学院）

姜　爽（山东医药技师学院）

梁巧文（广东茂名健康职业学院）

敬美莲（广东江门中医药职业学院）

詹晓如（广东江门中医药职业学院）

中国健康传媒集团

中国医药科技出版社

内容提要

本教材是“全国高职高专药学类专业规划教材（第二轮）”之一，分为六篇共19章，概述了中药储存与养护的概念、起源与发展，重点介绍了中药仓储的职能与建设、中药仓库的建筑要求与布局设计、中药仓储设施设备管理、中药仓储温湿度管理、中药仓储作业管理、中药仓库信息管理、中药储存的品质变异及其原因分析、中药储存常规检查、中药在库养护基本方法、中药仓虫及鼠害防治方法、中药霉变及其防治、中药储存与养护技术，以及中药储存与养护的标准规定、法规文件和技术规范。同时，根据需要开设基于工作过程的中药入库验收、出库验发技术和常见易变中药养护技术等8个实训。本教材为书网融合教材，即纸质教材有机融合电子教材、教学配套资源（PPT、微课、视频、图片等）、题库系统、数字化教学服务（在线教学、在线作业、在线考试），使教学资源更加多样化、立体化。

本教材可供全国高职高专院校药学类、中药学类及相关专业使用。

图书在版编目（CIP）数据

中药储存与养护／陈文，刘岩主编．—2版．—北京：中国医药科技出版社，2019.7
全国高职高专药学类专业规划教材（第二轮）
ISBN 978-7-5214-0949-9

Ⅰ．①中…　Ⅱ．①陈…　②刘…　Ⅲ．①中草药-药物贮藏-高等职业教育-教材　②中药管理-仓库管理-高等职业教育-教材　Ⅳ．①R288

中国版本图书馆CIP数据核字（2019）第116179号

美术编辑　陈君杞
版式设计　易维鑫

出版　**中国健康传媒集团**｜中国医药科技出版社
地址　北京市海淀区文慧园北路甲22号
邮编　100082
电话　发行：010-62227427　邮购：010-62236938
网址　www.cmstp.com
规格　889×1194mm $\frac{1}{16}$
印张　$18\frac{1}{2}$
字数　405千字
初版　2015年8月第1版
版次　2019年7月第2版
印次　2023年12月第5次印刷
印刷　三河市万龙印装有限公司
经销　全国各地新华书店
书号　ISBN 978-7-5214-0949-9
定价　55.00元

获取新书信息、投稿、为图书纠错，请扫码联系我们。

数字化教材编委会

主　编　陈　文　刘　岩

副主编　姜　爽　李翠萍　杨炳川

编　者（以姓氏笔画为序）

王庆蕾（山东医药技师学院）

吕　平（天津职业大学）

吕立铭（惠州卫生职业技术学院）

刘　岩（山东中医药高等专科学校）

李翠萍（成都工业职业技术学院）

杨炳川（重庆三峡医药高等专科学校）

陈　文（惠州卫生职业技术学院）

林中祥（重庆三峡医药高等专科学校）

赵　毅（长春职业技术学院）

姜　爽（山东医药技师学院）

梁巧文（广东茂名健康职业学院）

敬美莲（广东江门中医药职业学院）

詹晓如（广东江门中医药职业学院）

出版说明

“全国高职高专药学类专业规划教材”于2015年8月由中国医药科技出版社出版，自出版以来得到了各院校的广泛好评。为了进一步提升教材质量、优化教材品种，使教材更好地服务于院校教学，同时为了更好地贯彻落实《国务院关于加快发展现代职业教育的决定》及《现代职业教育体系建设规划（2014—2020年）》等文件精神，在教育部、国家药品监督管理局的领导下，在上一版教材的基础上，中国医药科技出版社组织修订编写“全国高职高专药学类专业规划教材（第二轮）”。

本轮教材编写，坚持以药学类专业人才培养目标为依据，以岗位需求为导向，以技能培养为核心，以职业能力培养为根本，体现高职高专教育特色，力求满足专业岗位需要、教学需要和社会需要，着力提高药学类专业学生的实践操作能力。在坚持“三基、五性”原则基础上，强调教材的针对性、实用性、先进性和条理性。坚持理论知识“必需、够用”为度，强调基本技能的培养；体现教考结合，密切联系药学卫生专业技术资格考试（药士、药师、主管药师）和执业药师资格考试的要求；重视吸收行业发展的新知识、新技术、新方法，体现学科发展前沿，并适当拓展知识面，为学生后续发展奠定必要的基础。本轮教材建设对课程体系进行科学设计，整体优化；对上版教材中不合理的内容框架进行适当调整，内容上吐故纳新；建设书网融合教材，配套丰富的数字化教学资源。

本套规划教材（27种），其中24种为新修订教材（第2版），适合全国高职高专药学类、中药学类及其相关专业使用，也可供医药行业从业人员继续教育和培训使用。本轮教材的主要特色如下。

1. 理论适度，强化技能　教材体现高等教育的属性，使学生需要有一定的理论基础和可持续发展能力。教材内容做到理论知识“必需、够用”，强化技能培养。给学生学习和掌握技能奠定必要的、足够的理论基础，不过分强调理论知识的系统性和完整性。教材中融入足够的实训内容，将实验实训类内容与主干教材贯穿一起，体现“理实”一体。

2. 对接岗位，教考融合　本套教材体现专业培养目标，同时吸取高职教育改革成果，满足岗位需求，内容对接岗位，注重实践技能的培养。充分结合学生考取相关职业（药士、药师）资格证书和参加国家执业药师资格考试的需要，教材内容和实训项目的选取涵盖了相关的考试内容，满足考试的要求，做到教考、课证融合。

3. 工学结合，突出案例　每门教材尤其是专业技能课教材，在由教学一线经验丰富的老师组成编写团队的基础上，吸纳了部分具有丰富实践经验的企业人员参与编写，确保工作岗位上先进技术和实际案例操作内容写入教材，更加体现职业教育的职业性、实践性和开放性。本套教材通过从药品生产到药品流通、使用等各环节引入的实际案例，使其内容更加贴近岗位，让学生了解实际岗位的知识和技能需求，做到学以致用。

4. 优化模块，易教易学　教材编写模块生动、活泼，在保持教材主体框架的基础上，通过模块设计增加教材的信息量和可读性、趣味性。其中，既包含有利于教学的互动内容，也有便于学生了解相关知识背景和应用的知识链接。适当介绍新技术、新设备以及科技发展新趋势，为学生后续发展奠定必要的基础。将现代职业发展相关知识，作为知识拓展内容。

5. 书网融合，增值服务 全套教材为书网融合教材，即纸质教材与数字教材、配套教学资源、题库系统、数字化教学服务有机融合。通过“一书一码”的强关联，为读者提供全免费增值服务。按教材封底的提示激活教材后，读者可通过PC、手机阅读电子教材和配套课程资源（PPT、微课、视频、动画、图片、文本等），并可在线进行同步练习，实时反馈答案和解析。同时，读者也可以直接扫描书中二维码，阅读与教材内容关联的课程资源（“扫码学一学”，轻松学习PPT课件；“扫码看一看”，即刻浏览微课、视频等教学资源；“扫码练一练”，随时做题检测学习效果），从而丰富学习体验，使学习更便捷。教师可通过PC在线创建课程，与学生互动，开展在线课程内容定制、布置和批改作业、在线组织考试、讨论与答疑等教学活动，学生通过PC、手机均可实现在线作业、在线考试，提升学习效率，使教与学更轻松。此外，平台尚有数据分析、教学诊断等功能，可为教学研究与管理提供技术和数据支撑。

编写出版本套高质量的规划教材，得到了药学专家的精心指导，以及全国各有关院校领导和编者的大力支持，在此一并表示衷心感谢。希望本套教材的出版，对促进我国高职高专药学类专业教育教学改革和药学类专业人才培养做出积极贡献。希望广大师生在教学中积极使用本套教材，并提出宝贵意见，以便修订完善，共同打造精品教材。

中国医药科技出版社

2019年6月

全国高职高专药学类专业规划教材（第二轮）

建设指导委员会

杨元娟（重庆医药高等专科学校）
杨文章（山东医药技师学院）
杨丽珠（漳州卫生职业学院）
何　丹（四川中医药高等专科学校）
张　虹（长春医学高等专科学校）
张　清（山东医药技师学院）
张　晶（山东医药技师学院）
张　瑜（山东医药技师学院）
张建海（重庆三峡医药高等专科学校）
张承玉（天津医学高等专科学校）
张炳盛（山东中医药高等专科学校）
张淑芳（长春医学高等专科学校）
张琳琳（山东中医药高等专科学校）
陈　文（惠州卫生职业技术学院）
陈育青（漳州卫生职业学院）
陈美燕（漳州卫生职业学院）
林美珍（漳州卫生职业学院）
郑小吉（广东江门中医药职业学院）
单松波（漳州卫生职业学院）
侯　沧（山东医药技师学院）
贾　雷（淄博职业学院）
徐传庚（山东中医药高等专科学校）
黄金敏（荆州职业技术学院）
商传宝（淄博职业学院）
彭裕红（雅安职业技术学院）
靳丹虹（长春医学高等专科学校）
魏启玉（四川中医药高等专科学校）
魏国栋（山东中医药高等专科学校）

前言 / PREFACE

为了更好地贯彻落实《医药卫生中长期人才发展规划（2011-2020年）》，推动医药卫生类高等职业教育的发展，培养医药卫生类高素质技能型人才，在全国食品药品职业教育教学指导委员会的指导下，结合全国医药卫生类高职高专院校药学类专业的培养目标，《中药储存与养护》教材编写组确立了本课程教学大纲和教材编写大纲。在教材编写过程中，认真贯彻落实高职教育指导思想和精神，并严格按照教学大纲的要求，主要侧重中药储存与养护知识的应用、实践技能的训练，贯彻理论知识“必需、够用”的原则；对中药储存养护岗位所需知识和能力结构进行了深入分析，确保教材内容与中药保管养护技能鉴定标准有效衔接，使学生能够顺利考取相应的职业技术资格证书。

本教材为“全国高职高专药学类专业规划教材（第二轮）”之一。教材内容的编写主要以新版医药商品储运员、医药商品购销员、中药购销员、中药调剂员等岗位高级工国家职业标准，以及《药品管理法》《中药材生产质量管理规范（试行）》《药品生产质量管理规范（2010年修订）》《药品经营质量管理规范（2012年修订）》与现行版《中国药典》等法规文件和药品标准为依据，同时吸纳企业用人单位及教材使用院校教师提出的编写意见，贯彻服务中药储存与养护岗位一线的宗旨，以满足高职应用技能型人才培养的要求。

本教材分为六篇共19章，概述了中药储存与养护的概念、起源与发展，重点介绍了中药仓储职能与建设、中药仓库建筑要求与布局设计、中药仓储设施设备管理、中药仓储温湿度管理、中药仓储作业管理、中药仓库信息管理、中药储存的品质变异及其原因分析、中药储存常规检查、中药在库养护基本方法、中药仓虫及鼠害防治方法、中药霉变及其防治、中药储存与养护技术，以及中药储存与养护的标准规定、法规文件和技术规范。除教材主要内容外，在各章节中还设立了“学习目标”“知识链接”“案例分析”“知识拓展”“考点提示”“目标检测”等模块，增强教材的知识性和趣味性，以提高学生主动学习的动力，强化学生对知识的应用和技能培养，提高其分析问题、解决问题的能力。同时，根据需要开设的中药入库验收、出库验发技术和常见易变中药养护技术8个实训，分实训目的、实训内容、实训步骤、实训评价等模块编写，使学生在具有必需的基础理论和专业知识的基础上，重点掌握从事药学专业领域实际工作的基本技能，毕业后具备直接从事中药储存与养护技术工作和管理工作的能力。本教材适合于全国高职高专院校药学类、中药学类及相关专业师生使用。

本教材的编写是由来自全国9所高职高专院校的一线教师共同完成，本次修订主要做的工作如下：对上版教材中不合理的内容框架进行调整或完善补充，以及更新陈旧内容，使教材内容更加科学合理、全面完整。同时将教材建设为书网融合教材，即纸质教材有机融合电子教材、教学配套资源（PPT、微课、视频、图片等）、题库系统、数字化教学服务（在线教学、在线作业、在线考试），使教学资源更加多样化、立体化。具体分工如下：吕立铭负责第一章、第十六章；吕平负责第二章；李翠萍负责第三至五章；姜爽负责第七章、第八章；王庆蕾负责第九章；敬美莲负责第十章；梁巧文负责第十一章；刘岩负责第十二章；詹晓茹负责第十三章；赵毅负责第十四章；杨炳川负责第十五章；陈文负责第六章及第十七至十九章。

在编写本教材过程中，尽管编者们尽了最大努力，但不足之处在所难免，敬请广大师生提出宝贵意见，以便再版修订时臻于完善。在此对各参编院校给予的大力支持表示感谢，也对编写时参考使用到的有关书籍和文献的著作者表示深深的谢意。

编　者

2019 年 3 月

目录 / CONTENTS

第一篇　绪　论

第二篇　中药现代化仓储管理

第四篇　中药储存与养护实用技术

第五篇　中药储存与养护的标准规定、法规文件和技术规范

第六篇　中药储存与养护工作过程实训

第一篇

绪　论

第一章

中药储存与养护概述

扫码“学一学”

扫码“看一看”

学习目标

知识目标

1. 掌握中药储存与养护的基本概念。
2. 熟悉中药储存与养护的目的和意义；中药储存与养护的基本任务。
3. 了解中药储存与养护的发展历程。

技能目标

能概述中药储存与养护工作的重要性，并正确分析其发展趋势。

第一节　中药储存与养护的概念、起源与发展

一、中药储存与养护的概念

中药储存是指中药商品从生产到消费领域的流通过程中，经过多次停留而形成的储备，是中药流通过程必不可少的重要环节。如果没有一定数量的储存，中药商品的流通就会中断，因此中药储存是保证中药商品正常流通的必要条件。

中药养护是研究中药在储存期间质量变化规律和科学养护的实用性专业技术。包括预防质量变化和对已发生变化的救治。

中药储存与养护是一门运用现代科学技术和方法，研究中药在储存过程中，防止变质，保证中药质量的专业技术。主要是针对化学因素、物理因素和生物因素引起的质量变化，研究其发生和变化规律，从而采用科学合理的储存与养护技术，以保证中药的安全性和有效性。

二、中药储存与养护的历史起源

中药作为中国的传统药品，历史悠久，源远流长，是中华民族文化宝库中的一颗璀璨明珠，是我国劳动人民长期同疾病做斗争的宝贵产物。几千年来，它一直被用作防病治病的主要武器，对维护人民健康和民族发展壮大起着重要作用。

我国古代最早的药学专著《神农本草经》，对汉代以前药学知识和经验进行总结，不仅

记述了中药的基本理论、产地、采收时间、加工方法，而且对中药的鉴别、储存都有介绍。如药物阴干、曝干，采造时月，生熟，土地所出、真伪新陈等，为中药储存与养护的发展奠定了初步基础。

南北朝时期，医药有了显著的进步。如《百官志》载："四十人……太医署有主药师二人……药园师二人……药藏局盛丞各二人。"又云："药藏丞为三品勋一位。"可见，在当时就已专门设立了储药机构，从此明确了中药储存保管的重要性。

梁代时期，陶弘景撰写的《神农本草经集注》明确指出了药物产地、采制方法、储存时间与其疗效的关系。正如"序录"所说："江东以来，小小杂药，多出近道，气力性理不及本邦。"又云："凡狼毒、枳实、橘皮、半夏、麻黄、吴萸，皆欲得陈久良，其余唯须精新也。"

唐朝时期，唐高宗显庆四年（公元659年）撰成的世界上第一部药典性质著作《新修本草》，标志着我国药学事业新的发展。不仅讲求药材要道地，而且对药材的储存养护也十分考究。《备急千金要方》记载："凡药皆不欲数数曝晒，多见光目气即薄，歇宜热知之。诸药未即用者，候天大晴明时，于烈日中曝之，令大干，以新瓦器贮之，泥头密封，须用开取，急封之，勿令中风湿之气，虽经年亦如新也。某丸散以瓷器贮，密蜡封之，勿令气泄，则三十年不坏，诸杏仁子等药，瓦器贮之，则鼠不能得之。凡贮药法，皆须去地三四尺，则土湿之气不中也。"对中药加工、储存方法乃至盛装容器，均考据精审，论说详细。注意到采用密封、避潮等方法来保证药物质量，利于长期保存。这些朴实有效的经验，简明扼要，实用性强，流行很广，为后世所推崇。

宋朝时期，中药发展比以往时代更为迅速。当时官府设立"收卖药材所"辨认药材，以革伪乱之弊。寇宗奭著《本草衍义》载："夫高医以蓄药为能，仓中之两，防不可售者所须也，若桑寄生、桑螵蛸、鹿角胶、虎胆、蟾蜍……之类。"则说明储存十分重要。

元朝时期，王好古著《汤液本草》："一两剂服之不效，予再候之，脉证相对，莫非药有陈腐者，致不效乎，再市药之气味厚者煎服，其证半减，再服而安。"阐明了中药储存的新陈与临床疗效的密切关系。

明朝时期，陈嘉谟广泛收集各代中药发展的成就，编著了《本草蒙筌》。该书载云："凡药藏贮，宜常提防，倘阴干、暴干、烘干，未尽去湿，则蛀蚀、霉垢、朽烂不免为殃。当春夏多雨水浸淫，临夜晚或鼠虫吃耗，心力弗惮，岁月堪延。见雨久着火频烘，遇晴明向日旋曝，粗糙悬架上，细腻贮坛中。人参须和细辛，冰片必同灯草，麝香宜蛇皮裹，硼砂共绿豆收，生姜择老沙藏，山药候干灰窖，沉香、真檀香甚烈，包纸须要……庶分两不致耗轻，抑气味尽得完具。辛烈者免走泄，甘美者无蛀伤。陈者新鲜，润者干燥。"这些宝贵储存经验，沿袭至今，成为后世研究中药储存的理论依据。继《本草蒙筌》之后，医药学家李时珍所著《本草纲目》高度总结说明以前各家经验，对中药的发展起着承前启后、继往开来的重要作用。

清朝时期，文化统治虽然残酷，但中药储存与养护的研究仍有一定发展。吴仪洛《本草从新》云："用药有久宜陈者，收藏高燥处，不必时常开看，不会霉蛀。有宜精新者，如南星、半夏、黄麻、大黄、木贼、棕榈、芫花、枳实、佛手柑、秋石、石灰、诸曲、诸胶……之类，皆以陈久者为佳"，使用陈久品之意"或取其烈性减，或取其火候脱"。又云："余者俱宜精新，若陈腐而欠鲜明，则气味不全，服之必无效。"张秉成对用精新药的意义又作了详细的补充：新者取其气味之全，功效之速。吴张二氏之说，对中药储存与功效的关系考究精辟，论说详明，对后代影响深远。

对于中药储存与养护，从汉朝到清朝，各个时期都有其成就和特色，且历代相承，日趋进步，不仅为后世所广泛应用，还为研究中药储存与养护提供了重要的依据，是我国中医药文化的宝贵财富。

三、中药储存与养护的现代发展

新中国成立后，党和政府十分重视继承和发展中医药事业，在中医药政策的指引下，中医药事业发展迅速，中医药工作者开展了大量有关中药储存与养护的研究工作，先后编写和出版了《中药材养护知识》《中药材商品养护》《中药材保管技术》《中药材储存保管知识》《中药保管技术》《医药仓贮技术》《中药养护学》等专著，此外还有许多科研论文刊登在国家各类期刊上。以上这些成就都是我国有关中药储存与养护研究成果的结晶。

科学技术在不断进步和发展，随着国家对医药监管力度的加强，为保证药品品质，在医药工作者与药品经营企业的共同努力下，中药储存与养护技术得到高速发展。在中药储存方面，中药仓库均建立了仓储保管制度，按照《药品经营质量管理规范》（GSP）对中药储存与养护的要求和各种中药商品特性建立各种中药商品仓库，重视对库房温度、湿度的控制，加强入库验收工作。在保管养护技术上，不仅继承了我国传统的养护经验，而且利用现代的仪器和设备，研究出高效绿色环保的储存养护方法。如无公害药材对抗同储、低温储存、微波和远红外干燥、气幕防潮、气调养护等，给中药储存与养护增加了新的内容，促进了我国中医药事业的发展。

我国地大物博，资源丰富，出产的中药材品种极多，经全国中药资源普查公布，我国现有中草药已达 12 807 种，此外还有许多民间草药尚待开发。由于中医中药有数千年的实践经验，疗效确切，至今仍为广大人民所信服乐用。在“回归大自然”和“中医中药热”的国际潮流影响下，世界各国使用中药来防治疾病的人数越来越多，我国中药出口量逐年增加，因此，中药的需求逐年俱增，产销、储运和保管的数量，动辄以千百万计。随之而来的安全保管问题，就有待于中药工作者来研究解决。这也就是说，一方面要将祖国流传下来的宝贵经验加以继承和发展；另一方面通过科学研究，创造出一些更加有效、绿色环保的现代储存与养护技术，从而提供质量优良的中药材，保障人民的健康；同时也可减少中药材的损坏变质，为国家创造更多的财富和效益。因此，中药储存与养护必将朝着更加纵深而宏伟的目标发展。

第二节　中药储存与养护的目的和意义

中药是一种特殊的商品，其来源复杂、成分多样，许多中药采收加工以后要经历长途运输和一定时期的储存才会被使用，因此我们必须保证储存中药的质量在有效期内或一定时间内不会因环境等因素而发生变化。

一、中药储存与养护的目的

中药成分繁杂，大多含有淀粉、蛋白质、糖类、脂肪、纤维素、黏液质等成分，在储存运输过程中，容易受内在和外在因素的影响，发生物理、化学以及生物变化，如发霉腐烂、虫蛀、泛油、变色、变味等变质现象，其中以霉烂和虫蛀的危害最大，不仅会造成经济上的损失，更严重的是降低中药疗效，甚至完全丧失药用价值或产生毒副作用，从而影响人体健康甚至危害生命安全。因此，必须对中药进行专业、科学的储存与养护管理，才能保证中药质量的安全、稳定、有效，减少损耗，满足人们用药需求。

（一）保证中药质量

“中药养护”是指在中药储存、运输期间，采取必要的防护措施，以确保中药质量的安全、稳定、有效。中药来源广泛，性能复杂，有些是植物，有些是动物等，所含的成分和性质各不相同，有的成分是仓库害虫、鼠类、微生物的食料和养分，有的怕冻，有的怕热，有的怕干燥，有的怕潮湿，因而容易发生虫蛀、鼠食、霉变等变异现象；一些鲜活中药材，变异速度更快；更有的中药商品在特定条件下还会“自燃”。因此，中药仓库的业务不单纯是进进出出、存放中药，还必须保证储存中药的质量。

（二）确保中药储存安全

确保中药储存安全是指在中药储存、运输过程中，采取一定的养护技术，确保中药不发生燃烧、爆炸、破烂、污损等现象。《中华人民共和国药品管理法》（以下简称《药品管理法》）明确指出，药品仓库必须制定药品保管制度，采取必要的养护措施，以保证药品的质量和纯净度，强调变质的或被污染的药品不能药用。另外，在仓库养护过程中，还可以发现安全隐患，及早解决。由此可见，中药养护是一项必要的措施，只有采取“预防为主，救护为辅，防护结合”的原则，精心养护，才能确保中药的储存安全。

（三）降低损耗

中药质量具有时限性，除少数中药外，绝大多数中药的质量会随着时间的延长而自然衰退。这种时限性不仅与药材的内在品质有关，还与储存条件密切相关。中药储存与养护就是根据中药自身的特性，安排合理的储存环境，科学的控制中药的库存结构与数量，采取合理的养护技术，确保中药不发生霉烂、虫蛀、鼠咬、泛油、风化、潮解、挥发等变质现象，最大限度降低损耗。

（四）促进流通保障供应

在仓库日常养护过程中，不仅要对中药进行质量上的养护，而且还要防止过期，针对临近失效的中药材进行及时挂牌，填写催销表催销，或进行灵活的调剂，以免造成库存太多，过期失效。对于销完或存量不多的中药，也要及时登记，进货补充，保障市场供应。

二、中药储存与养护的意义

（一）确保中药在储存过程中的安全有效，监督中药的质量

中药仓库的基本职能是储存和养护中药。保证中药在库不损坏、不丢失、质量完好、数量准确。同时，仓库应具有一定的条件和设施设备，确保中药的安全、稳定、有效，减少药品破损、变质，保证中药质量。其次，《药品管理法》明确指出，药品进出仓库前都要进行检验，一方面对质量不合格的中药不允许入库，另一方面对不符合质量要求的中药不允许出库。严格执行中药储存保管制度，可有效地监督进入市场的中药质量。

（二）保障市场供应，提高应急能力

中药是一种特殊的商品，它的供求状况与一般商品相比，在时间和空间上存在特殊差异。一般商品只表现在“供大于求”、“供小于求”或质量不能使顾客满意等。而中药是一种自然消耗品，受其稳定性的制约，生产出来后，囤积不用，超过有效期，就不能再使用，而且中药的生产具有明显的地域性和时间性，有的是常年生产、季节消费，有的是季节生产、常年消费，有的是这季生产、那季消费。有序的中药储存养护有利于企业开展购销业务，维持企业的正常运作，可以将中药材源源不断地购进、销出，持续不断地供应市场，满足人们的用药需求。

此外，药品是特殊商品，为了预防突然的疫情和灾情发生，就要有一定数量的药品储存，以备急需时使用。而且，它在促进药品工业生产的发展，保证药品市场供应和满足药品用户需要方面，都起着重要作用。《中华人民共和国药品管理法》规定，国家实行药品储备制度。由于地震、洪水等突发自然灾害或疫情等突发事件的发生，使某些药品需求大增，如果药品生产和经营部门没有充足的药品储备，就无法保证药品的正常供应，影响防病、治病工作的开展，可能影响社会安定。因此，药品的储存是保障市场供应，提高应急能力的必要条件。

（三）加强中药商品的流通，满足人们防治疾病的需要

商品流通是连接生产和消费的桥梁。加强中药商品流通，既要疏通流通渠道，采取灵活多样的购销形式，积极组织中药商品的采购和推销；又要组织好中药材的储存，加强中药材的养护，以保证中药商品流通的顺利进行。如果流通领域中的仓储设施不足、技术力量薄弱，设备条件落后、仓储管理不善、仓储能力过小等，都会限制中药商品流通的速度和效率，阻碍中药商品流通的发展，进而影响市场供应，不能满足人们防治疾病的需要。

（四）降低流通费用，加速资金周转，提高企业的经济效益

中药的储存养护不同于一般的购销业务。中药储存养护是生产劳动在流通领域的延续，它虽不创造新的产品，但能在原有产品基础上追加价值，因而创造新的价值。药品储存部门通过加强储存管理，改善仓储保管条件，提高仓库和设备的运转效率，就能节约储存过程中的劳动消耗，降低储存费用；同时，做好养护工作，能够避免和减少损耗，加快进出库业务，加速资金周转，提高工作效率，扩大服务范围，从而可以节约开支、增加收益，提高企业的经济效益。

第三节　中药储存与养护的基本任务

中药储存与养护的目的在于保证在库中药质量和数量，预防中药材变质和对已发生变化进行救治，保护中药的质量，从而保证医疗用药的安全、有效，力求做到储存足、进出快、保管好、损耗小、保安全、费用省，日常工作做到以预防为主，以救治为辅，防治相结合。

一、研究储存养护新技术，保证中药质量与数量

搞好中药储存与养护是保证中药质量和数量的一个重要环节。放松或轻视这一环节，都会降低中药质量而影响疗效，造成经济损失，甚至危害生命。

近年来，随着国家的重视，中医药事业蓬勃发展，中药生产品种之多，数量之大，是前所未有的。由于人民群众防病治病和卫生保健的需要，中药流通周转数量也与日俱增。

面对如此复杂而又繁重的储存养护任务，必须认真对待，做好储存养护措施，这对于保证中药质量与数量有着极为重要的意义。

中药来源广泛，成分复杂，有植物的，有动物的，也有矿物及加工制品。它们之中，有的含淀粉，有的含糖类，有的含脂肪和挥发油等。由于成分不同、性质各异，因此必须采取不同技术进行储存养护。例如，含淀粉类中药，特别注意防虫防蛀；含糖类中药，除保持药物本身干燥外，还需注意储存环境干燥；具有芳香气味的中药，大多含有挥发油类成分，容易受热而挥发，必须储存在阴凉低温处；某些植物含有鲜艳的色素，需防止日光曝晒和强光照射，以免色素减退。根据各类中药的理化性质，进行合理储存、科学养护，是保证中药质量和数量的关键所在。因此，必须加强中药储存与养护的研究，以确保中药的安全有效。

二、研究中药储存中质量变化的规律及预防和救治措施

正如前面所述，中药来源广泛，品种众多，性质各异，因而在储存中易产生各种各样的变质。例如，霉变就是中药储存中常见的一种变质现象，其主要原因是中药材（尤其含糖质、淀粉的中药材）因含水量过高，易受霉菌污染；虫蛀在中药储存中也较为常见，是由中药材污染了虫卵或幼虫造成的；相比之下，泛油、变色、风化等，虽然比发霉、虫蛀少，但亦时有发生，这些都是中药储存与养护所研究的内容。因此，只有了解并掌握中药的质量变化规律，才能更好地实施相应的、有效的防护措施，以保证中药质量的安全、稳定、有效。

三、研究中药储存养护对象与范围

中药储存与养护研究的主要内容是化学因素、物理因素和生物因素引起中药质量变化的发生及规律，并对此采用科学合理的储存与养护技术进行科学防治。研究范围包括传统和现代中药防治技术；中药的仓库类型及要求；中药的包装及种类；主要化学成分的检查和质量要求等。通过对上述内容的研究分析，阐明中药储存与养护的通用性和使用性，监测中药在购、销、储、运过程中的质量变化规律，制订科学的中药养护方法，以保证中药的安全有效。

中药储存与养护是一门综合性应用技术，它来源于实践，又能动地指导实践。因此，应不断地从科学实验和生产实践中总结经验，丰富内容，使这一门技术能逐渐提高和发展，进一步为人民卫生事业服务，为中医药走向全世界而做出贡献。

目标检测

一、单项选择题

1. 下列哪项不是中药储存与养护的目的（　　）

A. 保证中药质量　　B. 确保中药储存安全

C. 降低损耗　　D. 促使中药增值

E. 促进流通、保障供应

2. 下列哪项不是中药储存与养护的意义（　　）

A. 确保中药安全有效
B. 监督中药质量
C. 加速资金运转
D. 满足人民防治疾病的需要
E. 中药仓库过大

二、多项选择题

1. 中药储存与养护的目的是（　　）

A. 降低损耗
B. 及时补充进货
C. 保证中药质量
D. 确保中药储存安全
E. 及时催销

2. 中药储存与养护的意义是（　　）

A. 加速资金运转
B. 确保中药安全有效
C. 降低流通费用
D. 提高人民生活质量
E. 监督中药质量

3. 中药储存与养护的基本任务是（　　）

A. 满足社会发展
B. 研究中药质量变异规律
C. 研究储存与养护的新技术
D. 研究中药储存与养护对象和范围
E. 研究中药变异的预防和救治措施

三、简答题

1. 简述中药储存与养护的含义。
2. 简述中药储存与养护的基本任务。

扫码“练一练”

第二篇

中药现代化仓储管理

第二章

中药仓储的职能与建设

扫码“学一学”

扫码“看一看”

学习目标

知识目标

1. 掌握中药仓库的类型和职能。
2. 熟悉中药仓库的建筑要求。
3. 了解中药仓库的库区布局。

技能目标 能根据中药的质量特性进行分库储存。

案例分析

我国中药材种植基本以家庭为单位，尚未形成规模化与产业化，药材的晾晒、包装、存储、运输和交易结算等均没有相应的规范。中药材流通以批发市场为主渠道，其中，17 家中药材专业市场的药材流通量占全国药材交易总量的 70% 左右。但是，几乎所有的中药材市场基本都是原始落后的农贸集市交易市场，没有统一的建设标准和管理标准。中药材的经营者多为农民，经营方式与传统的农贸市场类似，商户进入市场，既缺乏准入标准和监管制度，又缺乏质量检验和追溯体系，使中药材质量难以保证。此外，中药材规格等级没有标准，包装以编织袋等简易包装为主，包装上没有标识药材名称、产地、生产日期等基本信息。在流通过程中，中药材的一切信息仅凭商家经验判断，若发生中药材质量安全事故，无法查找原因、追溯产品流向。特别是在保管方面，中药材仓储现在多采用硫黄熏蒸或磷化铝熏蒸法，此法常造成药材的内在品质遭到极大破坏，药效大幅度降低，有些甚至发生变质，使“救命药”变“毒药”。

1. 如何才能保证中药材加工、储存药品质量和患者用药安全、有效？
2. 制定中药材养护规范有何积极意义？本案例对你有何启示？

第一节　中药仓库的类型和职能

中药仓库是中药的储存场所，也是中药开展保管养护的必备条件。

一、中药仓库的类型

1. 按中药的形态分类 可分为原辅料库房、中间站库房和成品库房。

2. 按建筑形式分类 可分为露天库（货场）、半露天库（货棚）、平面库、多层库、立体库、地库和密闭库。

3. 按仓库承担业务性质分类 可分为采购供应仓库、批发仓库、零售仓库、中转仓库、加工仓库和储备仓库。

4. 按商品性质分类 可分为药材仓库、饮片仓库和中成药仓库。其中药材仓库又可分为普通药材仓库和特殊药材仓库（细贵药材仓库、毒剧药材仓库、危险品仓库等）。

5. 按仓储在社会中的作用分类 可分为通用仓库、生产储存仓库、流通储存仓库和国家储备仓库。

6. 按仓库在商品流通中的主要职能分类 可分为口岸仓库、中转仓库、加工仓库（工厂）和存储仓库。

二、中药仓库的职能

中药仓库是维护储存商品质量和数量，保障社会供应的组成部门。主要职能如下：①支持生产，保障供给；②维护药品质量，保证用药安全；③降低损耗，节约费用；④研究养护技术，实行科学管理；⑤服从市场需求，提高服务质量；⑥严格管理制度，确保安全生产。

第二节 中药仓库的建筑要求与布局设计

一、中药仓库的建筑要求

（一）仓库基地的选择

药品仓库的设置地区及地址要综合考虑以下各方面因素：

1. 交通环境适宜 交通方便，运输通畅，无大量粉尘、有害气体及污水等严重污染源。

2. 与药品生产的布局相适应

（1）药品生产企业的原料库、半成品库、成品库的设置应符合《药品生产质量管理规范》（GMP）要求，应与生产过程相衔接，尽量减少储运过程中的污染。

（2）医药物流企业的药品采购仓库应建设在大中城市及药品生产比较集中的地区，以便就近收购，近厂近储。

（3）设计建造固定性中药仓库，可根据仓库的业务性质、规模大小、技术设备等特点，综合解决建筑物的合理分布。

（4）基地选择应符合安全、节约、方便的原则。一般要求：交通方便，运输畅通；地基坚实，干燥平坦；排水通畅，给水充足；防火防污，环境安全；电源充足，以利生产。

（二）仓库建筑要求

1. 普通库房 中药仓库建筑多数属于普通库房，一般由砖木、钢架或钢筋混凝土等建成，适用于多数中药的储存。这类库房的要求是：

（1）库房内部地坪应高于库外地面，坚实平坦，隔潮效能良好。

（2）墙壁完整坚固，内侧平滑，底层库墙内侧接近地面部应有防潮层。

（3）库顶不渗水，并具有较好的隔热性能。

（4）库房门应相对设置，便于通风。门窗、通风孔（排风扇等）应结构精密，“关”能密闭，“启”能通畅，灵活方便，并能防止雨水侵入。

（5）多层库房的楼面沿外墙处应设置泄水孔，其间距应不大于30m。

（6）单层库房的高度不低于6m；多层库房的高度每层不低于5m，层次不限。

2. 密闭库房　密闭库房应选用钢筋混凝土结构的建筑，并经过有效的隔绝材料处理，其防潮、防热性能应高于普通仓库，具有隔湿、隔气和避光等功能，使库内储品不受或少受外界因素的影响，温湿度比较稳定，适宜于怕潮、怕热、怕光等商品的储存。

3. 气调库房　气调库房是专供中药采取气调养护的固定设施，其建筑结构除有较严密的隔气、隔热性能外，还应具备库内外空气压力正负差的承受力。同时，其密闭性要求也较高，一般以平均每24小时氧气的回升率在0.5%以下者为符合，若回升率在0.2%~0.4%为性能良好。

4. 低温库房　低温库房系采取密闭与制冷技术，使室内温度控制在合适的低温状态的库房。根据设施的不同，可分为空调库房与冷风库房两类。

（1）空调库房：库房的结构可按不同的需求，采取多种隔气、隔热等材料进行密闭，以保持库内外隔绝。库房单间面积一般不宜过大，以20~30m^2为宜，以利于温湿度的控制。高温季节其温度应控制在20~25℃，若设施完善，制冷的功率大，使温度保持在20℃以下，则对商品养护更有利。

（2）冷风库房：冷风库房由密闭库房和制冷机房等组成。库房内侧必须经过绝缘隔热等技术处理，库门应设置“风幕”，其启动与库门启闭同步。在库房与外界连接部应配建“缓冲房”，使出库商品能短暂停留而缓慢升温，避免商品表面产生“结露”受潮。冷风库房内的温度，在夏季高温时应控制在2~10℃；相对适度以70%为宜。

5. 地室（洞穴）库房　在地下或山洞修建的库房，具有温湿度变化小、夏季防高温、冬季防低温（冻结）的功能。这类库房应有良好的密闭隔湿性能，配备有效的空气调节（排风）和去湿器等设施，使库内相对湿度保持在60%~70%。地室（洞穴）与外界连接处，也应建成“缓冲室”，防止夏季商品出库受温差过大而受潮。

6. 专储商品库房　中药的专储库房，是贯彻分类储存而设置的，按照部分中药的特殊性能或同类性能以及经济价值等保管要求，分别设置专储库房集中保管，可加强管理，既能符合《药品管理法》的储藏要求，又能开展合适的养护措施，方便作业。

（1）毒麻品库房：系毒性、麻醉品中药的专储库房。是根据《药品管理法》和相关毒性药品、麻醉药品管理方法等法规要求而设置的。库房一般属于小型，有坚固的防护设施，库内凉爽干燥，备有特制的固定容器，以达到安全可靠。

（2）危险品库房：根据《中华人民共和国消防条例实施细则》及《仓库防火安全管理规则》的规定，必须严格对易燃易爆药物实行妥善贮藏。库房应单独修建，有明显的标志，与其他库房应保持有20m空间的距离。对贮藏性质不同及安全防治方法有异的药物，应有可靠的隔离墙分储，以确保储存安全。

（3）细贵类库房：中药的贵重商品，经济价值大，保管责任重，必须有专库贮藏。库房结构应坚固，有可靠的安全防盗装置，养护要求严格，除设有特制的容器外，还宜配置降温去湿等设施。

（4）动物类库房：中药的动物类商品（兽骨、皮、甲、昆虫躯体等），都具有特异气味兼易生虫萌霉。专储可防止与其他药物的串气，也有利于集中采取养护措施。这类库房防潮、防热，并应有防治仓虫的条件和设施。对储存量小的品种，库房内可修建货架分层堆放或有固定的密闭容器储存。

（三）仓库的附属建筑

1. 通道 仓库库内通道是保证运输车辆畅通和方便搬运的必要路面（水泥或沥青）。要求平坦光洁，四周通畅，转弯或出入处应设交通指示牌，以确保行驶安全。一般负重水泥地面为每平方米 5 吨；沥青地面为每平方米 2.5~3 吨。

2. 料台 料台是仓库收发装卸商品的必要作业场地。一般修筑在库房的前沿，其高度应与运输车帮的车面地板持平（约离地面高 0.9m），以利装卸操作。若料台设有棚盖，也可作为待运商品的临时堆放点或发货台。

3. 晒场 根据中药的特点，仓库应修筑必要的商品摊晒场地。场地应选高燥地段，四周不受或少受建筑物遮蔽的影响，铺设水泥地面，表面平坦光洁。也可利用钢筋混凝土建成的库房平顶，经过技术加工作为晒场使用。

4. 加工（整理）场地 商品的加工整理是中药仓库常规作业，应有专供作业的室内场地。要求光线充足，空气流通，装有通风除尘设施，备置必要的操作用品和机械器具。

二、中药仓库的库区布局设计

仓库库区布局主要包括仓库总平面布局、仓储作业区布置、药品仓库分区与色标管理三项内容。

（一）仓库总平面布局

仓库总平面布局要求：方便仓库作业和药品的安全储存；最大限度地利用仓库的面积；防止重复搬运、迂回运输和避免交通阻塞；有利于充分使用仓库设施和机械设备；符合仓库安全及消防要求；符合仓库目前需要与长远规划，尽可能减少将来仓库扩建对正常业务的影响。根据仓库业务活动和工作任务的不同，GSP 要求仓库库区布局分仓储作业区、辅助作业区和生活服务区。

1. 仓储作业区 它是仓库的主体部分与主要业务场所，是指仓库用于收发药品储存、整理、分类、加工、包装的场所，主要包括库房、货场以及整理、分类、包装等场地。仓储作业区的布置应保证药品收发迅速、装卸搬运便当、储存药品安全、仓容合理利用的要求，各作业场所的布置，必须与仓库业务顺序相一致，使各作业环节密切衔接，以便加速作业流程。

2. 辅助作业区 它是仓储作业的辅助场所，主要是为药品储存保管业务服务的。一般包括验收养护室、中药标本室、中药饮片分装室以及存放片垫用品、包装物料、搬运装卸机具等的场所。

辅助作业区的设置应靠近仓储作业区，以便及时供应，辅助作业区应与仓储作业区相隔一定距离，防止辅助作业区发生事故而危及存货区域。

3. 生活服务区 它是仓库的行政管理机构和生活服务设施的所在地，包括办公室、警务室、汽车队、食堂、浴室、文体活动室、休息室等。行政生活区一般应与库区各作业场所隔开，仅有隔离设施和设置单独的出入口，以减少人员往来对仓储作业的影响和干扰，保证作业安全和药品储存安全，并且便于收发药品、办理手续；警务室应设在库区出入口，以利于履行检查手续。

按照 GSP 要求，以上辅助作业区和生活服务区对仓储作业区不得造成污染。

（二）仓储作业区布置

仓储作业区布置是指以主要库房为中心，对各个专业区域加以合理布局，合理安排各个库房的位置，力求最短的作业路线和最少的道路占用面积，减少库内运输的距离，提高库房面积利用率。

1. 参考因素

（1）药品吞吐量：一般把吞吐量大和出入库频繁的库房组，布置在库区中央靠近出入作业区的地方或接近库内运输总干线，以方便出入库的卸装、搬运和运输作业。通常根据经营规模分别设置有化学药品库、中成药药品库、中药饮片库（或中药材库）、冷藏库、医疗器械库、保健品库、危险品库等。

（2）方便机械设备使用：对各种作业机械，如输送叉车、电瓶车、吊车、装卸设备及药品分区保管分拣自动化系统等需要考虑配备的设备特征，以适应各种设备的具体使用要求和最经济的运输半径。

（3）作业流程的合理性：仓库业务过程有两种主要形式，一是整进整出，药品基本上按原包装入库和出库，其业务过程比较简单；二是整进零出或零进整出，药品整批入库、拆零付货或零星入库、成批入库，其业务过程比较复杂，除了验收、保管、发货以外，还需进行拆包、挑选、编排和再包装等业务。为了有效地完成仓库业务，必须按照仓库作业环节的内在联系合理地布置作业流程。应考虑以下几点：

1）单一的物流方向：仓库的货物卸车、验收、存放地点之间的安排，必须适应仓储作业流程，按一个方向流动，以保证物品单一的流向。在设置库房、道路的位置时，也应符合这一要求，否则会引起作业混乱。

2）最有效地利用空间：库内各作业场所应合理布局，不仅对地面面积要合理使用，而且对仓库空间也应合理利用，以便最大限度地利用库容。

3）最少的作业环节：尽可能减少一些作业环节，应设法提高装卸作业的机械化程度，尽可能实现作业的连续化，从而提升装卸效率、缩短装卸时间，降低仓储成本。

2. 库房内部布置　库房内部主要由药品储存区、收发货作业区及作业通道组成。货区平面布局的形式包括横列式、纵列式、纵横式及倾斜式等。

（1）横列式布局：指货垛或货架的长度方向与仓库的侧墙互相垂直。这种布局优点是主要通道长且宽，副通道短，有利于货物的取存、检查；通风和采光条件好；有利于机械化作业，便于主通道业务的正常展开。缺点是主通道占用面积多，仓库面积的利用率会受到影响。

（2）纵列式布局：指货垛或货架的长度方向与仓库的侧墙平行。优点是仓库平面利用率高。缺点是货物的取存不方便，通风和采光不利。

（3）纵横式布局：指在同一保管场所内，横列式布局和纵列式布局兼而有之，可以综合利用两种布局的优点。

（4）倾斜式布局：指货垛或货架的长度方向与仓库侧墙和主通道成一定夹角。倾斜式布局是纵列式布局的变形，优点是便于叉车作业、缩小叉车的回转角度、提高作业效率。

（三）药品仓库分区与色标管理

1. 药品仓库分区

（1）药品批发企业和药品零售连锁企业仓库应划分为待验库（区）、合格品库（区）、发货库（区）、不合格品库（区）和退货库（区）等专用场所。经营中药饮片还应划分零货称取专库（区）或固定的饮片分装室。

（2）零售企业仓库应划分为待验药品区、合格药品区、不合格药品区和退货药品区。

2. 药品仓库实行色标管理　色标管理的统一标准：待验药品库（区）和退货药品库（区）为黄色；合格药品库（区）、零货称取库（区）和待发货库（区）为绿色；不合格药品库（区）为红色。

扫码“练一练”

第三章

中药仓储设施设备管理

扫码“学一学”

扫码“看一看”

学习目标

知识目标

1. 熟悉企业仓储设施设备的要求。

2. 了解中药储运设施设备的验证管理。

技能目标

能正确进行中药仓储设施设备的验证管理。

第一节　中药仓储设施设备要求

（一）药品经营企业仓储设施设备要求

《药品经营质量管理规范（2012年修订）》对药品经营企业的仓储设施设备提出以下要求。

（1）企业应当具有与其药品经营范围、经营规模相适应的经营场所和库房。

（2）库房的选址、设计、布局、建造、改造和维护应当符合药品储存的要求，防止药品的污染、交叉污染、混淆和差错。

（3）药品储存作业区、辅助作业区应当与办公区和生活区分开一定距离或者有隔离措施。

（4）库房的规模及条件应当满足药品的合理、安全储存，并达到以下要求，便于开展储存作业。

1）库房内外环境整洁，无污染源，库区地面硬化或者绿化。

2）库房内墙、顶光洁，地面平整，门窗结构严密。

3）库房有可靠的安全防护措施，能够对无关人员进入实行可控管理，防止药品被盗、替换或者混入假药。

4）有防止室外装卸、搬运、接收、发运等作业受异常天气影响的措施。

（5）库房应当配备以下设施设备

1）药品与地面之间有效隔离的设备。

2）避光、通风、防潮、防虫、防鼠等设备。

3）有效调控温湿度及室内外空气交换的设备。

4）自动监测、记录库房温湿度的设备。

5）符合储存作业要求的照明设备。

6）用于零货拣选、拼箱发货操作及复核的作业区域和设备。

7）包装物料的存放场所。

8）验收、发货、退货的专用场所。

9）不合格药品专用存放场所。

10）经营特殊管理的药品有符合国家规定的储存设施。

（6）经营中药材、中药饮片的，应当有专用的库房和养护工作场所，直接收购地产中药材的应当设置中药样品室（柜）。

（7）经营冷藏、冷冻药品的，应当配备以下设施设备。

1）与其经营规模和品种相适应的冷库，经营疫苗的应当配备两个以上独立冷库。

2）用于冷库温度自动监测、显示、记录、调控、报警的设备。

3）冷库制冷设备的备用发电机组或者双回路供电系统。

4）对有特殊低温要求的药品，应当配备符合其储存要求的设施设备。

5）冷藏车及车载冷藏箱或者保温箱等设备。

（8）运输药品应当使用封闭式货物运输工具。

（9）运输冷藏、冷冻药品的冷藏车及车载冷藏箱、保温箱应当符合药品运输过程中对温度控制的要求。冷藏车具有自动调控温度、显示温度、存储和读取温度监测数据的功能；冷藏箱及保温箱具有外部显示和采集箱体内温度数据的功能。

企业应当制定冷藏、冷冻药品运输应急预案，对运输途中可能发生的设备故障、异常天气影响、交通拥堵等突发事件，能够采取相应的应对措施。

（10）储存、运输设施设备的定期检查、清洁和维护应当由专人负责，做好记录并建立档案。

（二）从事药品物流业务第三方药品物流企业仓储设施设备要求

申请 GMP 认证的第三方药品物流企业从事药品物流业务，其仓储设施设备应具备的有关要求如下。

（1）企业应有与药品配送规模相适应的物流作业场所，并符合以下条件：库区环境整洁、无污染源，地面应硬化或绿化；药品储存作业区应与办公、生活区有效隔离；室外装卸、搬运、接收、发运药品时有防止异常天气影响的措施；库房内墙、顶和地面光洁、平整，门窗结构严密。

（2）仓储区域（包括储存区、拣选作业区、集货配送区等）应能满足物流作业流程和物流规模的需要。物流中心仓储作业面积不少于 15 000m^2。

阴凉库面积应占仓储区面积的 70% 以上；申请含疫苗、生物制品等冷藏储存运输药品物流业务的企业，应配备与经营规模相适应的独立冷库 3 个以上，冷库总容积 2000m^3 以上；仓库温湿度应按照《药品经营质量管理规范》的要求加以控制。

（3）仓库应划分出与物流规模相适应的收货待验、储存、分拣、发货等场所，收货验收、分拣复核、集货配送等作业区建筑层高和面积应满足现代物流作业的需要。承担中药材、中药饮片物流委托配送的，还应设定专用储存分拣场所；药品中的易燃等危险品种应设定专用储存场所。

以上场所应设置显示药品存放状态并符合色标管理要求的明显标识：收货待验和退货为黄色；储存、分拣发货为绿色；不合格为红色。

（4）企业的药品物流作业场所应配备能够满足物流作业正常开展的设施设备。具体包括：

1）药品与地面之间有有效隔离的地垫及货架等设备。

2）避光、通风、防潮、防虫、防鼠等设施。

3）有效调控温湿度及进行室内外空气交换的设备。

4）自动监测、记录库房温湿度的设备。

5）符合储存作业要求的照明设施。

6）药品拆零拣选、零货拼箱操作及复核的作业区域和设备。

7）包装物料的存放场所。

8）验收、发货的专用场所。

9）不合格药品、退出或退回药品专用存放场所。

10）符合国家有关规定的存放易燃、易爆等危险品种的专用场所。

（5）应配备能够实施药品现代物流作业，并与物流规模相适应的设施、设备，包括机械化装卸、传送设备和自动化或半自动化分拣设备。

1）整件库：应设置自动化立体仓库（AS/RS）或高架仓库。物流中心仓储用地与仓储设施设备应为自有。仓储区域（包括储存区、拣选作业区、集货配送区等）应能满足物流作业流程和物流规模的需要。自动化立体仓库不低于 12m，堆垛机不少于 5 台；企业如设置高架仓库，有效利用高度不低于 8m，仓储区域应配置重型组合货架、托盘、货架叉车等设备，其数量应与经营业务规模相适应。

2）零散件库：应配置隔板货架、流利货架等类型货架，货位间必须有效隔离；具有能覆盖零货库区域的药品自动输送，并与零货分拣量相匹配的分拣传输设施设备，出货复核应与配货规模相适应；拆零拣选应运用电子标签拣选系统，对零散药品进行准确、快速拣选。

自动输出系统或设备应分布在收货验收区、储存区、拣选作业区、出库复核区、集货配送区等。采用条形码或无线射频识别（RFID）等自动识别系统，通过动力输送线将药品送达目的区域，实现物流中心各作业环节自动、连线、闭合的物流传送。

（6）企业应设置条码打印扫描复核设备。

1）在仓库管理系统（WMS）协同控制和管理下，库区实现条码管理，并具有药品上架、分拣、养护等作业指令和数量信息显示和确认功能，以及货位自动分配、自动识别、自动寻址功能。

2）药品出库复核应采用条码扫描技术，对药品按订单、批号进行复核和质量检查。

3）条码标签打印设备应能满足业务需要。

（7）冷链系统：从事中药、疫苗、生物制品等冷藏储存运输药品的企业，应符合冷链系统规定的条件。冷库应配有备用制冷机组，并应配有能保证冷库正常连续运行的备用发电机组或安装双回路供电系统；应配备与经营规模相适应的冷链药品的运输设施和设备。

有符合运输冷链药品温度控制要求的车辆，冷藏车应符合国家QC/T 450-2000标准要求，具有独立制冷系统的冷藏车不少于两台；冷链运输车辆应具有自动调控温度、显示温度、存储和读取温度监测数据的功能，并支持与药品监督管理部门联网管理；配备一定数量的车载冷藏或冷冻设备，冷藏箱及保温箱具有外部显示和采集箱体内温度数据的功能，并支持与药品监督管理部门联网管理。

（8）企业仓库应有检测和调节温湿度的设施设备。

1）物流作业区域应配置自动温湿度实时监测系统，具有24小时自动监测、调节、记录及报警功能。

2）温湿度监测系统应包括测点终端、管理主机、不间断电源以及相关软件，通过主服务器监控各监测点的温湿度状况，至少每30分钟自动记录一次监测数据。企业温湿度监测设备应与省局及属地药品监督管理部门的药品温湿度监控平台联网，自动上传数据。

3）系统测定温湿度数据最大允许误差应符合：温度±0.5℃，相对湿度±5%。

4）系统记录的监测数据应真实、完整、准确、有效，各监测点数据通过网络自动传送到管理主机，系统采用可靠的方式进行数据保存，保存方式应能防止用户自行改动数据。

（9）企业应具备不少于10辆密封式的运输车辆，并能调节温度。

第二节　中药仓储设施设备的验证管理

一、适用范围

《药品经营质量管理规范》中涉及的验证范围与内容，其中涉及中药储运设施设备的验证管理，对冷库、冷藏车、冷藏箱、保温箱以及温湿度自动监测系统（以下简称监测系统）等进行验证，确认相关设施、设备及监测系统能够符合规定的设计标准和要求，并能安全、有效地正常运行和使用，确保冷藏、冷冻药品在储存、运输过程中的质量安全。

二、验证要求

（一）职责

企业质量负责人负责验证工作的监督、指导、协调与审批，质量管理部门负责组织仓储、运输等部门共同实施验证工作。

（二）验证计划

企业应当按照质量管理体系文件的规定，按年度制定验证计划，根据计划确定的范围、日程、项目，实施验证工作。

（三）验证控制文件

企业应当在验证实施过程中，建立并形成验证控制文件，文件内容包括验证方案、标准、报告、评价、偏差处理和预防措施等，验证控制文件应当归入药品质量管理档案，并按规定保存。

（1）验证方案根据每一项验证工作的具体内容及要求分别制定，包括验证的实施人员、对象、目标、测试项目、验证设备及监测系统描述、测点布置、时间控制、数据采集要求，以及实施验证的相关基础条件，验证方案需经企业质量负责人审核并批准后，方可实施。

（2）企业需制定实施验证的标准和验证操作规程。

（3）验证完成后，需出具验证报告，包括验证实施人员、验证过程中采集的数据汇总、各测试项目数据分析图表、验证现场实景照片、各测试项目结果分析、验证结果总体评价等，验证报告由质量负责人审核和批准。

（4）在验证过程中，根据验证数据分析，对设施设备运行或使用中可能存在的不符合要求的状况、监测系统参数设定的不合理情况等偏差，进行调整和纠正处理，使相关设施设备及监测系统能够符合规定的要求。

（5）根据验证结果对可能存在的影响药品质量安全的风险，制定有效的预防措施。

（四）验证实施

企业应当根据验证方案实施验证以下内容：

（1）相关设施设备及监测系统在新投入使用前或改造后需进行使用前验证，对设计或预定的关键参数、条件及性能进行确认，确定实际的关键参数及性能符合设计或规定的使用条件。

（2）当相关设施设备及监测系统超出设定的条件或用途，或是设备出现严重运行异常或故障时，要查找原因、评估风险，采取适当的纠正措施，并跟踪效果。

（3）对相关设施设备及监测系统进行定期验证，以确认其符合要求，定期验证间隔时间不超过 1 年。

（4）根据相关设施设备和监测系统的设计参数以及通过验证确认的使用条件，分别确定最大的停用时间限度；超过最大停用时限的，在重新启用前，要评估风险并重新进行验证。

（五）验证项目

企业应当根据验证的内容及目的，确定相应的验证项目。

1. 冷库验证的项目

（1）温度分布特性的测试与分析，确定适宜药品存放的安全位置及区域。

（2）温控设备运行参数及使用状况测试。

（3）监测系统配置的测点终端参数及安装位置确认。

（4）开门作业对库房温度分布及药品储存的影响。

（5）确定设备故障或外部供电中断的状况下，库房保温性能及变化趋势分析。

（6）对本地区的高温或低温等极端外部环境条件，分别进行保温效果评估。

（7）在新建库房初次使用前或改造后重新使用前，进行空载及满载验证。

（8）年度定期验证时，进行满载验证。

2. 冷藏车验证的项目

（1）车厢内温度分布特性的测试与分析，确定适宜药品存放的安全位置及区域。

（2）温控设施运行参数及使用状况测试。

（3）监测系统配置的测点终端参数及安装位置确认。

（4）开门作业对车厢温度分布及变化的影响。

（5）确定设备故障或外部供电中断的状况下，车厢保温性能及变化趋势分析。

（6）对本地区高温或低温等极端外部环境条件，分别进行保温效果评估。

（7）在冷藏车初次使用前或改造后重新使用前，进行空载及满载验证。

（8）年度定期验证时，进行满载验证。

3. 冷藏箱或保温箱验证的项目

（1）箱内温度分布特性的测试与分析，分析箱体内温度变化及趋势。

（2）蓄冷剂配备使用的条件测试。

（3）温度自动监测设备放置位置确认。

（4）开箱作业对箱内温度分布及变化的影响。

（5）高温或低温等极端外部环境条件下的保温效果评估。

（6）运输最长时限验证。

4. 监测系统验证的项目

（1）采集、传送、记录数据以及报警功能的确认。

（2）监测设备的测量范围和准确度确认。

（3）测点终端安装数量及位置确认。

（4）监测系统与温度调控设施无联动状态的独立安全运行性能确认。

（5）系统在断电、计算机关机状态下的应急性能确认。

（6）防止用户修改、删除、反向导入数据等功能确认。

（六）验证测点

企业应当根据验证对象及项目，合理设置验证测点。

（1）在被验证设施设备内一次性同步布点，确保各测点采集数据的同步、有效。

（2）在被验证设施设备内，进行均匀性布点、特殊项目及特殊位置专门布点。

（3）每个库房中均匀性布点数量不得少于9个，仓间各角及中心位置均需布置测点，每两个测点的水平间距不得大于5m，垂直间距不得超过2m。

（4）库房每个作业出入口及风机出风口至少布置5个测点，库房中每组货架或建筑结构的风向死角位置至少布置3个测点。

（5）每个冷藏车厢体内测点数量不得少于9个，每增加$20m^3$增加9个测点，不足$20m^3$的按$20m^3$计算。

（6）每个冷藏箱或保温箱的测点数量不得少于5个。

（七）验证时间

应当确定适宜的持续验证时间，以保证验证数据的充分、有效及连续。

（1）在库房各项参数及使用条件符合规定的要求并达到运行稳定后，数据有效持续采集时间不得少于48小时。

（2）在冷藏车达到规定的温度并运行稳定后，数据有效持续采集时间不得少于5小时。

（3）冷藏箱或保温箱经过预热或预冷至规定温度并满载装箱后，按照最长的配送时间连续采集数据。

（4）验证数据采集的间隔时间不得大于5分钟。

（八）其他要求

（1）应当确保所有验证数据的真实、完整、有效、可追溯，并按规定保存。

（2）验证使用的温度传感器应当经法定计量机构校准，校准证书复印件应当作为验证报告的必要附件。验证使用的温度传感器应当适用被验证设备的测量范围，其温度测量的最大允许误差为±0.5℃。

（3）企业应当根据验证确定的参数及条件，正确、合理使用相关设施设备及监测系统，未经验证的设施、设备及监测系统，不得用于药品冷藏、冷冻储运管理。验证的结果，应当作为企业制定或修订质量管理体系文件相关内容的依据。

（4）企业可与具备相应能力的第三方机构共同实施验证工作，企业应当确保验证实施的全过程符合 GSP 及其相关附录的有关要求。

（5）凡规定使用前必须验证和校准的设施设备须经有关部门检定合格后方可使用。按规定须进行年检的设施设备每年定期送检定部门进行对冷链设施的验证。企业应当对冷库、储存温湿度检测系统以及冷藏运输等设施设备进行使用前验证、定期验证及停用时间超过规定时限的验证，做好记录并建立档案。

扫码“练一练”

扫码“学一学”

扫码“看一看”

第四章

中药仓储温湿度管理

学习目标

知识目标

1. 掌握中药仓储温湿度调节控制及自动监测的要求和方法。
2. 了解温湿度的变化规律。

技能目标

能正确进行中药仓储温湿度管理。

第一节　温湿度的变化规律

一、大气温度的变化

大气温度的变化可分周期性变化和非周期性变化两类。周期性变化又有日变化和年变化之分。

（一）周期性变化

1. 日变化　即一昼夜内气温的变化。主要与太阳辐射及辐射角度有关。由此使气温在日出后较快上升到午后2~3时为最高值，之后，又较慢下降到黄昏时的温度，从夜间较快下降到翌日凌晨最低值。昼夜中最高与最低气温的差值，称气温日变幅或气温日变差。系受纬度、季节、地形等因素影响所致。气温日变化因不同地区的气候特点而具特定的规律。

2. 年变化　即一年中气温的变化规律。其气温最高的月份在内陆多为7月，沿海则为8月；最低的在内陆多在1月，沿海则在2月；平均气温则处在4月底及10月底。

（二）非周期性变化

为不正常的偶然性变化，没有固定时间和周期规律，如寒流、暖流、霜冻、风、雪、雾、雨等，往往造成气温的突然变化，给中药储存与养护增加难度及意外损失。

二、空气湿度的变化

1. 绝对湿度变化规律

（1）绝对湿度日变化：可分单峰型及双峰型两种。

单峰型：绝对湿度在一日中各出现一次最高、最低值。多见于沿海地区及陆地的秋、冬季。

双峰型：绝对湿度在一日中各出现两次最高、最低值。第一次最低值出现在日出前，上午 8~9 时绝对湿度便出现第一次最高值；午后 2~3 时出现第二次最低值，晚上 8~9 时则出现绝对湿度的第二次最高值。这种变化为夏季大陆所多见。

（2）绝对湿度年变化：与气温变化基本一致，一年中绝对湿度最高值出现在最热月（7~8 月），最低值出现在最冷月（1~2 月）。

2. 相对湿度变化规律

（1）相对湿度日变化：在日出前较高，日出后渐降，到午后 2~3 时达到最低值。随后气温下降而渐增，到翌日日出前又达最高值。沿海一带则逢夏季时，受含较多水气的海风影响，在午后 1~3 时，相对湿度反而达最高值。

（2）相对湿度年变化：最高值多在冬季，最低值则在夏季。但在沿海及江河流域，夏季因受季风影响，从海洋夹带大量水气，则相对湿度可达最高值；冬季因受内陆干燥空气季风影响，相对湿度就较低。

三、库内温湿度变化

1. 库内温度变化　无论日变化或年变化，多与库外气温变化相近，一般稍落后于库外，变化幅度也较小。夜间温度高于库外，白天温度低于库外。同时，库内温度变化还与库房坐落方向、建筑条件、库房部位及储品性质等因素有关，即与库房周围空旷与否、同一库房的不同层次、向阳或背向阳、垛顶或垛底、库内四角或较通风部位、库内储存中药种类、性质及堆垛垛型等有关。

2. 库内湿度变化　主要取决于库外空气湿度。同时还与库房建筑结构及储品含水量有关，其变化程度较库外小。同一库房的四角或通风处、背阳面或向阳面、上层与下层亦可使湿度变化各异。

四、我国温湿度分布概况

1. 温度分布　冬季南北温差大，北方严寒；夏季南北温差小，普遍高温。1 月为冬季代表月，全国温度均低；7 月为夏季代表月，各地普遍高温，南北多可超过 35℃，部分可达 40℃以上。在冬季，长江以北可利用持续低温冻死仓虫；长江以南则须加强熏蒸消毒，防止仓虫潜伏过冬。在夏季，从南至北，自春末至秋初，温度均利于霉菌及仓虫生长繁殖。

2. 相对湿度分布

（1）全年年均相对湿度：长江流域及以南地区约在 70% 以上；沿海、川西、贵东、湖南、湖北及台湾等可达 80%，为全年年均相对湿度最高地区。

（2）冬季相对湿度：分布大致与全年相近。夏季沿海地区变化最显著，因东南季风影响而使相对湿度普增至 80% 左右。除西北地区外，全国大部分地区都面临中药防潮的难题。

第二节　温湿度调节控制及自动监测

一、温湿度调节控制

1. 温度调节与控制　中药仓库内温度控制要求达到冷藏温度（8℃以下）及凉爽温度（15℃以下）两种程度。冷藏宜以压缩式制冷机制冷，由隔热房保持低温，自动调温控制。

多采用空气调节式，经通风槽将冷气送入库内，用于细贵及易霉蛀中药安全度夏。如需杀灭仓虫，则应置于-10℃以下的冷冻间。此外，还可采用天然冰或人造冰降温、通风降温、凉棚降温，以及利用防空洞、地下室冷气降温。但应防止库内湿度增大。

2. 湿度调节与控制 中药保管要求库内相对湿度以75%以下为宜。相对湿度大于75%时，应调节与控制，主要措施：一是减少湿气来源，二是排除库内湿度。大多采用密封、通风与吸潮相结合等方法，对库内相对湿度进行调节和控制。

二、温湿度自动监测

（一）适用范围

企业应当按照GSP的要求，在储存药品的仓库中和运输冷藏、冷冻药品的设备中配备温湿度自动监测系统（以下简称系统）。系统应当对药品储存过程的温湿度状况和冷藏、冷冻药品运输过程的温度状况进行实时自动监测和记录，有效防范储存运输过程中可能发生的影响药品质量安全的风险，确保药品质量安全。

（二）监测要求

（1）系统由测点终端、管理主机、不间断电源以及相关软件等组成。各测点终端能够对周边环境温湿度进行数据的实时采集、传送和报警；管理主机能够对各测点终端监测的数据进行收集、处理和记录，并具备发生异常情况时的报警管理功能。

（2）系统温湿度数据的测定值应当按照GSP第八十五条的有关规定设定。系统应当自动生成温湿度监测记录，内容包括温度值、湿度值、日期、时间、测点位置、库区或运输工具类别等。

（3）系统温湿度测量设备的最大允许误差应当符合以下要求：①测量范围在0~40℃，温度的最大允许误差为±0.5℃；②测量范围在-25~0℃，温度的最大允许误差为±1.0℃；③相对湿度的最大允许误差为±5%。

（4）系统应当自动对药品储存运输过程中的温湿度环境进行不间断监测和记录。系统应当至少每隔1分钟更新一次测点温湿度数据，在药品储存过程中至少每隔30分钟自动记录一次实时温湿度数据，在运输过程中至少每隔5分钟自动记录一次实时温度数据。当监测的温湿度值超出规定范围时，系统应当至少每隔2分钟记录一次实时温湿度数据。

（5）当监测的温湿度值达到设定的临界值或者超出规定范围时，系统应当能够实现就地和在指定地点进行声光报警，同时采用短信通讯的方式，向至少3名指定人员发出报警信息。当发生供电中断的情况时，系统应当采用短信通讯的方式，向至少3名指定人员发出报警信息。

（6）系统各测点终端采集的监测数据应当真实、完整、准确、有效。

1）测点终端采集的数据通过网络自动传送到管理主机，进行处理和记录，并采用可靠的方式进行数据保存，确保不丢失和不被改动。

2）系统具有对记录数据不可更改、删除的功能，不得有反向导入数据的功能。

3）系统不得对用户开放温湿度传感器监测值修正、调整功能，防止用户随意调整，造成监测数据失真。

（7）企业应当对监测数据采用安全、可靠的方式按日备份，备份数据应当存放在安全场所，数据保存时限符合GSP第四十二条的要求。

（8）系统应当与企业计算机终端进行数据对接，自动在计算机终端中存储数据，可以通过计算机终端进行实时数据查询和历史数据查询。

（9）系统应当独立地不间断运行，防止因供电中断、计算机关闭或故障等因素，影响系统正常运行或造成数据丢失。

（10）系统保持独立、安全运行，不得与温湿度调控设施设备联动，防止温湿度调控设施设备异常导致系统故障的风险。

（11）企业应当对储存及运输设施设备的测点终端布点方案进行测试和确认，保证药品仓库、运输设备中安装的测点终端数量及位置，能够准确反映环境温湿度的实际状况。

（12）药品库房或仓间安装的测点终端数量及位置应当符合以下要求：

1）每一独立的药品库房或仓间至少安装 2 个测点终端，并均匀分布。

2）平面仓库面积在 $300m^2$ 以下的，至少安装 2 个测点终端；$300m^2$ 以上的，每增加 $300m^2$ 至少增加 1 个测点终端，不足 $300m^2$ 的按 $300m^2$ 计算。平面仓库测点终端安装的位置，不得低于药品货架或药品堆码垛高度的 2/3 位置。

3）高架仓库或全自动立体仓库的货架层高在 4.5~8m 的，每 $300m^2$ 至少安装 4 个测点终端，每增加 $300m^2$ 至少增加 2 个测点终端，并均匀分布在货架上、下位置；货架层高在 8m 以上的，每 $300m^2$ 至少安装 6 个测点终端，每增加 $300m^2$ 至少增加 3 个测点终端，并均匀分布在货架的上、中、下位置；不足 $300m^2$ 的按 $300m^2$ 计算。高架仓库或全自动立体仓库上层测点终端安装的位置，不得低于最上层货架存放药品的最高位置。

4）储存冷藏、冷冻药品仓库测点终端的安装数量，须符合本条上述的各项要求，其安装数量按每 $100m^2$ 计算。

（13）每台独立的冷藏、冷冻药品运输车辆或车厢，安装的测点终端数量不得少于 2 个。车厢容积超过 $20m^3$ 的，每增加 $20m^3$ 至少增加 1 个测点终端，不足 $20m^3$ 的按 $20m^3$ 计算。每台冷藏箱或保温箱应当至少配置 1 个测点终端。

（14）测点终端应当牢固安装在经过确认的合理位置，避免储运作业及人员活动对监测设备造成影响或损坏，其安装位置不得随意变动。

（15）企业应当对测点终端每年至少进行一次校准，对系统设备应当进行定期检查、维修、保养，并建立档案。

（16）系统应当满足相关部门实施在线远程监管的条件。

（17）企业应当建立药品采购、验收、销售、陈列检查、温湿度监测、不合格药品处理等相关记录，做到真实、完整、准确、有效和可追溯。

扫码“练一练”

扫码“学一学”

第五章

中药仓储作业管理

学习目标

知识目标

掌握中药入库管理、在库管理和出库管理。

技能目标

1. 能根据中药的质量特性进行分类储存。
2. 能正确进行中药的入库验收与出库。

第一节　中药入库管理

为了保证中药质量，确保临床用药安全，做好中药库房的管理工作，应重点抓好制度约束关和药品的收、管、发程序管理。

一、收货

收货是仓库业务的开始，根据商品凭证，逐批逐件点准收货。要求做到及时、准确、有序。作业的程序如下。

（一）安排卸货场地

指导运输人员按指定场地卸货，并注意商品包装情况，如发现破损、污染、水湿等现象应及时检出处理。

（二）点准收货件数

1. 逐件点收　对卸落散乱的货包，应理清货包件数后，逐件清点，累计总数。

2. 堆码点收　对品种单一、包装一致的可集中统一堆码，方便计数。

（三）办理交接手续

收货作业完成后，办理交接手续。

（1）收货人员在送货单上签收，若发现货包数量不符，以及有破损、污染、水湿等现象时，应在送货单上注明情况，做好记录，以便查询，并及时向有关部门联系处理。

（2）通知检验员验收，收货完毕，及时向检验员交代现场收货情况。对细贵商品、毒麻品、危险品等应向仓库保卫部门联系，派员到现场监察、督促及时存库，以保证安全。

（3）夜运或节假日收货，应向有关班组联系交接，防止延误或差错。

（四）货位安排

每批存入商品都应及时安排贮藏货位。由仓库员根据通知单的品种、数量，结合商品的性能特点与养护要求，及时安排合适的货位。货位选妥后通知保管员、检验员、搬运员分别做好准备和开展相关作业。

（五）药品计量

1. 中药材计量单位

（1）按重量计算：绝大部分中药材以千克为计量单位。也有小部分细贵药材以克、毫克等为计算单位。

（2）按数量计算：以条（蜈蚣、白花蛇、狗肾等）、只（蛇胆）、对（蛤蚧）等为计量单位。经逐件点准后装件，包件外标明品名、规格、等级和数量。

2. 检斤拾码　检斤拾码就是商品在检斤的同时填妥磅码单，然后进行结算，它是数量验收的依据。

（1）检斤前校正衡器，凡一批商品件数较多，应中途进行复核，一次检斤的商品重量不能超越磅秤标示的最大重量。

（2）每件货包在检斤时，应在包件上逐件编号，并标明检斤数量，以方便复核、盘点，还可为损溢报批提供依据。

（3）细贵商品及毒麻品等检斤时，应选用“小磅秤”，以求正确。

3. 磅码单　凡以重量计算的商品经检斤计量后，均应填写磅码单。磅码单内容有发货单位、商品名称、存放地点（货位号）、码单编号、包装类型、备注以及检斤的毛重、皮重、净重等栏目。由库管员填写和签名。一式两份，根据需要，可以增添。

二、验收

要严格按照法定标准和合同规定的质量条款对购进药品、销后退回药品的质量进行逐批验收。验收时应同时对药品的包装、标签、说明书以及有关要求的证明或文件进行逐一检查。应按有关规定做好验收记录。验收记录应保存至超过药品有效期1年，但不得少于3年。首营品种，应对药品进行全检，验收应在符合规定的场所进行，在规定时限内完成。

（一）验收场所及设备

应有与经营业务相适应的验收场地。大型企业面积50m^2；中型企业面积40m^2；小型企业面积20m^2。验收场地必须光线充足，清洁干燥。验收中成药必须在具有符合条件的检查室进行。

必备的设备有水分测定仪、紫外荧光灯、显微镜、澄明度检测仪、标准比色液、分析天平、崩解仪、白瓷盘、药匙、漏斗、剪刀、放大镜等。检查细小的果实、种子类药材须备有冲筒（探子）等。

（二）验收依据

《中华人民共和国药典》（简称《中国药典》）2015年版及国家食品药品监督管理局规定的相关标准。进口中药依照《中华人民共和国药品进口管理办法》执行。原卫生部、国家中医药管理局制定的《七十六种药材商品规格标准》。按进货合同入库凭证上所要求的各项规定。

（三）取样原则

1. 中药材及中药饮片取样

（1）抽取样品前，应注意品名、产地、规格等级及包件式样是否一致。检查包装的完整性，清洁程度以及有无水迹、霉变或其他物质污染等情况，并详细记录。凡有异常情况的包件应单独检验。

（2）从同批药材包件中抽取供检药品。药材总包件数1~4件的，逐件取样；5~99件，随机抽5件取样；100~1000件，按5%比例取样；超过1000件的，超过部分按1%比例取样；贵重药材，不论包件多少均逐件取样。

（3）对破碎的、粉末状的或体积大小在1cm以下的药材，可用采样器（探子）抽取样品。每一包件至少在2~3个不同部位各取样1份；包件大的应从10cm以下的深处在不同部位分别抽取。

（4）每一包件的取样量，一般药材抽取100~150g，粉末状的药材抽取25~50g，贵重药材抽取5~10g。

（5）最终抽取的供检验用样品量，一般不得少于检验所需用量的3倍，即1/3供实验室分析用，另1/3供复核用，其余1/3留样保存。

2. 中成药取样 按化学药品取样原则，取样应具有代表性和均匀性。关于抽取的数量，每批在50件以下（含50件）的抽取2件；50件以上的，每增加50件多抽1件；不足50件的以50件计。详细抽取方法参照《中国药典》2015年版（二部）化学药品的抽样检查。

（四）中药材的验收

1. 数量验收 检查购货与原始凭证的货源单位、货物品名、数量及重量是否相符，对不符的查明原因后要及时处理。

2. 包装等检查 中药材应有包装，并附有质量合格证。验收时主要检查包装和标签说明书的完整性、清洁度，以及有无水迹、霉变及其他污染情况。凡有异常包装的应单独存放，查明原因，及时处理。

3. 等级规格验收 按照《中国药典》2015年版（一部）各品种相关内容和《七十六种药材商品规格标准》，检查来货等级规格是否与所签合同要求一致。

4. 性状鉴定 根据《中国药典》2015年版（一部）各品种性状内容，观察药材的形状、大小、色泽、表面特征、质地、断面特征、气味等。若发现性状异样，应及时抽样送质检部门进行显微镜检查和理化鉴别。

5. 纯度检查 中药材含水量、灰分及杂质等不符合药典规定的，需加工处理合格后方可入库。

6. 内在质量检验 对要求做浸出物和含量测定的药材，根据药典进行相关指标测定，符合规定要求的方能入库。

上述检查和测定的方法按《中国药典》2015年版（一部）各药材项下规定的方法或指定的有关附录方法进行。

7. 毒、麻、细贵药材 验收必须实行双人验收制度，逐件逐包进行验收，如发现原包装异样或短少，验收员应写出报告，及时查明原因。

（五）中药饮片的验收

依据《中国药典》2015年版（一部）、《中药炮制规范》等标准。除验收数量、检查包装外，重点需检查饮片是否炮制、以生代炙等情况。不同类型的药材饮片按不同的质量验收标准验收。

1. 切制饮片的验收　切制饮片的含水量不应超过10%～12%。极薄片（镑片）为0.5mm以下；薄片为1～2mm；厚片为2～4mm。切段饮片的短段为5～10mm；长段为10～15mm；块应为8～12mm的方块。切丝包括细丝2～3 mm，粗丝为5～10 mm。以上均要求片形均匀，无整体片、连刀片、斧头片。不规则片不得超过15%，灰屑不超过3%。

2. 炮制饮片的验收

（1）炒制品：清炒或辅料炒均要求色泽均匀；生片、糊片不得超过2%。

（2）烫制品：色泽均匀、质地酥脆，无僵片、糊片。

（3）煅制品：煅透、酥脆、易碎、研粉应颗粒均匀。

（4）蒸制品：煮透、无生心。有毒中药材煮制后，应口尝无麻舌感。

（5）爆花药材：如王不留行其开花率应在80%以上。

验收中药饮片应有包装，并标明品名、产地、生产企业、生产日期等，同时附有质量合格的标志。实施文号管理的中药材和中药饮片，在包装上还应标明批准文号。

（六）中成药的验收

中成药除进行包装、标签、说明书的检查，批准文号、生产批号的检查外，还需进行外观检查、内在质量检查。

验收依据：《中华人民共和国药品管理法》、2013年版《药品经营质量管理规范》及其实施细则、2015年版《中华人民共和国药典》、《中华人民共和国药品标准》、《中药炮制规范》以及采购合同上的各项规定。

三、入库

进厂物料（中药材、中成药、中药饮片）入库验收程序：接单→接物料外清洁→初验→编码→待验→根据检验报告书移区（合格品区，不合格品区）→登货位卡，记物料分类明细账。

（一）接单

采购员入库前应提交一份物料入库清单给仓库管理员。清单上应写明物料的名称、规格、数量、件数、供应商等内容。

（二）接物料外清洁

先用吸尘器吸去外包装上的灰尘，再用清洁抹布擦干净，清洁后，将物料放在清洁的货垫上。需阴凉储存的物料应先安排清洁工作，然后立即放入冷库。

（三）初验

（1）仓库保管员根据采购员物料入库清单对物料进行接收和初验工作。

（2）检查送货凭单与物料入库清单是否一致。

（3）检查物料外包装标签与货物是否相符。标签上应注明品名、规格、数量、件数、供应商名称等内容。

（4）检查物料的外包装是否牢固完好，无破损、无受潮、无污染、无混杂、无虫蛀鼠咬。

（5）标签包装材料进厂后，仓库保管员应先目测外观、尺寸、式样是否符合规定要求。

(6) 对直接接触药品的包装材料要检查是否采用洁净的包装，并填写进厂标签包装材料初验记录。

(7) 中药材的每件包装上要有品名、规格、数量、产地、件数、初加工（采收）日期等内容。

(8) 原料、辅料到货抽检或验数后应做好进厂物料初验记录。

经过上述检查后，如发现有外包装破损、污损或物料数量、质量不符等问题，要及时通知采购人员与有关单位联系，查明原因，并及时解决。进厂标签如不符合要求应计数封存，及时处理，以防外流。

（四）编码

初验合格后仓库管理员按《物料、成品编码规程》的相关内容给定物料代码。将该物料代码、品名、规格、数量、产地、件数、供应商名称、收货日期等登记进厂物料总账，编制物料进厂编号，并在物料的外包装上标记，进厂编号按年、月、年批号编写。

（五）待检

物料进库后，保管员将物料放入待验区，并填写请验单，通知质管部 QC 人员抽样检验。QC 人员根据请验单对物料进行抽样后填写取样证，并将其贴在被取样物料的外包装上，以便保管员统计减数。

（六）物料移区

物料检验后，由质管部出具检验报告书，并给保管员一份。仓库保管员根据质管部签发的合格检验报告书，将物料移区，挂好状态标识，并填写收料单，一式四联，由主管经理验收签字，其中两联分别送财务部、采供部。

将合格的物料移入合格区。对不合格的物料应及时移入不合格区，登记不合格品汇总台账，不合格品按不合格品处理审核工作程序处理，处理时间不得超过 6 个月，需销毁的按不合格品销毁管理程序销毁。

（七）登卡记账

对检验合格的中药材填写《物料入库单》（表 5-1），办理入库手续；填写《购进物料分类台账》（表 5-2）、填写《物料库存货位卡》（表 5-3），记录收、发、结存情况。货位卡上的库存数和实物应相符，做到账、物、卡一致。

表 5-1　物料入库单

年　　月　　日　　　　　　　　　　　　　　文件编号：

品名	供货单位	规格	件数	数量	备注
采购人			接收人		

注：一式两份；采购员一份，仓库保管员一份。

对于不合格的物料，仓库保管员要及时登货位卡，填写《不合格品台账》（表5-4），记物料分类明细账。

对于进口中药材，主管经理凭加盖供货企业红色印章的口岸药检所药品检验报告书复印件验收，并在收料单上签字后，保管员方可入库，记货位卡，报告账目。

表5-2 购进物料分类台账

物料名称： 规格/等级： 采集部位： 外形： 文件编号：

年		购进编号	来源	检验单号	入库量		发出量		结存量		收发人	领料人	备注
月	日				件数	数量	件数	数量	件数	数量			

表5-3 物料库存货位卡

文件编号：

名称：				规格：						
来源：				种类：						
年		购进编号/批号	摘要	收入		发出		结存		备注
月	日			件	数量	件	数量	件	数量	

表5-4 不合格品台账

年		品名	规格	编号/批号	单位	数量	件数	来源	不合格项	检验单号	采购人	处理情况	备注
月	日												

说明：备注一栏注明有效期或复验期。

第二节　中药在库管理

为了规范中药材养护管理，所有中药材（含中药饮片）和中成药应按规定的储存要求专库、分类存放。

一、分类储存

（一）中药材的分类储存

1. 入库要求　对入库各中药材按其是否为净药材及温湿度要求分别储存于相应的中药库中。

（1）阴凉库（温度20℃以下，相对湿度35%~75%）

中药材阴凉库，用于储存需要阴凉储存的中药材。

净药材阴凉库，用于储存需要阴凉储存的净药材。

（2）常温库（温度0~30℃，相对湿度35%~75%）

中药材库，用于储存不需要阴凉储存的中药材。

净药材库，用于储存不需要阴凉储存的净药材。

（3）储存于阴凉库的药材：药品标准规定存储条件为阴凉储存的约材。

（4）储存于常温库的药材：除要求阴凉贮藏及特殊药材储存以外的其他中药材。

（5）对易串味的药材：要用塑料袋密封保存。

2. 堆放要求　牢固、整齐、无明显倾斜，药材必须堆放于垫物架上，并符合“六距”要求——垛间距不少于5cm，梁距不少于30cm，墙（内墙）距不少于30cm，顶距不少于30cm，柱（或温度调控设备及管道等设施）不少于30cm，底距不少于10cm。

3. 库区管理要求

（1）保持库区、用具、运输工具、器材等的干燥、清洁。

（2）应做好库房温、湿度的监测和管理。一般每日上午9:45~10:15，下午14:00~14:30对库房温、湿度进行记录。若库房温湿度过高，可选择适宜气候进行通风或开空调以调节温湿度。

（3）应每日巡视养护，确保无潮解、无霉变、无虫蛀、无鼠咬等现象，质量保持良好。

（4）要执行“先进先出、易变先出”的原则，要加强检查，防止质变。

（5）质量变异、失效药品要单独存放，按规定挂上明显标志，及时处理。

（二）中药饮片的储存

1. 中药饮片的储存的一般通则

（1）中药饮片应按炮制日期，先进先出，以免储存日久，发生变质。

（2）中药饮片除严格限制饮片含水量在9%~13%的同时，还应该根据药材与所加辅料的性质，选用适当容器储存，严格温湿度管理。

（3）中药库房应保持通风、阴凉与干燥，避免日光直射，库温控制在30℃以下，相对湿度以75%为宜，勤检查，勤翻晒，经常灭鼠。

（4）花类饮片易变色，易散失香气，应密闭储存，避光，储存期不宜超过1年；受潮需摊晾，阴干或低温烘干（30~40℃），忌曝晒，忌高温烘烤。

（5）其他如纤维与木质类饮片则不易引起质变，无需特殊保管。

2. 中药饮片储存的要求

（1）分类保管

1）含淀粉较多的饮片：如山药，泽泻，白芍，葛根等，切片后要及时干燥，并防止污染，宜储存在通风干燥阴凉处，防虫蛀。

2）含挥发油较多的饮片：如当归，宜储存在阴凉干燥处，防虫蛀。

3）含糖及黏液质较多的饮片：如党参，应储存在通风干燥处，密封储存，防霉变。

4）种子果实类饮片：有的经炒制后增强了香气，如酸枣仁（炒），若包装不坚固则易受虫蛀或鼠咬，宜储存在缸、罐中。

5）蜜炙饮片：如甘草、黄芪，宜储存在缸、罐内，密闭；置通风、干燥、凉爽处储存。蜜炙品每次采购不宜过多，储存时间不宜过长。

（2）重点品种的储存

1）根及根茎类药材：每年5~9月份易发霉或虫蛀，储存时应加强通风干燥或将药材置阴凉库，也可以干燥后用密封法储存。根据目前我们的实际情况，采取把干燥后的中药饮片密封在小包装的塑料袋中，摆放在储藏密集柜中的方法储存，这样既有利于药物的储存和使用，同时也避免了药物气味的走散。

2）果实种子类药材：最易生虫，走油。可储存于20℃以下的阴凉库中。叶及全草类饮片最易吸潮发霉、虫蛀，储存时应注意通风、干燥，室温应低于25℃，以防止细菌滋生和繁殖。

3）花类药材：最易发霉，故储存时应经干燥后放置在密闭容器中封严，还应具有必要的固定吸潮容器进行吸潮，或采取小件缺氧充氮等方法进行保管，使药物避免受外界因素的影响。

4）动物类药材：最易生虫，走油。应在烘干后，放置在20℃以下的地方低温储存。

5）树脂类药材：在高于35℃的环境中易熔化粘连，储存时应注意低温、避光。

6）矿物类及部分贝壳类动物药材：最适宜用塑料袋密封，以免杂质和灰尘混入，也防止了虫蛀、霉变。一些盐类药材在夏季湿度较大时，易潮解溶化，秋冬季干燥时易风化成粉，应存放于缸、罐、桶内盖紧，并注意避光、避热、避潮。

7）贵重药材：应单独保管，如麝香之香气易走失，放瓶中应密闭。牛黄易受潮霉变，应存放在瓶中或缸中，注意密封。金钱白花蛇易虫蛀、霉变，应采取对抗同储法，存放于花椒之中。

8）毒剧麻药材：要设专人专柜管理。对易生虫、霉变的品种，如斑蝥、洋金花、生南星、生甘遂应存放于石灰缸中盖紧，置阴凉干燥处储存。

9）易燃易爆类药材：如火硝、硫黄、干漆、海金沙等，易燃易爆但不易发霉生虫，存放时，应注意远离电源、火源，置于阴凉低温处储存。

总之，在中药饮片储存中水分应控制在9%~13%，一般是将易霉变、体轻量大的药物放置于阴凉干燥通风处；易虫蛀而量较大的药物用小型密封的方法储存；易变色、挥发、融化的药物应避光避热，低温储存。室温应低于25℃，相对湿度保持在75%为宜。

3. 中成药的分类储存

（1）按剂型性质、特点分类储存：实际工作中，一般按剂型结合药物自身特性要求，根据内服、外用药分开的原则，尽可能将性质相同的药物储存在一起，然后根据具体储存条件，选择每一类中成药最适合的储存地点。

（2）中成药的储存区位划定：为进出及管理方便，可把储存地点划分若干区，每个区又划分若干货位，依次编号。

分区：指按成药类型、储存的数量，结合仓库建筑和设备将仓库划分若干个货区，并规定某些货区存放某类药品。

分类：是根据中药商品所需要的储存条件，按类型堆码，如酒剂一般包装比较笨重，多存放于一楼便于进出货方便。

货位编号：将仓库划分为若干货区，每货区又划分若干排，把每排划若干货位号并标明号数，设立货位卡。卡、货、账对应，便于科学管理，防止差错发生，从而保证药品的质量。

4. 制定仓储的操作规程 中药管理人员应本着“勤进药，勤出药，售旧留新，保持药效”的原则，确定一系列指导中药仓储的操作规程实施方法。例如，为防范虫鼠危害药物，应规定喷洒酒精、投放杀虫防鼠药剂的时间、数量及使用方法等。再如，为确保中药仓储账目管理规程的实施，所立规章应当附带与之相配套的表格、表册式样，要求按一定的时间、方式、方法填写。仓储管理人员运用这些方法，会圆满地执行“日清理，月盘点”的规章，做到物与账相符，账与账相符，管理周到无误。

二、在库检查

中药入库后应施行定期检查，并根据气候情况和特殊品种进行不定期检查，与此同时也应对温湿度调节设备进行检查，发现问题及时处理，以减少损失和防止蔓延。

（一）库中检查

1. 温湿度的变化情况抽查 首先注重货垛所处的环境，因每个角、每个面、上中下各层所接触的温度不同，可以用随机抽查方法，及时掌握温湿度的变化情况，以防止中药吸潮后发霉生虫。

2. 一般药材的在库检查 一般药材检查时应注意药材本身有无潮湿、柔软、发霉现象。检查可定期或不定期地进行。该类药材主要有柿叶、猪鬃草、灯盏细辛等。

3. 易变药材的在库检查 详见本书第八章第一节“中药常规检查要求及检查方法”。

4. 毒剧、贵重药材的检查 详见本书第八章第一节“中药常规检查要求及检查方法”。

5. 鲜活药材的检查 详见本书第八章第一节“中药常规检查要求及检查方法”。

6. 中成药的在库检查 详见本书第八章第一节“中药常规检查要求及检查方法”。

（二）检查项目

（1）状态标识是否明显，有无贴错、漏贴情况。

（2）物料、产品的存放是否正确，有无混批等现象。

（3）清点物料、产品数量、检查账物卡是否相符。

（4）检查物料与产品包装情况，是否变形，包装有无破损、有无进水发霉现象。

（5）库房安全设施是否有效，是否操作方便。

（三）处理办法

（1）发现物料、产品存储中存在问题时，应立即处理或报质量部解决。

（2）发现账物卡不相符时，要及时查找原因。

（3）在质量检查时，对其他如外观变化、进水发霉等问题应进行复验。

（4）已发现有质量问题的申请复验的品种，应暂停出库，挂待验标志，待质量部门检验完毕，收到报告单后换上相应标志。对已到复验周期的产品及物料应及时请验，及时处理。

三、养护管理

中药的养护技术是运用现代科学方法研究中药保管和养护防患规律的一门综合性技术。医药仓储工作者，在继承中医药学遗产和前人储存养护经验的基础上，结合现代多学科知识和技术，不断发展和提高中药的科学养护技术。目前，常用的中药养护方法主要有传统干燥养护技术、冷藏养护技术、化学药剂养护技术及现代养护技术等。

（一）中药养护方法

详见本书第八章“中药储存常规检查”和第九章“中药在库养护基本方法”。

（二）中药养护管理

中药材种类繁多，性质各异，吸湿、怕热、具有挥发性等中药材，保管不当，极易发生霉变、虫蛀、失性、泛油、变色等现象而影响药材质量甚至完全失效。因此，对中药材根据其特性加强其养护管理，是保证中药使用质量的首要前提。

1. 温湿度管理　详见本书第四章“中药仓储温湿度管理”。

2. 中药材的养护管理　详见本书第十三章“中药材储存与养护技术”。

3. 中药饮片的养护管理　详见本书第十四章“中药饮片储存与养护技术”。

4. 中成药的养护管理　详见本书第十五章“中成药储存与养护技术”。

5. 中成药的养护管理　详见本书第十六章“特殊中药储存与养护技术”。

6. 做好中药材养护记录　养护记录应包含养护时间、品名、单位、库存量、入库时间、来源（产地）、养护方法、养护后的质量情况、养护人等内容，养护记录必须按月归档保存。汇总分析上报，做好养护数据积累、分析，为储存养护提供科学依据。每季度对中药养护情况进行分析、汇总，并向质量管理部门上报养护情况和养护质量信息。

四、安全管理

（一）仓库安全管理

1. 仓库保卫　仓库保卫重点是防火、防盗、防工伤、防中毒、防危险品事故等。

2. 仓库警卫　警卫的设置有两种：一种是守护员（护仓员），受仓库主任领导；另一种是警卫员（经济警察），受企业和公安的双重领导。警卫的重点是负责仓库的日常警戒防卫。

（二）仓库消防

仓库消防要贯彻“以防为主，以消为辅”的方针。

1. 安全生产

（1）要认真执行《消防法》关于仓库防火安全管理的有关规定。

（2）仓库管理人员必须熟悉本库储存物资的性质、数量、分布情况等。

（3）不准在仓库周围堆放易燃可燃物，并要经常清理杂物。

（4）要根据储存物的性质，按规定安装所需要的照明设备，不准随便乱拉线，安装电气设备、电加热器。

（5）电闸要设总闸、分闸，并应将电闸安装在室内，工作结束应立即拉掉电闸。

（6）禁止在库内动用明火，如需要用火，必须经有关部门批准，并采取安全措施。

（7）不准在库内住人，无关人员禁止入库。

（8）管理人员对消防用水地点，必须十分清楚，要经常保持道路畅通，要会报警，会使用、保养灭火器。

2. 灭火方法

（1）隔离或疏散法：当火情发生时，应迅速将可燃物与火源隔开，或把未燃物尽快搬离现场，进行疏散。

（2）窒息法：减少燃烧点（区）周围空气的氧含量，造成缺乏空气（氧）的补充，使之燃烧熄灭。

（3）冷却法：降低可燃物的燃烧点，使之停止燃烧。

3. 灭火器械种类　包括二氧化碳灭火器、1211 灭火器、干粉灭火器、四氯化碳灭火器、泡沫灭火器和酸碱灭火器。各类灭火器均适用于扑灭一般物品引起的火灾，但油类、电器设备引起的火灾不适合用酸碱灭火器。

（三）自然灾害预防

自然灾害包括雨汛、雷击、热带气旋和台风等对仓库的袭击，其危害程度莫测。预防应做到：建立专职机构，负责防灾规划、宣传、检查等；落实分区（段）重点防范措施，建立防灾责任制和具备应急抢险能力；坚持收集气象预报，风、汛等信息，及时布置，检查隐患；改善商品储存条件，做好汛期物质准备和维修危险建筑，实现仓库不漏水、不进水、不积水，以保证仓储安全。

第三节　中药出库及出库运输管理

一、中药出库管理

中药出库是指仓库根据业务部门或存货单位开出的中药出库凭证（提货单、调拨），按其所列商品编号、名称、规格、型号、数量等项目，组织配货和发出中药的一系列工作的总称。中药出库验发是指对销售调拨的中药出库前进行检查，以保证其数量准确、质量合格，是防止不合格中药进入市场的重要关卡。

（一）中药出库的原则

中药出库验发是一项细致而繁杂的工作，必须严格执行出库验发制度。具体要求如下：

1. 坚持“三查六对”制度　中药出库复核要进行“三查六对”。“三查”，即查核发票的货号、单位印鉴、开票日期是否符合要求；然后将发票与实物进行“六对”，即核对品名、规格、厂牌、批号、数量及发货日期是否相符。

2. 遵循“先产先出”“近期先出”和按批号发货的原则

（1）“先产先出”：是指库存同一中药，对先生产的批号尽量先出库。一般来说，中药储存的时间越长，变化越大，超过一定期限就会引起变质，以致造成损失。中药出库坚持“先产先出”的原则，有利于库存中药不断更新，确保中药的质量。

（2）“近期先出”：是指库存有“效期”的同一中药，应将近失效期的先行出库。对仓库来说，所谓“近失效期”，应包括给这些中药留有调运、供应和使用的时间，使其在失效之前进入市场并投入使用。

（3）按批号发货：是指按照中药生产批号集中发货，尽量减少同一品种在同一笔发货中的批号数，以保证中药有可追踪性，便于中药的日后质量追踪。

坚持“先产先出”、“近期先出”和按批号发货的原则可以使中药在储存期间基本上不发生质量变化，从而保证了中药在库储存的良好质量状态。

（二）中药出库的程序

出库工作流程：核单→配货→复核→记账→待运→发货。

1. 核单 核单即审核出库凭证。核单的目的在于审核凭证的真实性，通过核单还可以便于作业调度。出库品种的属性若系特殊管理药品，则应配备双人操作。

2. 配货 配货又称备货，是按照出库凭证所列内容进行检出药品的操作过程。

按凭证所列药品名称、剂型、规格、件数、从货位上拣出，在发货单上除了记录凭证所列内容，还要记录批号，若批号不同，应分别记录每一批号多少件，结码，签章，核销，保管卡片。出库药品堆放于发货区，标写收发货单位、调出日期和品名件数，填写好的出库凭证，转保管人员复核。药品拼箱发货的代用包装箱应当有醒目的拼箱标志。

3. 复核 复核是按发货凭证对实物进行质量检查和数量、项目的核对。保管人员将货配发齐后，要反复清点核对，既要复核货单是否相符，又要复核货位结存量以及验证出库存量是否正确。麻醉药品、一类精神药品、毒性药品、化学危险品和贵重药品，应实行双人收发货制度，必要时仓储部门有关负责人要亲自进行复核。

复核人员复核完毕，要认真做好复核记录，以保证能快速、准确地进行质量跟踪。“中药出库复核记录单”（表4-1）的内容，应包括日期、收货单位、品名剂型、规格、批号、有效期、生产厂商、数量、单位、质量情况和复核人员等项目。记录应保存至超过中药有效期1年，但不得少于3年。

表 4 1 中药山库复核记录单

编号：

日期	收货单位	品名剂型	规格	批号	有效期	生产厂商	数量	单位	质量情况	复核情况	发货人	复核人
说明	1. 有效期栏内应填写有效期至××年××月。 2. 出库药品复核对，若无质量问题，在质量情况栏内填写“正常”字样。 3. 特殊管理药品出库复核时，要双人复核，在复核人栏内两人均要签字。											

4. 记账 记账员根据配货后的实发数量，逐项对照登入药品保管账。也有采取先登账然后配货。

5. 待运 待运指当天不能提货的出库药品，需安排分户、分单作临时堆存。待运药品应有明显标志，便利发货。待运药品要加强检查，防止雨淋、水淹以及其他不安全因素。

若待运日久，要根据药品性质，防止虫蛀霉变的发生。

6. 发货 发货即将药品交付客户的过程。交付形式可以由仓库运输部门统一配送，客户也可以持业务部门开具的出库凭证自行到库提货，还可以通过交款方式提货，出库凭证上都应有规定的印鉴。对实施电子监管的药品，应当在出库时进行扫码和数据上传。对无效凭证或口头通知不得进行备货或发货。

符合直调药品规定的，直调药品出库时，由提货单位开具两份随货同行单（票）分别发往直调企业和购货单位。随货同行单（票）应当包括供货单位、生产厂商、药品的通用名称、剂型、规格、批号、数量、收货单位、收货地址、发货日期等内容，并加盖供货单位药品出库专用章原印章，还应当标明直调企业名称。

（三）出库注意事项

发现以下问题应停止发货或配送，并报有关质量管理部门处理。

（1）药品包装内有异常响动和液体渗漏。

（2）外包装出现破损、封口不严、衬垫不实、封条严重损坏等现象。

（3）包装标签脱落、字迹模糊不清或者标识内容与实物不符。

（4）中药已超过有效期。

（5）票货不符。

（6）有鼠咬、虫蛀及霉变污染等质量变异的药品。

（7）其他异常情况的药品。

二、出库运输管理

企业应当按照质量管理制度的要求，严格执行运输操作规程，并采取有效措施保证运输过程中的药品质量与安全。

（一）运输基本要求

（1）运输药品，应当根据药品的包装、质量特性，并针对车况、道路、天气等因素，选用适宜的运输工具，采取相应措施防止出现破损、污染等问题。

（2）发运药品时，应当检查运输工具，发现运输条件不符合规定的，不得发运。运输药品过程中，运载工具应当保持密闭。

（3）企业应当严格按照外包装标示的要求搬运、装卸药品。

（4）企业应当根据药品的温度控制要求，在运输过程中采取必要的保温或者冷藏、冷冻措施。运输过程中，药品不得直接接触冰袋、冰排等蓄冷剂，防止对药品质量造成影响。

（5）在冷藏、冷冻药品运输途中，应当实时监测并记录冷藏车、冷藏箱或者保温箱内的温度数据。

（6）企业应当制定冷藏、冷冻药品运输应急预案，对运输途中可能发生的设备故障、异常天气影响、交通拥堵等突发事件，能够采取相应的应对措施。

（7）特殊管理药品的运输应当符合国家有关规定。

（8）已装车的药品应当及时发运并尽快送达。

（9）企业应当采取运输安全管理措施，防止在运输过程中发生药品盗抢、遗失、调换等事故。

知识拓展

药品包装储运图示标志

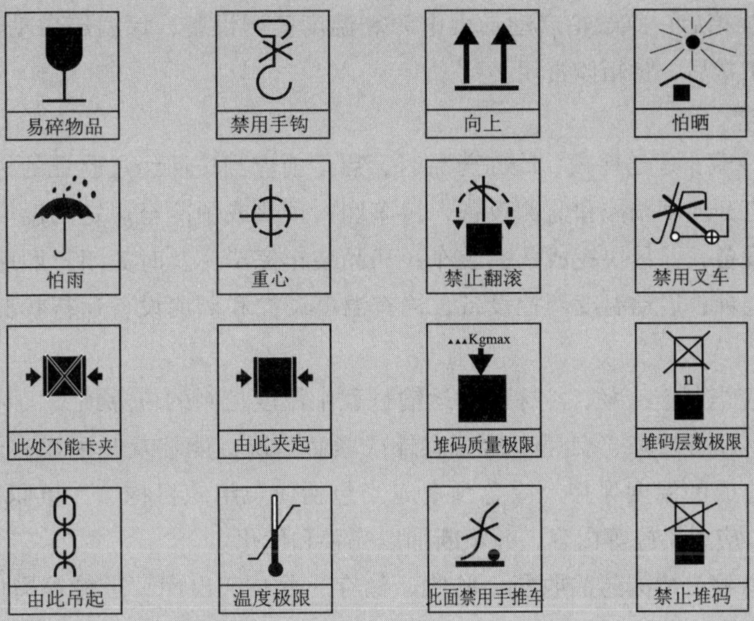

（二）委托运输管理

（1）企业委托其他单位运输药品的，应当对承运方运输药品的质量保障能力进行审计，索取运输车辆的相关资料，符合本规范运输设施设备条件和要求的方可委托。

（2）企业委托运输药品应当与承运方签订运输协议，明确药品质量责任、遵守运输操作规程和在途时限等内容。

（3）企业委托运输药品应当有记录，实现运输过程的质量追溯。记录至少包括发货时间、发货地址、收货单位、收货地址、货单号、药品件数、运输方式、委托经办人、承运单位，采用车辆运输的还应当载明车牌号，并留存驾驶人员的驾驶证复印件。记录应当至少保存5年。

（4）委托运输的，企业应当要求并监督承运方严格履行委托运输协议，应尽快送达，防止在途时间过长影响药品质量。

（三）冷藏、冷冻药品的运输管理

1. 运输工具的选择　企业运输冷藏、冷冻药品，应当根据药品数量、运输距离、运输时间、温度要求、外部环境温度等情况，选择适宜的运输工具和温度控制方式，确保运输过程中温度控制符合要求。

冷藏、冷冻药品运输过程中，应当实时采集、记录、传送冷藏车、冷藏箱或保温箱内的温度数据。运输过程中温度超出规定范围时，温湿度自动监测系统应当实时发出报警指令，由相关人员查明原因，及时采取有效措施进行调控。

2. 运输包装和装箱操作要求　使用冷藏箱、保温箱运送冷藏药品时，应当按照经过验证的标准操作规程，进行药品包装和装箱的操作。

（1）装箱前将冷藏箱、保温箱预热或预冷至符合药品包装标示的温度范围内。

（2）按照验证确定的条件，在保温箱内合理配备与温度控制及运输时限相适应的蓄冷剂。

（3）保温箱内使用隔热装置将药品与低温蓄冷剂进行隔离。

（4）药品装箱后，冷藏箱启动动力电源和温度监测设备，保温箱启动温度监测设备，检查设备运行正常后，将箱体密闭。

3. 执行要求

（1）使用冷藏车运送冷藏、冷冻药品时，启运前应当按照经过验证的标准操作规程进行操作：提前打开温度调控和监测设备，将车厢内预热或预冷至规定的温度；开始装车时关闭温度调控设备，并尽快完成药品装车；药品装车完毕，及时关闭车厢厢门，检查厢门密闭情况，并上锁；启动温度调控设备，检查温度调控和监测设备运行状况，运行正常方可启运。

（2）企业应当制定冷藏、冷冻药品运输过程中温度控制的应急预案，对运输过程中出现的异常气候、设备故障、交通事故等意外或紧急情况，能够及时采取有效的应对措施，防止异常情况造成的温度失控。应急预案应当包括应急组织机构、人员职责、设施设备、外部协作资源、应急措施等内容，并不断加以完善和优化。

（4）从事冷藏、冷冻药品收货、验收、储存、养护、出库、运输等岗位工作的人员，应当接受相关法律法规、专业知识、相关制度和标准操作规程的培训，经考核合格后，方可上岗。

（5）企业委托其他单位运输冷藏、冷冻药品时，应当保证委托运输过程符合 GSP 及其附录的相关规定。

扫码“练一练”

第六章

中药仓储信息管理

扫码“学一学”

学习目标

知识目标

1. 熟悉企业计算机系统基本要求。
2. 了解中药仓库信息管理系统基本内容。

技能目标

能严格按照管理制度和操作规程进行系统数据的录入、修改和保存。

第一节　企业计算机系统基本要求

药品经营企业应当建立与经营范围和经营规模相适应的计算机系统（以下简称系统），能够实时控制并记录药品经营各环节和质量管理全过程，并符合电子监管的实施条件。

应当按照《药品经营质量管理规范》（GSP）相关规定，在系统中设置各经营流程的质量控制功能，与采购、销售以及收货、验收、储存、养护、出库复核、运输等系统功能形成内嵌式结构，对各项经营活动进行判断，对不符合药品监督管理法律法规以及 GSP 的行为进行识别及控制，确保各项质量控制功能的实时和有效。

一、药品批发企业系统的基本要求

（一）药品批发企业系统的硬件设施和网络环境要求

（1）有支持系统正常运行的服务器。

（2）质量管理、采购、收货、验收、储存、养护、出库复核、销售等岗位配备专用的终端设备。

（3）有稳定、安全的网络环境，有固定接入互联网的方式和可靠的信息安全平台。

（4）有实现相关部门之间、岗位之间信息传输和数据共享的局域网。

（5）有符合 GSP 及企业管理实际需要的应用软件和相关数据库。

（二）数据、数据管理及管理部门履责要求

1. 质量基础数据　质量管理基础数据包括供货单位及购货单位、经营品种、供货单位销售人员资质等相关内容。

（1）供货单位基础数据：《药品生产许可证》或者《药品经营许可证》复印件；营业执照及其年检证明复印件；《药品生产质量管理规范》认证证书或者《药品经营质量管理规范》认证证书复印件；相关印章、随货同行单（票）样式；开户户名、开户银行及账号；《税务登记证》和《组织机构代码证》复印件。

系统可根据客户经营资质类别分别授权，超范围销售品种可自动拒绝采购；合法性的有效期由系统自动控制，提示更新，超期锁定。供方业务人员管理，委托书有效期限、委托品种范围信息关联，可自动锁定拦截。

（2）供方销售人员基础数据：销售人员的身份证和上岗证；自动控制授权委托书有效期；自动控制代理授权区域、品种及其他权限；与所代理供应商合法资质有效期关联，超期锁定。

（3）购货单位基础数据：《药品生产许可证》或者《药品经营许可证》、《医疗机构执业许可证》复印件；营业执照及其年检证明复印件；《药品生产质量管理规范》认证证书或者《药品经营质量管理规范》认证证书复印件；开户户名、开户银行及账号；《税务登记证》和《组织机构代码证》复印件。

购货单位按生产、经营（批发、零售）、使用（医院、诊所、社区医疗机构）分类；系统可根据客户经营资质类别分别授权，超范围销售品种可自动拒绝；客户合法性的有效期由系统自动控制，提示更新，超期锁定。对方采购人员及提货人员的管理，包括：采购人员及提货人员的身份证和上岗证；自动控制授权委托书有效期；自动控制代理授权区域、品种及其他权限；与所代理供应商合法资质有效期关联，超期锁定。

（4）品种资料基础数据：药品、中药材及中药饮片；非药品；医疗器械、保健品、食品、化妆品等；相关合法证明材料及有效期限基础数据，包括药品生产或进口批准证明文件；储存、运输类别，包括特殊、冷藏、阴凉、常温等。

2. 基础数据管理要求 企业应当将审核合格的供货单位、购货单位及采购品种等信息录入系统，建立质量管理基础数据库并有效运用。

基础数据应当与对应的单位或产品的合法性、有效性相关联，与供货单位或购货单位的经营范围相对应，由系统进行自动跟踪、识别与控制。质量管理基础数据是企业合法经营的基本保障，应当由专门的质量管理人员对相关资料审核合格后，据实确认和更新，更新的时间由系统自动生成。

系统应当对接近失效的质量管理基础数据进行提示、预警，提醒相关部门及岗位及时索取、更新相关资料；任何质量管理基础数据失效时，系统都自动锁定与该数据相关的业务功能，直至该数据更新和生效后，相关功能方可恢复。其他各岗位人员只能按照规定权限，查询、使用质量管理基础数据，不能修改数据的任何内容。

3. 管理系统相关职能部门履责要求

（1）药品批发企业负责信息管理的部门应当履行的职责：

1）负责系统硬件和软件的安装、测试及网络维护。

2）负责系统数据库管理和数据备份。

3）负责培训、指导相关岗位人员使用系统。

4）负责系统程序的运行及维护管理。

5）负责系统网络以及数据的安全管理。

6）保证系统日志的完整性。

7）负责建立系统硬件和软件管理档案。

（2）药品批发企业质量管理部门应当履行的职责：

1）负责指导设定系统质量控制功能。

2）负责系统操作权限的审核，并定期跟踪检查。

3）监督各岗位人员严格按规定流程及要求操作系统。

4）负责质量管理基础数据的审核、确认生效及锁定。

5）负责经营业务数据修改申请的审核，符合规定要求的方可按程序修改。

6）负责处理系统中涉及药品质量的有关问题。

（三）管控功能要求

1. 采购环节 药品采购订单中的质量管理基础数据应当依据数据库生成。系统对各供货单位的合法资质，能够自动识别、审核，防止超出经营方式或经营范围的采购行为发生。实现如下功能：

（1）采购订单确认后，系统自动生成采购记录。

（2）采购员资质与业务员系统关联，质量管理部门控制。

（3）采购员口令密码的唯一性、系统自动控制权限。

（4）采购订单的实现受控于质量管理基础数据库。

（5）采购订单确定后，自动生成采购记录，接受质量管理监控，能够由收货、验收岗位查询和调取数据。

（6）系统拒绝生成采购计划时，应显示原因。

（7）特殊管理药品采购，实行渠道控制。

（8）从批发商采购药品，实行经营范围、合法资质自动识别。

2. 收货环节 药品到货时，系统应当支持收货人员查询采购记录，对照随货同行单（票）及实物确认相关信息后，方可收货。具体功能要求如下：

（1）系统应当支持收货人员查询采购订单。

（2）系统应当支持收货人员查询到货品种的基础信息。

（3）系统应当支持收货人员记录相关到货信息。

（4）核对确认到货信息后，交由验收组验收。

3. 验收环节 验收人员按规定进行药品质量验收，对照药品实物在系统采购记录的基础上录入药品的批号、生产日期、有效期、到货数量、验收合格数量、验收结果等内容，确认后系统自动生成验收记录。应具备如下功能：

（1）验收员输入口令密码后，在专用界面上进行实物验收。

（2）系统应当支持收货人员查询供货单位和到货品种的基础信息。

（3）在采购记录的基础上验收人员录入批号、有效期、生产日期、数量、运输工具等内容后，系统自动显示验收结论。

（4）根据不同的验收结论，支持对采购记录的拆分。

（5）打印或传输入库指令，通知仓库入库指令。

（6）系统根据基础数据库，自动分配入库类别。

4. 储存环节 药品批发企业系统应当按照药品的管理类别及储存特性，自动提示相应的储存库区。如：

（1）库内实行全区域自动监测、报警。

（2）库存药品依据质量管理基础数据库、验收记录，自动、定期生成养护计划。

（3）系统自动提示、预警近效期药品储存情况。

（4）系统可自动提示养护工作进度及考核。

5. 养护环节 药品批发企业系统应当依据质量管理基础数据和养护制度，对库存药品按期自动生成养护工作计划，提示养护人员对库存药品进行有序、合理的养护。

药品批发企业系统应当对库存药品的有效期进行自动跟踪和控制，具备近效期预警提示、超有效期自动锁定及停销等功能。

6. 销售环节 药品批发企业销售药品时，系统应当依据质量管理基础数据及库存记录生成销售订单，系统拒绝无质量管理基础数据或无有效库存数据支持的任何销售订单的生成。系统对各购货单位的法定资质能够自动识别并审核，防止超出经营方式或经营范围的销售行为发生。实现如下功能：

（1）销售订单确认后，系统自动生成销售记录。

（2）系统可以根据基础数据库自动识别客户类别，自动识别经营范围，拒绝超范围品种的销售。

（3）销售开票确认后，自动生成销售记录，生成出库指令，显示开票员的身份。

（4）自动匹配己方的销售员及相关资质的审核。

（5）销售开票后，系统将自动对应批号的检验报告书。

7. 出库环节 药品批发企业系统应当将确认后的销售数据传输至仓储部门提示出库及复核。复核人员完成出库复核操作后，系统自动生成出库复核记录。依据销售开票指令，系统自动接受出库指令，生成拣货计划。要求：系统可自动分配拣货任务，并跟踪拣货计划进程，确认拣货责任人；复核员在专用界面上进行复核操作，支持生成相应的质量复核结果，标明复核员姓名，自动生成出库复核记录，支持相应的统计、分析、查询。

8. 销后退回环节 药品批发企业系统对销后退回药品，应当具备以下功能：

（1）处理销后退回药品时，能够调出原对应的销售、出库复核记录。

（2）对应的销售、出库复核记录与销后退回药品实物信息一致的方可收货、验收，并依据原销售、出库复核记录数据以及验收情况，生成销后退回验收记录。

（3）退回药品实物与原记录信息不符，或退回药品数量超出原销售数量时，系统拒绝药品退回操作。

（4）系统不支持对原始销售数据的任何更改。

9. 运输环节 药品批发企业系统应当对药品运输的在途时间进行跟踪管理。系统应当按照 GSP 要求，生成药品运输记录：

（1）记录发运信息，建立运输信息，内容包括运输工具和启运时间等。

（2）对药品运输的在途时间进行自动跟踪。

（3）对有运输时限要求的应当提示、警告相关部门及岗位人员。

（4）委托运输的支持生成药品委托运输记录。

10. 质量疑问药品控制 药品批发企业系统应当对经营过程中发现的质量有疑问的药品进行控制。要求可实现以下功能：

（1）各岗位人员发现质量有疑问的药品时，按照本岗位操作权限实施锁定，并通知质量管理人员。

（2）被锁定药品由质量管理人员确认，不属于质量问题的，解除锁定，属于不合格药品的，由系统生成不合格记录。

（3）系统对质量不合格药品的处理过程、处理结果进行记录，并跟踪处理结果。

（4）对各环节发现的质量有疑问的药品，系统自动锁定，由质量管理人员进行处理。

（5）对确认无质量问题的，只能由质量管理员解除锁定。

（6）对确认不合格的药品，由质量管理员转入不合格台账，实物转入不合格专区，其他任何人均无操作权限。

（7）销毁时系统打印出销毁记录，由有关责任人签字。

（四）系统数据的录入、修改、保存

药品批发企业应当严格按照管理制度和操作规程进行系统数据的录入、修改和保存，以保证各类记录的原始、真实、准确、安全和可追溯。应能满足以下要求：

（1）各操作岗位通过输入用户名、密码等身份确认方式登录系统，并在权限范围内录入或查询数据，未经批准不得修改数据信息。

（2）修改各类业务经营数据时，操作人员在职责范围内提出申请，经质量管理人员审核批准后方可修改，修改的原因和过程在系统中予以记录。

（3）系统对各岗位操作人员姓名的记录，根据专有用户名及密码自动生成，不得采用手工编辑或菜单选择等方式录入。

（4）系统操作、数据记录的日期和时间由系统自动生成，不得采用手工编辑、菜单选择等方式录入。

（五）其他要求

1. 首营企业质量信誉　应该包括营业执照、药品经营许可证、药品生产许可证、GSP 认证证书、GMP 认证证书、税务登记证、组织机构代码证、质量保证协议书、质量体系调查表、合格供货方档案、企业相关印章样式、随货同行单（票）样式、开户许可证、法人委托书、购销员身份证、购销员上岗证等。

2. 验收记录　中药材验收记录，应当包括品名、产地、供货单位、到货数量、验收合格数量等内容；中药饮片验收记录，应当包括品名、规格、批号、产地、生产日期、生产厂商、供货单位、到货数量、验收合格数量等内容，实施批准文号管理的中药饮片还应当记录批准文号。

3. 系统升级完善　药品经营企业应当根据有关法律法规、GSP 以及质量管理体系内审的要求，及时对系统进行升级，完善系统功能。

二、药品零售企业系统的基本要求

（一）药品零售企业系统的软硬件、网络环境及管理人员的配备要求

药品零售企业系统的软件、硬件、网络环境及管理人员的配备，应当满足企业规模和管理的实际需要。

（二）药品零售企业系统的销售管理应符合的条件

（1）建立包括供货单位、经营品种等相关内容的质量管理基础数据。

（2）依据质量管理基础数据，自动识别处方药、特殊管理的药品以及其他国家有专门管理要求的药品。

（3）拒绝国家有专门管理要求的药品超数量销售。

（4）与结算系统、开票系统对接，对每笔销售自动打印销售票据，并自动生成销售记录。

（5）依据质量管理基础数据，对拆零药品单独建立销售记录，对拆零药品实施安全、合理的销售控制。

（6）依据质量管理基础数据，定期自动生成陈列药品检查计划。

（7）依据质量管理基础数据，对药品有效期进行跟踪，对近效期的给予预警提示，超有效期的自动锁定及停销。

（8）严格按照管理制度和操作规程进行系统数据的录入、修改和保存，以保证各类记录的原始、真实、准确、安全和可追溯，并根据计算机管理制度对系统各类记录和数据进行安全管理。

第二节　中药仓储管理系统建设

药品经营企业常用的仓库信息管理系统，主要有医药行业仓储管理系统（WMS）、企业资源计划（ERP）业务管理系统、仓库电子标签辅助拣选系统（CAPS）等。目前，仓储管理系统的应用日趋广泛。

仓储管理系统是一个实时的计算机软件系统，它能够按照运作的业务规则和运算法则，对信息、资源、行为、存货和分销运作进行完善的管理，使其最大化满足有效产出和精确性的要求。

一、中药仓储管理系统的目标与功能

（一）系统的目标

系统的目标包括：适用于中药制造业或分销业的供应链管理；落实国家有关医药物流的管理和控制标准 GSP 等；优化流程，提高仓储管理效率；增强企业之间信息的交流和共享，增加库存决策信息的透明性、可靠性和实时性。

（二）系统的功能

系统的功能包括进货管理、收货处理、拣货作业管理、月台管理、补货管理、库内作业、越库操作、库存管理、订单管理、循环盘点、RF 终端管理、复核、配送、加工管理、矩阵式收费、商品与货位基本信息管理等功能模块；通过网络化和数字化方式，提高库内作业控制水平和任务编排。

二、中药仓储管理系统的特点及应用

（一）系统的特点

除管理仓库作业的结果记录、核对和管理外，仓储管理系统最大的功能是对仓库作业过程的指导和规范，即不但对结果进行处理，更是通过对作业动作的指导和规范保证作业的准确性、速度和相关记录数据的自动登记（入计算机系统），增加仓库的效率、管

理透明度、真实度，降低成本。比如通过无线终端指导操作员给某定单发货：当操作员提出发货请求时，终端提示操作员应到哪个具体的仓库货位取出指定数量的哪几种商品，扫描货架和商品条码核对是否正确，然后送到接货区，录入运输单位信息，完成出货任务，重要的是包括出货时间、操作员、货物种类、数量、产品序列号、承运单位等信息在货物装车的同时已经通过无线方式传输到了计算机信息中心数据库。

（二）系统在国内的应用

仓储管理系统是仓储管理信息化的具体形式，它在我国的应用还处于起步阶段。主要应用：

第一类　基于典型的配送中心业务的应用系统，在销售物流中如连锁超市的配送中心，在供应物流中如生产企业的零配件配送中心。此类系统多用于制造业或分销业的供应链管理中，也是仓储管理系统中最常见的一类。

第二类　以仓储作业技术的整合为主要目标的系统，解决各种自动化设备的信息系统之间整合与优化的问题。此类系统涉及的流程相对规范、专业化，多出现在大型 ERP 系统之中，成为一个重要组成部分。

第三类　以仓储业的经营决策为重点的应用系统，其鲜明的特点是具有非常灵活的计费系统、准确及时的核算系统和功能完善的客户管理系统，为仓储业经营提供决策支持信息。此类系统多用于一些提供公仓仓储服务的企业中，其流程管理和仓储作业的技术共性多、特性少，所以要求不高，适合对多数客户提供通用的服务。

三、中药仓储管理系统的主要功能模块

（一）系统功能设定模块

自定义整个系统的管理规则，包括定义管理员及其操作口令的功能。

（二）基本资料维护模块

对每批产品生成唯一的基本条码序列号标签，用户可以根据自己的需要定义序列号，每种型号的产品都有固定的编码规则，在数据库中可以对产品进行添加、删除和编辑等操作。

（三）采购管理模块

1. 采购订单　当需要采购的时候，可以填写采购订单，此时并不影响库存。

2. 采购收货　当采购订单被批准，完成采购后到货的时候，首先给货物帖上条形码序列号标签，然后在采购收货单上扫描此条形码，保存之后，库存自动增加。

3. 其他入库　包括借出货物归还、退货等，只需要填写采购收货单。

（四）仓库管理模块

1. 产品入库　采购入库或者其他入库，自动生成入库单号，可以区分正常入库、退货入库等不同的入库方式。

2. 产品出库　销售出库或者其他出库，可以自动生成出库单号，可以区分正常出库、赠品出库等不同的出库方式。

3. 库存管理　当入库和出库时，系统自动生成每类产品的库存数量，查询方便，不需要手工管理。

4. 特殊品库　当客户需要区分产品时，可以建立虚拟的仓库管理需要区分的产品，各

功能和正常品库一致。

5. 调拨管理 针对不同的库之间需要调拨，可以自动生成调拨单号，支持货品在不同的仓库中任意调拨。

6. 盘点管理 用户随时可以盘点仓库，自动生成盘点单据，使盘点工作方便快捷。

7. 库存上限报警 当库存数量不满足一个量的时候，系统报警。

（五）销售管理模块

1. 销售定单 当销售出库的时候，首先填写销售出库单，此时不影响库存。

2. 销售定单 当销售出库的时候，将销售出库产品序列号扫描至该出库单上，保存之后，库存报表自动减少该类产品。

（六）报表生成模块

月末、季度末以及年末销售报表、采购报表以及盘点报表的自动生成功能，用户自定义需要统计的报表。

（七）查询功能

查询功能包括采购单查询、销售单查询、单个产品查询、库存查询等（用户定义）。查询都是按照某个条件，如条形码序列号、出库日期、出库客户等进行的。

（八）履历查询功能

可针对货物、工作人员、客户为中心进行履历管理，包括货物在库履历、人员作业履历、客户业务履历。

目标检测

一、单项选择题

1.《药品经营质量管理规范》的英文缩写是（　　）

A. GAP　B. GMP　C. GSP　D. GLP　E. GCP

2. 储存条件为须置木箱内衬以油纸，防潮、防蛀的中药是（　　）

A. 九香虫　B. 土鳖　C. 僵蚕　D. 鳖甲　E. 蟾酥

3. 运输的中药商品应符合国家药监局制定的（　　）

A. GMP　B.《药材质量标准》　C. GSP　D.《药材运输包装标准》　E. GLP

4. 对实施电子监管的药品，应当在出库时进行扫码和（　　）

A. 验证　B. 数据上传　C. 登记台账　D. 编号　E. 分类

5. 储存中药饮片应当设立（　　）

A. 专用库房　B. 冷藏库房　C. 特殊库房　D. 恒温库房　E. 阴凉库房

6. 企业为防止近效期药品售出后可能发生的过期使用，应当对药品的有效期进行（ ）

A. 特殊管理 B. 跟踪管理 C. 抽样管理

D. 验证管理 E. 分类管理

7. 药品出库时，应当对照销售记录进行复核。发现异常情况不得出库并作如下处理（ ）

A. 改日处理 B. 自行处理

C. 报告质量管理部门处理 D. 改善后出库

E. 拆包处理

8. 出库工作流程（ ）

A. 核单-配货-复核-发货 B. 配货-核单-复核-发货

C. 配货-复核-核单-发货 D. 核单-复核-配货-发货

E. 复核-配货-核单-发货

9. 中药材常温库温度和相对湿度分别控制在（ ）

A. 0~25℃，45%~67% B. 0~30℃，45%~70%

C. 0~30℃，35%~65% D. 0~25℃，45%~65%

E. 0~30℃，35%~75%

10. 中药出库应遵循“先产先出”、“近期先出”和按（ ）的原则

A. 取样顺序 B. 提货顺序 C. 入库顺序

D. 批号发货 E. 在库顺序

二、多项选择题

1. 中药仓库按商品性质分为（ ）

A. 药材仓库 B. 饮片仓库 C. 中成药仓库

D. 中间品仓库 E. 成品仓库

2. 仓库从建筑上必须配备以下库房（ ）

A. 普通库房 B. 密闭库房 C. 气调库房

D. 低温库房 E. 地室（洞穴）库房

3. 为了确保冷藏、冷冻中药在储存和运输过程中的质量安全，必须对以下哪些中药储运设施设备进行验证管理（ ）

A. 冷库 B. 冷藏车 C. 运输车

D. 保温箱 E. 温湿度自动监测系统

4. 储存条件为须置干燥处，防潮、防蛀的中药材是（ ）

A. 两面针 B. 槐花 C. 藕节

D. 磁石 E. 硫黄

5. 贮藏温度过高或受潮，含油脂者易被氧化而酸败，容易出现“走油”的药材有（ ）

A. 当归 B. 山茱萸 C. 柏子仁

D. 阿胶 E. 金银花

6. 饮片贮藏不当，会出现（ ）

A. 虫蛀　　B. 霉变　　C. 走油

D. 化学成分有的易挥发　　E. 有的易被氧化

7. 企业应当对冷库、储运温湿度监测系统以及冷藏运输等设施设备进行哪些方面的验证（　　）

A. 使用前验证　　B. 定期验证

C. 使用中验证　　D. 停用时间超过规定时限的验证

E. 使用终验证

8. 药品出库复核应当建立记录，其记录内容应包括（　　）

A. 药品的通用名称　B. 剂型　　C. 规格

D. 批号　　E. 有效期

9. 库房的选址、设计、布局、建造、改造和维护应当符合药品储存的要求，以防止（　　）

A. 混药事件　　B. 药品的污染　　C. 交叉污染

D. 混淆　　E. 差错

10. 计算机系统各类数据的录入、修改、保存等操作应当符合（　　）

A. 授权范围　　B. 操作规程要求　　C. 使用要求

D. 保密要求　　E. 管理制度要求

扫码"练一练"

三、简答题

1. 中药材的储存管理有哪些要求？

2. 药品出库时有哪些情况不得出库，并必须报告质量管理部门处理？

3. 仓库应当具有哪些硬件设施设备？

第三篇

中药养护基本方法

第七章

中药储存的品质变异及原因分析

扫码“学一学”

学习目标

知识目标

1. 掌握中药品质变异现象。
2. 熟悉中药储存变异的影响因素。

技能目标

能准确识别中药变异现象，并能分析其变异原因。

第一节　中药储存的变异现象

扫码“看一看”

中药在贮藏、运输过程中，由于管理不当，在外界条件和自身性质的相互作用下，会逐渐发生物理或化学变化，出现发霉、虫蛀、变色、变味、泛油等现象，直接影响中药的质量和疗效，这种现象称为中药品质变异现象。变异不仅取决于各种药材本身的性质，而且和外界环境的影响也有着极为密切的关系。我们必须探讨变异现象的种类，了解发生变异现象的原因，积极地进行防治。

一、霉变

霉变又称发霉，是霉菌在中药表面或内部滋生的现象。我国地处温带，特别是长江以南地区，夏季炎热、潮湿，药材最易发霉。易受霉变的中药有车前子、马齿苋、大青叶、独活、紫菀、陈皮、前胡、佛手等。常见霉菌有黑酵菌、云白霉、绿霉菌、兰霉菌等。

二、虫蛀

虫蛀是指害虫侵入中药内部，导致中药疗效降低或药用价值丧失的破坏现象。常见中药害虫有玉米象、大谷盗、赤拟谷盗、药谷盗、锯谷盗、烟草甲、粉螨等数十种。

三、变色

变色是指药材固有的色泽发生变化的现象。这些固有的色泽由浅变深或由艳变黯标志着药材内在质量已发生变化。易变色的药材有玫瑰花、红花、槐花、莲子心、佛手片、通草、麻黄等。

四、泛油

中药泛油，又称“走油”，是指某些含油中药的油质溢于药材表面的现象。药材泛油包括三种不同的变异现象：①含植物油脂多的药材（如杏仁、桃仁等），出现内外色泽严重加深，油质渗透外表，具有油哈气味；②含黏液质多的药材（如天门冬、党参等），质地变软，外表发黏，内外色泽加深，但无油哈气味；③动物类药材（如刺猬皮、九香虫等），躯体易残，色泽加深，外表呈油样物质，“哈喇”（即酸变）气味强烈。

五、散气变味

“散气变味”是指一些药材，含有易挥发的成分（如含挥发油等），因贮藏保管不当而造成挥散损失，使药材的气味发生改变的现象。中药材具有正常气味，久贮或养护不当，会引起中药材气味严重散失，甚至失效。易散气变味的中药主要是伞形科、木兰科、樟科、松科、桃金娘科、芸香科及姜科等植物药材，如当归、降香、厚朴、紫苏叶、金银花、花椒、薄荷、樟脑、乳香、麝香、冰片等。

六、其他变异现象

（1）风化：是指含有结晶水的无机盐类中药与干燥空气接触后，日久逐渐失去结晶水，变为非结晶状的无水物质，从而变成粉末状，其质量和药性也随之发生了改变。如胆矾、硼砂、芒硝等。

（2）潮解溶化：习称返潮、回潮。是指固体药物在潮湿的空气中，逐渐吸收水分而发生溶解的现象。潮解使得中药功效降低，并难以贮藏。如大青盐、秋石等。

（3）粘连：是指有些固体饮片，由于熔点较低，遇热则发黏而粘接在一起，使原来形态发生改变的现象。如芦荟、没药、阿魏、鹿角胶、龟甲胶等。

（4）腐烂：是指某些新鲜的药材或饮片，因受温度和空气中微生物的影响，引起闷热，有利于微生物繁殖和活动而导致腐烂败坏的现象。如鲜生姜、鲜生地、鲜芦根、鲜石斛等。饮片一经腐烂，即不能再入药。

扫码“看一看”

第二节　中药储存变异的原因分析

中药储存品种涉及中药材、饮片与中成药。其储存过程中会出现种种变异，影响中药品质变异的因素有内因（中药自身因素）和外因（外界环境因素）两个方面，外因通过内因而起作用。导致这些变异的内在因素可涉及中药的化学成分和含水量。含淀粉、糖类、蛋白质等营养物质较多的药材易生虫、发霉、鼠害等；含挥发油多的药材易散气走味；含盐分多的药材易潮解。在储存时，应将药材充分干燥、杀霉，并根据中药化学成分的性质分类存放，采取相应措施，防止变异现象的发生。导致这些变异的外在因素则包括自然因素、人为因素、生物因素等。

一、内在因素

1. 中药的含水量　中药的含水量直接影响其质量和重量，控制水分是中药（特别是中药材）养护的首要问题。中药的品种繁多，属性复杂，主要来源是植物类、动物类和矿物类，其中以植物类的药材最多，由于受自然条件的影响和其本身性质的关系，都含有一定的水分，而含水量又因其组成成分和内部结构不同而各有差异。中药在储存过程中影响其质量变化的因素很多，其含水量的多少则是诸因素中的主要因素。由此可见，水分含量的控制和测定，是中药养护过程中进行监测和监控的主要指标。一般来说，如果空气湿度不超过70%，温度在15℃以下，药材本身含水量在10%以下，药材就可以安全储存。

2. 中药的化学成分及其性质　一般地说，矿物类药材不能产生虫蛀或霉变，因为矿物类药材所含成分，不能给仓虫、微生物等提供有机营养。所以，矿物类药材所含成分不能主导虫蛀、霉变质量的变化趋向。

中药品质变异过程，都与中药所含有关成分的主导作用有关。如中药材变色，与所含色素、油脂、蛋白质、酶等成分有关；油脂酸败，与油脂中所含不饱和脂肪酸有关；气味散失，与所含挥发油成分有关等。如果商品中不含这些成分，也就不会产生相应的质量变化。

中药是各种化学物质所组成的综合体，成分极为复杂，通常可分为非水溶性物质和水溶性物质两大类。属于非水溶性物质的有纤维素、半纤维素、原果胶、脂肪、挥发油、树脂、蛋白质、淀粉、部分生物碱、不溶性矿物质等。属于水溶性物质的有糖、果胶、有机物、鞣质、水溶性维生素、部分生物碱、色素、甙类及大部分无机盐类等。在中药的加工、干燥、炮制以及储存过程中，其化学成分不断发生变化，由此会引起质的改变，以致影响药效。中药储存与养护的目的，就在于控制中药的主要成分，使其符合于医疗的要求。因此，只有了解中药化学成分的特性及其变化的规律，才能创造良好的储存条件，达到防止中药变质的目的。

（1）生物碱类：生物碱（alkaloid）是在植物体中所发现的一类含氮的有机化合物，它存在于自然界生物体内，具有复杂的环状结构且氮原子结合在环内，有类似碱的性质，能和酸结合成盐，具有明显的生物活性。无臭、味苦，少数是液体状或具有颜色。生物碱广泛分布于植物界中，其中双子叶植物类的豆科、茄科、防己科、罂粟科、毛茛科和小檗科等科属含生物碱较多。生物碱在植物中的含量高低不一，如金鸡纳树皮中含生物碱高达1.5%以上，而长春新碱含量仅为百万分之一，美登毒木中的美登素含量则更微，仅千万分之二。含生物碱的中药若久与空气和日光接触，可能有部分氧化、分解而变质，故宜避光储存。

（2）苷类：苷类（glycosides）又名配糖体，在植物界中分布亦较广。具有容易分解的特性，即含有苷的中药大多含有能将苷水解的酶。当组织受损，酶则迅速作用，促进苷水解。一般在中药采集后，必须用适当的温度迅速予以干燥。多数含苷中药可在55~60℃干燥，在此温度下酶被破坏而失去作用。有一些苷类药材在储存前应先使其发酵，以产生有效成分，如自香荚中制备香荚醛。有的药材在应用时须先加水，放在适当温度下，促使所含的苷与酶进行水解，如从芥子中制取芥子油，从苦杏仁中提取苦杏仁水，此类药材不宜用60℃干燥，以免所含的酶失去作用。总之，含苷中药在储存中必须注意干燥，避免潮气的侵入，如若含水量过多或不断吸收水分，则由于未被破坏的酶的存在，或光线和微生物的影响，很容易使苷分解而失效。

（3）鞣质类：鞣质（tannin）又名单宁，它是一种多元酚；有收敛性，能与蛋白质结合成不溶于水的沉淀物。在植物界中分布极广，大多含于树皮中。此外，在木材、果实中也往往含有；寄生于植物上的昆虫所产生的虫瘿也含有多量的鞣质。它们在植物细胞液中呈溶解状态，而且常沉积于细胞壁；有时呈游离状态，有时与其他化合物（如生物碱）等结合而存在。鞣质一般为无定形淡黄、棕色粉末，容易氧化和聚合，故很难得到纯粹的鞣质。如露置空气及日光中，则渐渐变成棕黑色，特别是在碱性溶液中，更易氧化变色。鞣质能溶于水、醇、丙酮中，而不溶于苯、氯仿及石油醚中。新鲜树皮的表面，常常是淡色的，但经过一些时间，就会变成棕色或红色，这是因为其中的鞣质与空气接触时，特别是在酶的影响下，容易氧化为红棕色或更深色且不溶于冷水的物质，称为“鞣红”。鞣红在热水中可以溶解，中药煎剂和浸剂的棕色即说明它的存在。鞣质另一种变色是氧化变色，氧化后即形成黑色物质。药用植物受伤、破碎或被切开后，稍稍放置即变色，就是因为鞣质的氧化（在氧化酶或过氧化酶的作用下植物组织与空气接触时间愈久，变色愈深）。故防止鞣质氧化变色，一方面要减少与氧接触，另一方面是破坏或抑制氧化酶的活性。在药材加工过程中，对于含有鞣质的植物，如处理不当，常可形成不同颜色。鞣质遇铁盐，变成黑色，与锡长时间加热共煮时，能生成玫瑰色化合物，以致会直接影响加工品的质量。因此，在加工与贮藏时对容器及用具的选择是十分重要的。

（4）油脂类：脂肪（fat）和脂肪油（fatty oil），是各种脂肪酸和甘油的酯类。脂肪在常温下是固体状，其主要成分多为棕榈酸或硬脂酸等的甘油酯。脂肪油在常温下是液体状，其主要成分则为油酸、亚油酸等的甘油酯，但二者之间并无严格的区别。在植物界分布很广，存在于植物所有的部分，包括茎、叶、根、花、果实及种子。然而，一般情况下在营养器官中含有很少的脂肪，而果实及种子中含量多。叶子中的脂肪含量大致在0.4%～5.0%，如薄荷叶含脂肪5%；在茎和根中的含量与叶子中的相似，如远志根、绵马根等；而在果实及种子中，脂肪常常大量积累，特别是在种子中脂肪往往成为主要成分。例如，橄榄含脂肪50%、蓖麻含脂肪60%、花粉及孢子可含30%～50%的脂肪。新鲜的脂肪和脂肪油若储存不当，经常与空气中氧及水分接触，并在日光的影响下，或微生物的作用下，则一部分发生氧化，另一部分则分解为甘油和脂肪酸，导致产生特异的气味，油脂中的游离酸也随之增多而“酸败”。故含有大量油脂的中药，必须储存于干燥的库房，严防水分的侵入，库房的温度要低，避免日光直射，或置于密闭容器中以避免与空气接触。

（5）挥发油类：挥发油（volatile oil）又称精油（essential oil），广泛分布于植物界的各种属中，有些科植物中的挥发油含量极为丰富，例如伞形科、唇形科、松科、芸香科等，可存在于植物体的各器官中。例如，唇形科和桃金娘科的植物（如薄荷）多在叶中含有挥发油；含于木质部的如檀香和樟；含于根中的如缬草、当归；含于皮中的如桂树；含于果皮中的如柑橘类；含于果实中的如茴香；含于花蕾中的如丁香；含于花瓣中的如玫瑰；含于种子中的如豆蔻等。各种药材的挥发油含量很不相同，有的药材含量较低，有的含量可达20%左右。例如，荜澄茄含挥发油约12%，丁香含挥发油约18%。

挥发油应储存于干燥及棕色的玻璃容器中，最好将瓶装满，置于凉爽避光的处所。在贮藏及使用过程中，如有光线且瓶口又时常开启，则有些挥发油接触空气易被氧化变质。于是油的比重增加，颜色变质，香气也改变，甚至会形成树脂样物质。后者最初在瓶口处形成，呈黏团状，若落于瓶内，常使所有挥发油变质。因此，每次使用倾倒后，须仔细将瓶口的油擦净。含挥发油的药材最好是保存在密闭容器中；大量储存时必须堆放于凉爽避光的库房中。对湿度必须控制，夏季尤须注意，因为温度过高，则使所含挥发油散失或走油，并且堆垛不宜紧密、重压，以免破坏药材的含油组织。药材要保持一定的干燥和疏松，避免吸潮挤压，这样可以防止由于药材中其他成分的破坏而对挥发油产生不良的影响。故在加工方面常采用较低温度干燥，一般不宜超过35℃，以免挥发油散失。某些含有挥发油的药材，其本身具有杀虫、杀菌的作用，因此在储存过程中，不仅自己在较差的外界条件下可不霉不蛀（如丁香等），而且尚可与其他药材共同存放，还可使其他药材避免虫蛀，如花椒、山鸡椒、大蒜等。

（6）植物色素类：植物各个器官呈现不同天然的色彩，这是由于植物色素（plant pigment）的存在。此类色素多为水溶性，主要溶存于细胞质、细胞液中。植物色素主要分为黄酮类色素、醌类色素、类胡萝卜素类色素等，这些色素常与葡萄糖等结合成甙类化合物。中药的色泽是鉴别品质优劣的重要标志之一，故在储存中要尽量避免曝晒，以保持原有的色泽。有些色素比较稳定，受加工影响较少；而有些则易于发生变化，加工处理时应特别注意。例如，花色素的色彩因反应的不同而呈现各种颜色，酸性溶液中为红色，碱性溶液中为蓝色，中性溶液中为紫色；遇金属盐类如铁、锡、铜等化合物则变蓝以至出现黑色，使色素沉淀；加热也促使色素分解、褪色；在日光或氧影响下，亦能使色泽发生变化。故含有色素的药材在干燥以及加工炮制时，必须注意其性质，调整适宜的酸碱度和温度，尽量避免采用铁质工具和容器。在干燥时避免在强烈的日光下曝晒；在贮藏期间应防止氧化及日光的照射，以保持其固有的色泽。

中药商品在变异过程中，内在因素主导作用的本质，是中药成分的分解、破坏或含量的减少。它反映在保管工作中，出现商品质量降低，造成保管损失。在中药储存与养护过程应充分认识内在因素作用的本质，更重要的在于解决、减少外在因素的影响，使内在因素的主导作用不能充分发挥出来，通过控制、改善贮藏条件，达到安全养护的目的。

二、外在因素

中药商品质量的变化，虽然内在因素起着主导作用，是变化的依据，但质量变化只有在一定的外界条件下才能反映出来，这些能引起质量变化的外界条件，称为外在因素。

（一）自然因素

1. 空气　药材在储存过程中，总是与空气接触的。空气则是氮（78%）、氧（21%）、氩（0.93%）和其他气体（氖、臭氧等）的混合物。空气中尚混有少量的水蒸气、二氧化碳、灰尘等。二氧化碳的含量约为0.03%，但在大多数城市中则可达0.07%。

空气中的氧和臭氧对药材的变异起着积极作用。臭氧在空气中含量虽然微少，但却对药材的质量变化产生极大的影响。因为臭氧作为一个强氧化剂，可以加速药材中有机物质，特别是脂肪油的变质。

由于氧的作用而引起的化学变化是很复杂的，有时在外观上亦无明显的改变。例如维生素类的氧化；挥发油受到氧的作用易引起树脂化；脂肪油特别是干性油中的不饱和脂肪酸容易氧化而结块。对于这类反应，光和热起着极大的促进作用。又如，含有不饱和成分的油脂，一般情况下，在接触空气的环境中，能缓慢发生氧化酸败，但若受热或日光影响则加速变异。

氧在药材颜色的改变中，起着很大的作用。若药材成分的结构中含有酚羟基，在酶的参与下，经过氧化、聚合等作用，形成大分子化合物，于是药材的颜色加深。例如，含羟基蒽醌类、鞣质等的药材则易变色。

2. 日光 日光对某些中药商品的成分具有破坏作用。如中药中的色素、甙、生物碱等成分与日光长久接触，就会逐渐分解破坏。

日光中紫外线能量很大，可以加速某些化学反应的进行。在很多情况下常常伴随着氧和水等因素作用于物质，产生某些化学变化。如紫外线可使蛋白质变性，色素分解，加速鞣红沉淀产生等。

日光中的红外线，能产生大量的热能。在日光照射下，某些含糖、树脂、树胶为主的怕热商品会产生熔化、粘连现象。露天存放的商品垛，常因表面覆盖物的隔热性能不好，使商品垛温度升高，加速商品的质量变化。

在保管工作中，也常利用日光中紫外线的破坏作用和红外线产生的热能，对潮湿、虫霉中药商品进行晾晒。

3. 温度 在药材保管过程中，外界气温的改变，对药材的变异速度也有很大的影响。总的来说，药材的成分在常温（15～20℃）条件下是比较稳定的，但随着温度的增高，物理、化学和生物的变化均可加速。例如，温度升高将加速物质分子的运动，促进药材的水分蒸发，以致降低含水量和重量；同时加速氧化、水解等化学反应，加速商品变异。

大部分微生物是属于嗜温性的，温度的升高（30℃）有利于它们的繁殖和活动，使药材发生霉烂和腐败，以至失去药用价值。

由于气温的升高或加热，会使含有芳香性物质的薄荷、桂皮等药材中的挥发油加速挥发。最常见的则是"走油"现象。例如，含有脂肪油和挥发油丰富的药材如杏仁、桃仁、当归、橘皮以及含有黏性糖质的麦冬、太子参等，由于温度增高而软化，或达到熔化点，以致所含的油脂向外溢出，在药材表面呈现油样物质。

在低温的环境中一般药材都不易发生变质。相反，还可以阻止霉菌的生长和害虫的繁殖，所以绝大多数的干燥药材，适于低温环境下储存。但是温度过低，对某些新鲜的药材如鲜石斛、鲜地黄、鲜首乌等，或含水量较高的药材，也有一定的危害。因为0℃以下的低温，可使药材中的水分结冰。虽然新鲜药材的冰点由于所含可溶性物质量的不同而有高低（可溶性物质愈多，冰点愈低），一般新鲜药材的结冰温度大约在-2～-3℃。当温度过低时，在中药组织内的细胞间隙中形成或大或小的冰晶，冷却愈缓慢，冰的结晶愈大；冰晶的增大，常使细胞壁及内容受到机械损伤，特别是当冰结的植物被触动时，更易使冰晶刺伤细胞，引起局部细胞死亡。研究表明，冰结的危害不仅是细胞壁及原生质受到机械损伤，另一方面结冰时原生质脱水，蛋白质以及其他胶体发生不可逆的凝固作用，因此在解冻后，不能恢复原来的新鲜状态，颜色往往变深，品质变劣。

温度骤升、骤降也是一种有害的现象，因为这会引起空气相对湿度的剧烈变动，从而发生忽干忽湿等不良现象。

4. 湿度 湿度是指空气中水蒸气含量多少的程度，也就是指空气潮湿的程度。空气中

的湿度 是随地区、季节、晴雨等的不同而常改变的，湿度对中药贮藏能直接引起潮解、溶化、糖质分解、霉变等各种变化。中药的含水量与空气的湿度有密切关系。一般药物的含水量在10%~15%，如果因贮藏条件不善，逐渐吸收空气中的水蒸气，会使含水量增加。若空气相对湿度在70%，中药的绝对含水量不会有较大的改变。但是，当空气相对湿度超过70%以上时，中药的含水量会随之增加，含糖质多的中药，如糖人参及蜜制品，会因吸潮发软发霉乃至虫蛀。盐制药物（盐附子等）及钠盐类的矿物药（如芒硝等）会潮解风化。

当空气相对湿度在60%以下时，空气中的水蒸气含量即显著降低，中药的含水量又会减少，含结晶水较多的矿物药，如胆矾（硫酸铜 $CuSO_4 \cdot 5H_2O$）、芒硝（硫酸钠 $Na_2SO_4 \cdot 10H_2O$）则易风化（失去结晶水）。叶类、花类、胶类中药因失水而干裂发脆，蜜丸剂类失润发硬，中药的含水量减少，是其表面上的蒸气压高于空气中的蒸气压而导致水分蒸发所造成的。温度升高，蒸发强度即大，相反，蒸发即小。当然，水分蒸发与中药包装、堆放、仓库条件也有重要关系，所以，冬天药材进库时，若库内温度较高，或春天热空气进入仓库，都会造成中药表面冷凝水的产生，亦会影响中药质量。

（二）生物因素

1. 微生物　微生物是中药商品质量变化过程的主要外在因素之一。霉菌，是造成商品发霉变质的主要微生物。空气中飘散着大量的霉菌孢子，常常散落在中药商品上，在适宜条件下就会萌发。霉菌在生长过程中，分泌酵素（酶），分解商品中的淀粉、脂肪、蛋白质等成分，使商品霉烂变质。

2. 仓虫　药材仓虫的危害，不仅蛀食商品，其排泄物、虫尸、虫皮和变态过程，都对中药商品构成不同程度的污染和危害。

3. 老鼠　老鼠属啮齿目动物。老鼠窃食，污染商品，破坏包装，还可传播疾病，是商品贮藏的大敌。

（三）人为因素

人为因素指人的管理工作对中药商品贮藏质量的影响。人可以通过理论学习与实践，认识中药商品的自然属性，掌握养护技术，改变贮藏条件，实行科学管理。若保管不善，会对中药商品质量造成影响。主要表现在：

1. 责任心不强　中药商品变异的过程，是由浅入深的发展过程。根据中药商品产生的异常情况，如发热、产生异臭、环境温湿度突然异常、曾被雨水浸淋等，都可以预见某些质量变化。保管人员疏忽大意或责任心不强，使本来可以控制的质量变化却任其继续发展。

2. 对中药商品贮藏性能不熟悉　如不懂得哪些中药商品要防潮、防热、防冻、防虫、防霉等。

3. 违章操作　如以重压轻，不先进先出等。

4. 养护方法不当　如摆布不合理，堆码苫垫的效果不好，包装不符合要求，熏蒸剂破坏了中药性能或用量不适度等。

了解了中药自身的化学组成和性质，并掌握各种外界因素对药材品质影响的规律，只要科学养护，就能在储存过程中保持中药品质。

扫码“练一练”

扫码“学一学”

第八章

中药储存常规检查

学习目标

知识目标

掌握中药储存常规检查的时间、方法和内容。

技能目标

能正确填写中药储存常规检查记录并建档。

中药储存品种丰富，涉及各类中药，如植物类、动物类、矿物类，还有规格多样、加工不同的各类饮片，以及不同剂型、品种、规格的中成药；此外，还有需要特殊保管的品种，如鲜活类、盐腌类、曲菌类、细贵类、易燃类、毒麻类中药等。为此，储存时需要进行常规检查，并针对各类中药特性采取切实可行的养护措施，以确保中药储存的质量。适时检出储品变异，加强管理，乃是中药储存之根本，是搞好保管养护的基础。

第一节 中药常规检查要求及检查方法

一、中药储存常规检查的一般要求

（一）入库前检查

入库前要检查中药数量、含水量、变质情况等。若发现含水量超过安全范围或发霉、生虫等，需经适当处理后方可入库。这是保证仓储中药不变质的前提条件，这也是中药保管养护的第一关。主要掌握入库储品以下状况并做出相应处理：

（1）检查储品名实是否相符，了解安全期限，观其包装外标志或标签的记载是否相符或完整，如品名、规格、数量、采集地或加工厂、生产日期、毛重、净量、出入库日期、批号等。

（2）检查储品包装是否完整，外包装有无松散、破漏、油渍、潮湿、虫蛀；内层防潮衬纸及内包装有无破碎、渗漏等。

（3）储品含水量是否在安全限度以内。

（4）储品有无霉斑、虫蛀、鼠咬、破碎、潮湿及散发霉气或异臭等变异。

（二）入库后检查

（1）堆垛形成是否与储品性质和包装相适应，堆垛要稳固牢靠，防止储品受压损坏。

（2）中药在储存中有无变异现象，如发热、生霉、虫蛀与受潮等。

（3）季节气候及库内温湿度变化对中药含水量的影响；库房密闭干燥度是否适合于库内储品。

（三）库存检查

库存药品质量检查是整个仓库安全检查的一部分，也是中药仓库商品保管中的一项重要工作。通过检查可以及时了解各类中药的质量变化情况，有利于采取防护措施，确保质量完好。储品入库后常规检验，可通过感官检查与理化分析掌握储藏情况。对每批商品的检查情况，必须做好记录。检查人员要随时与验收员取得联系，了解商品入库时的检验情况，提供线索，有利于库存商品检查工作的开展。

二、检查的时间和方法

检查日期与方法，应视库存商品性质、特点、季节气候、储存条件诸因素而定。检查时间基本上按中药性质而定。重点商品每星期检查一次，一般商品每半个月检查一次；每月全面性检查一次。大致分以下三种。

（1）循环养护检查：循环养护检查按季进行。可按“三三四制”循环养护检查法，即每个季度 3 个月，第一个月检查 30%，第二个月检查 30%，第三个月检查 40%；或每季度每个月检查三分之一，使库存药品每个季度能全面检查一次。

（2）突击性检查：也称随机检查。一种是配合上级领导部门所组织的临时性检查；另一种是逢台风、暴雨、洪汛期等突发气候变化前后，及时检查库房有无渗漏等不安全因素，包括露天货垛是否苫盖严密，商品有无损耗，为避免漏查，应严格规定检查顺序，如按每个货架、货垛顺时针检查等，并及时研究防治措施。

（3）定期性检查：一种是由仓库主管人员，定期对仓库药材商品进行全面性检查。一般要求在 1 个月内对所保管的商品检查一次。了解库存商品结构情况，掌握重点养护商品的品种、质量和数量，达到心中有数。另一种是养护专业人员检查，重点检查在库商品的质量。每年 5~9 月，是中药仓库防霉保质的重要时期，因为在这时期温度高，湿度大，害虫繁殖传播快，库存商品极易发生各类变异。所以在这期间，要组织有经验的养护人员，定期轮番对库存商品进行检查，以便及时发现变化情况，采取防治措施。

三、检查的内容和要求

（1）仓库温湿度检查、卫生检查，以及对库房的门、窗、通风设备、电器设备等，要经常检查，特别是雨季，一旦发现问题，及时解决。这是仓库日常工作。

（2）检查虫害和霉变等各种质量变化是否发生及其发生程度，并制定和采取相应的防护措施。

（3）检查各种中药商品储存环境、存放方法和储存条件是否合格等。

四、在库检查的重点及方法

1. 易虫蛀药材的检查 应检查货垛周围有无虫丝、蛀粉等迹象，然后抽取货垛中心或底部的药材进行拆包、开箱检查。在取样检查时先从外表观察，一般虫蛀现象从外观上都能看出，也可采取剖开、折断、打碎、摇动等方法，针对不同商品的主食害虫、最易受害的部位进行深入检查。

2. 易发霉、泛油药材的检查 要重点检查色泽变化现象和商品是否受潮，可以从药材的质地硬韧程度变化进行分析，特别要检查货垛四周或货包破损商品外露部位。在库检查要保持经常性。检查时，对货垛上、中、下三个部位抽样，背光面和潮湿处更要拆包开箱检查。检查内容包括商品干湿度、气味及垛温情况、外观、内在变化及有否霉菌附着现象等。根据在库检查情况，部署养护期内的防霉措施，其中包括商品倒垛、通风散潮、挑拣晾晒、密封保管等。

3. 易变色、气味散失药材的检查 这两类药材储存期不宜过长，防止受潮，防止堆垛积热不散。药材是否变色、气味散失，在检查中凭直观就可以分辨清楚。检查的重点应是储存的温度、湿度和药材的干湿度，必要时测定水分，考察吸湿程度。同时也要注意堆存位置是否合适，易变色、散失气味药材一般不易受阳光照射，也不宜堆放在容易受潮的地方。

4. 易风化潮解药材的检查 温湿度是造成风化、潮解的间接原因，药材裸露在空气中就更易风化潮解。因此，应重点检查温湿度和包装情况。一般情况下，芒硝、硼砂、胆矾、皂矾、白矾都有塑料薄膜内包装和纸箱或麻袋外包装。只要在装卸时不钩破内包装，内盛物处于密封状态，这些药材性质就比较稳定。检查用麻袋盛装的海藻、昆布、青盐、盐全蝎、盐附子时，用手触摸麻袋有潮湿感，包装上有水的印痕，或者地面上有融化的液体或成片浸湿的痕迹，说明空气湿度大，应采取措施控制药材继续潮湿。

5. 易挥发、升华、溶化药材的检查 检查包装是否完整和有无渗漏、有无气味散出。取样检查时对粘连变形现象要进行分析，并检查储存处所的温度、光照是否会影响商品，不适宜的应予转换。

6. 毒剧、贵重药材的检查 检查包装有无损坏，封纸是否完整。有的含毒药材也容易发霉或生虫，应细致观察。这类药材应件件标重，有时还要复核拆零的余额重量是否与记账数量相符。细贵中药材或饮片应专库或专柜、双人、双锁、双账保管。对近有效期，有变质迹象的贵细中药材，要加强巡查。

7. 鲜活药材的检查 这类药材检查应结合季节特点，严冬要防冻，暑天要防干，最忌黄梅季节雨水的浸沾，因为这个季节很容易造成腐烂。检查时应注意有无破头、裂皮、黑斑等现象，若茎叶的下脚部颜色泛黄，是即将枯萎的现象，应先剪除。落叶大多是因为受热，所以储存地点应通风凉爽，光照不宜过强。

8. 中成药的检查 检查内容包括：库房内的温湿度，药品储存条件及药品是否按库、区、排号分类存放，货垛堆码、垛底衬垫、通道、墙距、货距等是否符合规定要求，药品有无倒置、侧放现象，外观性状是否正常，包装有无损坏等。在检查中，对质量不够稳定、出厂较久、小药厂生产的药品，以及包装容易损坏和规定有效期的药品要加强查看和检验。

第二节　检查记录及建档

一、检查记录

在检查时要做好详细记录，要求查一个品种记录一个，依次详细记录检查日期、药品存放货位、品名、规格、厂牌、批号、单位、数量、质量情况和处理意见，做到边检查，边整改，发现问题，及时处理。检查完毕，还要对检查情况进行综合整理，写出质量小结，作为分析质量变化的依据和研究药品质量变化规律的资料。同时，还要结合检查工作，不断总结经验，提高在库药品的保管养护水平。

中药在库检查，要坚持经常检查与定期检查、员工检查与专职检查、重点检查与全面检查相结合的原则。检查时要对每个品种规格做好库存药品养护检查记录（表 8-1~表 8-3），做到边检查、边整改，发现问题应及时处理。检查完后，要对检查情况进行综合整理，写出质量小结，作为分析质量变化的依据和资料。同时，结合检查工作，不断总结经验，提高在库药品的保管养护工作水平。

表 8-1　库存药品养护检查记录表

编号：

序号	检查日期	存放地点	货位	商品名称	通用名称	规格	生产企业	批号	有效期至	单位	数量	质量情况	养护措施	处理结果	备注

表 8-2　中药材/饮片在库养护记录表

编号：　　　　　　库房名称：

序号	品名	生产企业（产地）	生产日期	批号	数量	供货单位	进货日期	养护日期	养护方法	养护结论	处理措施	备注

表 8-3　中药材/饮片在库养护记录表

序号	检查日期	药品名称	规格	单位	数量	养护监测重点					养护方法				质量状况
						虫蛀	发霉	变色	泛油	潮解	密封	晾晒	烘干	阴干	

二、建立养护档案

为给药品养护工作提供系统、全面的管理依据，不断提高药品养护的技术水平，企业应针对重点养护品种建立药品养护档案，收集、分析、传递养护过程中的信息资料，从而保证药品养护质量信息系统有效运行。

养护档案，是指企业记录药品养护信息的档案资料，其内容包括温湿度监测和调控记录、检查中有问题药品的记录以及对养护工作情况的定期汇总和分析等。企业应结合仓储管理的实际，本着“以保证药品质量为前提，以服务业务经营需要为目标”的原则，对所有品种建立中药商品养护档案（表8-4和表8-5）。药品养护档案是在一定的经营周期内，对药品储存质量的稳定性进行连续观察与监控，总结养护经验，改进养护办法，积累技术资料的管理手段。药品养护档案内容应包括药品的基本质量信息，观察周期内对药品储存质量的追踪记录，有关问题的处理情况等。相关记录包括药品养护档案表、养护记录、台账、检验报告书、查询函件、质量报表等。药品养护档案的品种应根据业务经营活动的变化及时调整，一般应按年度调整确定。

表 8-4　中药养护档案表

编号：　　　　　　建档日期：

<table>
<tr><td>通用名称</td><td></td><td>商品名称</td><td></td><td>外文名称</td><td></td><td>有效期</td><td></td></tr>
<tr><td>规格</td><td></td><td>批准文号</td><td></td><td>剂型</td><td></td><td>GMP 认证</td><td></td></tr>
<tr><td>生产企业</td><td colspan="2"></td><td>地址</td><td colspan="2"></td><td>邮编</td><td></td></tr>
<tr><td>用途</td><td colspan="7"></td></tr>
<tr><td>建档目的</td><td colspan="3"></td><td>检查项目</td><td colspan="3"></td></tr>
<tr><td rowspan="2">性状</td><td colspan="3" rowspan="2"></td><td rowspan="4">包装
情况</td><td colspan="3">内：</td></tr>
<tr><td colspan="3">中：</td></tr>
<tr><td rowspan="2">储存条件</td><td colspan="3" rowspan="2"></td><td colspan="3" rowspan="2">外：　　体积：</td></tr>
<tr></tr>
</table>

<table>
<tr><td rowspan="10">养护质量问题摘要</td><td>时间</td><td>生产批号</td><td>质量问题</td><td>时间</td><td>生产批号</td><td>质量问题</td></tr>
<tr><td></td><td></td><td></td><td></td><td></td><td></td></tr>
<tr><td></td><td></td><td></td><td></td><td></td><td></td></tr>
<tr><td></td><td></td><td></td><td></td><td></td><td></td></tr>
<tr><td></td><td></td><td></td><td></td><td></td><td></td></tr>
<tr><td></td><td></td><td></td><td></td><td></td><td></td></tr>
<tr><td></td><td></td><td></td><td></td><td></td><td></td></tr>
<tr><td></td><td></td><td></td><td></td><td></td><td></td></tr>
<tr><td></td><td></td><td></td><td></td><td></td><td></td></tr>
<tr><td></td><td></td><td></td><td></td><td></td><td></td></tr>
</table>

表 8-5　中药材养护档案表

品名		规格		质量标准	
性状		包装情况		等级	
储存要求		批号			
质量情况摘要	入库日期	检查日期	供货单位/产地	质量状况	养护方法

按照 GSP 规定，药品养护人员应定期汇总、分析和上报养护记录、近效期或长时间储存的药品的质量信息，以便质量管理部门和业务部门及时、全面地掌握储存药品质量信息，合理调整库存药品的数量，保证经营药品符合质量要求。其报告内容应汇总该经营周期内经营品种的结构、数量、批次等项目，统计并分析储存养护过程中发现的质量问题的相关指标，如质量问题产生的原因、比率，进而提出养护工作改进的措施及目标。

扫码“练一练”

扫码“学一学”

第九章

中药在库养护基本方法

学习目标

知识目标

1. 掌握中药常用的传统养护方法和现代养护方法。
2. 熟悉气调养护的原理和要点。

技能目标

能选用恰当的传统养护方法和现代养护方法养护中药。

中药养护是中药储存保管中的一项常规工作。医药仓储工作者，在继承中医药学遗产和前人储存养护经验的基础上，结合现代多学科知识和技术，不断发展、提高中药的科学养护技术。目前，中药常用的养护方法主要有传统养护方法和现代养护方法。

扫码“看一看”

第一节 中药传统养护方法

一、干燥养护法

干燥可以除去药材中过多的水分，同时可杀死霉菌、害虫及虫卵，起到防治虫、霉，久储不变质的效果。常用的干燥方法有晒、晾、烘等。

1. 曝晒法 曝晒法亦称为阳干法，是利用日光之光热作用散发水分而使药材干燥，同时利用紫外线杀灭霉菌和虫卵，起到防霉、治虫双重作用。

直射日光温度有时可达 50℃，适用于曝晒后对质量无影响的药材。曝晒时应按药材的不同潮湿程度，进行整件或拆件曝晒，但要随时注意药材本身的水分是否已降至所需要求，否则过干会引起药材的碎裂，增加损耗。曝晒后根据药材的不同性质，分别采取趁热装箱（如枸杞、麦冬等），或散热后打包装箱（如白术、党参、羌活、丹皮、怀牛膝等）。

2. 摊晾法 摊晾法亦称阴干法，即将药材置于室内或阴凉处，借助温热空气的流动，带走水分而干燥。适用于芳香性叶类、花类、果皮类等药材，如艾叶、紫苏叶、红花、玫瑰花、陈皮、桃仁、苦杏仁等。因为这些药材若用曝晒法会使挥发油散失，或引起脆裂、走油、变色等。

3. 加热烘干法 通过采用火炕、烘箱、烘房等方法加热驱除水分的方法称加热烘干法。

对含水量过高而又不能曝晒的药材，或因为阴雨连绵，无法利用日光曝晒时，可以采用此法。这种加热干燥的方法适合大多数药材，它具有效率高、省劳力、省费用，并且不受天气限制等优点，目前各药材仓库大多有此项设备。

加热烘干能驱除水分，并有灭虫驱霉之效，须掌握烘温、时间及操作法，一定要根据药材的性质及加工炮制的要求分别对待，以免影响质量。例如，昆虫类药材可用武火，而花类、果皮类宜用文火。

4. 石灰干燥法　应用生石灰吸收药材水分的方法称石灰干燥法。生石灰又名氧化钙，其吸潮率为20%～30%。凡药材容易变色、价值贵重、质量娇嫩、容易走油、溢糖，回潮后不宜曝晒或烘干的品种，如人参、枸杞、鹿茸等，可采用石灰箱、石灰缸或石灰吸潮袋的干燥法。

方法：将石灰块放入缸或木箱底部，上放一块带孔的托板，衬以白纸，将药物平铺于上，密封，置干燥处。注意检查，每隔几天将药材上、下翻动一次，以求吸湿均匀，免得过度或不足。

5. 木炭干燥法　利用木炭吸潮的方法称木炭干燥法。将木炭烘干，用纸包好，夹置于药材内，或放于药材的上面或下面层，吸去水分而防霉虫。使用木炭吸潮有以下优点：

（1）木炭是惰性物质，不会与任何药材发生作用，又无臭气，不致串味。

（2）木炭吸湿能力不太强烈，吸湿速度缓慢，不会使药材干脆，特别对一些贵重细料药材（如参类），不致失去过多水分而改变原有的颜色或是增加额外的损耗。

（3）木炭用牛皮纸捆扎后质地坚固，可以按需夹置于药材内，或放于药材的上面或下面层，使用方便，不仅可从外部吸潮，而且可防止药材包装的内潮发热现象。

（4）木炭价格较低，各地均可购到。吸湿饱和后，加以烘干或曝晒，可继续使用，简便而经济。一般可一个月烘干一次，梅雨季酌情增加烘晒次数。

6. 翻垛通风法　翻垛通风法是指将垛底药材翻至垛面，或堆成通风垛（如井字垛、漩涡垛）使热气、水分散发的方法。一般在梅雨季节或药材含水量较高时使用。目前可利用电风扇、鼓风机、垛底驱潮机等机械装置加速通风。

7. 密封吸湿法　利用严密的库房及缸、瓶、塑料袋或其他包装器材，将中药密封，使中药与外界空气隔绝，尽量减少湿气侵入药材的机会，保持中药原有的水分，以防霉变与虫蛀。加入生石灰、氯化钙等吸湿剂以吸潮，两者结合应用，更能增强干燥防虫霉的效果。贵重中药最好采用无菌真空密封。

二、冷藏养护法

冷藏养护是利用机械制冷设备产生冷气，使药物储存在低温状态下，以抑制害虫、霉菌的发生，达到安全养护的目的。

夏季梅雨来临时，可将药材储存于冷藏库（温度2～10℃）中，不仅能防霉、防虫，而且不影响药材品质，使药材安全度夏。一般用于贵重药材，特别是受热易变质又无其他办法保管的中药。低温养护是一种很好的养护方法，目前已被广泛使用。低温养护的中药，在夏季温度较高时，如直接从低温库内移至库外，表面容易凝结水珠，应引起注意。

三、埋藏养护法

1. 石灰埋藏法　将药物用双层纸包好并注明名称，埋于石灰缸或箱中。此法用于肉性或昆虫类药材，如水蛭、刺猬皮、蜈蚣、熊掌等。

2. 沙子埋藏法 用缸或木箱等容器，在容器底部先用充分干燥后的沙子铺平，再将药材分层存放，每层均撒盖沙子。此法适于少数完整药材，如党参、牛膝、山药、白芷等。

3. 糠壳埋藏法 将药物用油纸包好，埋于谷糠缸或箱中，使外界湿气不致侵入，保持药材干燥。如阿胶、鹿角胶、龟板胶等胶类药材。

4. 地下室储存法 地下室有冬暖夏凉又不直接受到日光照射的特点，而且气温恒定。在干旱、气候较干燥的地区，对于那些怕光、怕热、怕风、怕潮、怕冻的药物有一定的养护作用。适于地下室储存的药材如下。

（1）含挥发油的药材：如薄荷、细辛、荆芥、当归、川芎、木香等，在地下室储存，可避免阳光照射产生的变色"走油"现象。

（2）含芳香、油脂性大的药材：如玫瑰花、月季花、柏子仁、酸枣仁、杏仁、火麻仁、鸡内金、土鳖虫等，在强光下照射或气温太高，容易氧化分解变色，油脂外溢，而地下室温度较低可避免以上弊病。

（3）盐炙药材：如车前子、知母、巴戟天、益智仁等容易吸收空气中的水分而变潮，或因温度太高使盐分析出，在地下室储存不会出现以上情况。

（4）易被虫、霉损害的药材：如枸杞子、大枣、龙眼肉、薏苡仁、瓜蒌、杏仁、桃仁、郁李仁等，在地下室存放一般不生虫。

（5）蜜炙药材：如甘草、黄芪、款冬花、紫菀、百部、枇杷叶等，经炮制后，糖分较大，特别易受温度和湿度的影响，每当夏季从地下室提至地面库时，常常发现转软或黏结现象，在地下室存放一般不易发生此种情况。

四、醇闷养护法

利用乙醇或白酒与药材同储，以防虫防霉的一种方法。将乙醇或白酒装于广口瓶内，用双层纱布封口，置于密闭容器内，周围放药材，密封储存。该方法适宜面广，简单易行，时效较长，药材中不会留有气味，不改变药材性味，无论数量多少，均可使用。

五、化学药剂防治法

化学药剂防治法是利用化学药剂直接或间接作用于药材害虫，从而破坏害虫正常的生理功能或造成不利于害虫生长繁殖的条件，使害虫停止生长或中毒死亡的一种防治方法。因效果好，速度快，省时省力，曾应用广泛。然而随着科学研究的不断发展，人们发现它存在很多弊端，如残毒、公害、耐药性、影响保管人员身体健康等，这些也成为我们要深入探讨解决的重要问题。目前常用的熏蒸剂有磷化铝、氯化苦、溴甲烷、环氧乙烷等。

1. 磷化铝熏蒸法

（1）基本特性：磷化铝分为粉剂和片剂两种，中药仓库常用的是片剂。

片剂磷化铝呈灰绿色的片状，铝桶装，每桶重1000g，约330片，每片重3g。主要成分是66%的磷化铝，28%的氨基甲酸铵和6%的石蜡、硬脂酸镁等。磷化铝接触空气后，吸收水分而潮解，由磷化铝分解释放出磷化氢（PH_3），由氨基甲酸铵释放出具有灭燃作用的二氧化碳和氨气。磷化铝分解后的残渣为氢氧化铝的白色粉末。

每片磷化铝约释放出1g的磷化氢。磷化氢是无色的剧毒气体，带有大蒜味，具有警戒性。磷化氢比空气重，渗透力强，对各种药材仓虫和螨类有很强的毒杀效力，兼有抑制霉菌生长的作用。磷化铝遇水剧烈分解，会发生爆炸或燃烧。磷化铝片剂露置空气中慢慢吸收空气中的湿气而分解产生磷化氢，其化学反应式为：$AlP+3H_2O \rightarrow Al(OH)_3+PH_3\uparrow$。

（2）用量及操作方法：熏蒸时要求严格密封。熏蒸实仓时每立方米用药3~6片，空仓每立方米用药1~3片，动物类药材需增加30%。20℃以上密闭3天，熏蒸后散毒5天即可。施药方法可采用整库熏蒸、帐篷熏蒸、熏蒸箱熏蒸。施药完毕数小时后，可用硝酸银试纸测试有无漏气，如有漏气，试纸即变黑，应立即补封。

操作方法如下：

1）根据帐幕或仓库空间体积计算出用药量，并设计出施药点。

2）开桶取药时，应带好防毒面具和防护手套。迅速分拨药剂，装在塑料袋内，扎口。取药后迅速到达施药现场，勿在中途停留。

3）将塑料袋内的磷化铝分装在搪瓷盘内，摊平，勿使堆积或互相叠压，迅速放入各施药点，然后将施药点处的帐幕封严。帐幕自由垂地时不应盖住施药器皿。

4）汛期内施药，为防雨水进库漫过施药器皿，应将施药器皿用砖垫高。

5）密封时间，气温在12~15℃时，应密闭5天；16~20℃时，应密闭4天；20℃以上时应密闭3天。只要温度高于20℃，密闭时间不应少于72小时。

6）测漏，检查磷化氢有无泄漏，可用10%硝酸银试纸测试，泄漏处试纸呈黑色。应将泄漏处压严或封严。

7）通风散毒，应选择有风的晴天，将库内门窗敞开。通风时，应带好防毒面具，迅速将残渣收集在一容器内，深埋于地下。残渣应为粉状，如有颗粒或残片存在，切勿深埋，应将其移入其他熏蒸垛内继续分解。拆下的帐幕应于空气流通处吹晾。库内通风3天后，检不出磷化氢残毒时，可进行正常作业。磷化氢为无色剧毒气体，具有大蒜臭或乙炔臭，相对密度1.14，燃烧点为150℃，在常温下比较稳定，但当空气中浓度为$26g/m^3$，就会自燃或爆炸。其分子量小、沸点低，具有较强的渗透性和扩散性，杀虫效力高，能杀灭仓虫卵、蛹、幼虫及成虫，对霉菌也有一定的抑制作用。此法操作简便，排毒散失快。一般易受虫害侵蚀的各类药材都适宜使用，不变色变味，也不会影响种子发芽。

（3）注意事项：①使用磷化铝时为防止爆鸣燃烧，施药时片剂不宜重叠，严防遇水。万一发生燃烧，应用干砂扑灭，严禁水浇。②磷化铝残渣收集妥当后，宜移至库外掘坑深埋。磷化氢对人、畜的毒性，主要作用于中枢神经系统，其次为呼吸系统、心血管系统和肝脏。空气中含有磷化氢$0.002 \sim 0.004mg/m^3$时，可嗅到臭气，达到$0.14mg/m^3$时，则迅速使人呼吸困难，失去知觉，痉挛，脉搏加快，内部器官脂肪变性，导致死亡。③施药时戴防毒面具。

2. 氯化苦熏蒸法

（1）基本特性：氯化苦学名为三氯硝基甲烷（CCl_3NO_2），纯品为无色油状液体，是一种催泪警戒性的毒气。氯化苦杀虫力强，对杀灭各类仓虫的成虫、幼虫效果佳，但虫卵对此则有较大抵抗力。

（2）用量及操作方法：熏蒸药量计算标准为每立方米的药材堆垛用氯化苦30g；堆垛以外的空间部分，每立方米容积用氯化苦10g。

必须在库房内高处施用，堆垛高度以2m左右为宜。具体可采用喷洒法、喷雾法、帐幕熏蒸法等。熏蒸适宜温度为20~35℃，密闭时间一般不少于72小时。熏蒸后应通风散毒，选择晴朗天气将窗打开排风，一般通风3~4天，通常以眼睛无刺激，即可入库。

（3）注意事项：①氯化苦熏蒸的缺点是药材对氯化苦具有较强的吸附力，特别是潮湿的药材，这样既降低了渗入药材内部的速度，又使熏蒸后需长时间才能使毒气散失。②对于一些富含脂肪的药材则不宜使用，以免影响质量。氯化苦对金属有腐蚀作用，故在熏蒸时应注意金属设备及器材的养护。③施药时戴防毒面具。

3. 溴甲烷（CH_3Br）熏蒸法

（1）基本特性：溴甲烷又名甲基溴、溴化甲烷，为钢瓶装的无色或淡黄色液体。沸点4.5℃，易气化，气温低时使用极方便。其蒸气少量存在时无臭，较浓时有不显著的氯仿及乙醚气味，为无警戒性毒气。溴甲烷穿透力高，吸附性小，对多种仓虫和鼠类有毒杀作用，同时具有杀菌能力。经溴甲烷熏蒸后的仓虫，有时不立即死亡，往往在熏蒸后3~5天内相继死亡，无再生现象。库内、库外均可使用。

（2）用量及操作方法：温度在10~25℃或以上，用药量为20~30g/m^3，密闭时间不应少于24~48小时。

操作方法如下：

1）施药前应计算好用药量。应将溴甲烷钢瓶置磅上称重，记录钢瓶重量。

2）用橡皮管一根，一端的金属接头与钢瓶阀体喷嘴内径连接拧紧，另一端从密封垛体（库）的高处伸入，打开钢瓶阀门，缓缓施放溴甲烷气体，钢瓶在磅体上不断减重，当达到施药量时，关闭阀门，同时将橡皮管拔出，封严。

3）检查溴甲烷有无泄漏时，可用测溴灯。视测溴灯封闭式灯罩内的火焰呈蓝绿色，说明有毒气泄漏，如颜色为深蓝，说明外泄严重，应迅速将泄漏处封严。

4. 环氧乙烷（CH_2）$_2$O 熏蒸法

（1）基本特性：该品对各种仓虫和霉菌都具有良好的毒杀效力，渗透力强，散毒容易，对药材等物质无不良影响。在有火花情况下，可有爆炸危险。常规熏蒸时与二氧化碳或溴甲烷混合使用。

（2）用量及操作方法：用药量为15~30g/m^3，药量低于爆炸限度，一般情况下较安全。为防止燃烧爆炸和增加熏蒸效力，可与二氧化碳以1∶9（按重量计算）或与溴甲烷以1∶2混合使用。施药前应切断电源，施药人员也不准穿带有铁钉的鞋，并避免金属器具碰撞，防止产生静电火花引起燃烧爆炸。使用方法同溴甲烷。

六、对抗同储养护法

扫码“看一看”

对抗同储养护法是利用不同品种的中药材或饮片所散发的特殊气味、吸湿性能或特有驱虫去霉化学成分的性质，来防止另一种中药材或饮片发生虫霉变质现象的一种储藏方法。对抗同储养护法是中药传统储藏养护方法之一。它简便易行，且无毒、无污染，对中药及人、畜安全无公害，可就地取材，以中药治中药，驱虫效果好，适用于许多易受虫害与数量不多的药材养护。常用的对抗同储养护方法：

1. 泽泻、山药与牡丹皮同储防虫保色　泽泻、山药易生虫，牡丹皮易变色。宜将三者交互分层存放，或将泽泻、山药分别与牡丹皮储存在一起，既可防止泽泻、山药生虫，又可防止牡丹皮变色。

2. 木炭或石灰防冬虫夏草长霉生虫　在装箱时，先于箱底铺放用纱布包好的木炭，然后在其上放冬虫夏草，密封，可防止生霉和虫蛀。如果能在装箱前，先将冬虫夏草按每件0.5kg用纸装箱封包，再将包件层层堆叠装箱，并在每层加石灰粉，直至箱满，最顶一层同样覆撒石灰粉，盖严密封，其防虫防霉效果更好。

3. 蜜拌桂圆肉可保味保色　桂圆肉富含糖类、蛋白质和脂肪，在高温梅雨季节，极易发霉生虫和变色。可将晒至干爽不黏手的桂圆，放进干净的容器中，加适量的蜂蜜拌匀，倒入洁净的陶瓷缸内，密封好后置阴凉干燥处储藏，可保持肉桂色、香、味不变。

4. 大蒜与某些中药材或饮片同存防虫　芡实、薏苡仁中加适量用纸包好的生大蒜瓣（按20∶1比例匀放），在纸包上扎一些小孔，使大蒜气味得以扩散，盖严可起到良好的防虫效果；大蒜与土鳖虫、斑蝥、全蝎、僵蚕等虫类药材同储，使这类药材不易生虫。

5. 姜可防蜂蜜“涌潮”　中药蜂蜜于夏季易发酵上涌，俗称“涌潮”。将生姜洗净，晾干后切片撒于蜂蜜上（每100kg蜂蜜用姜2~3kg），盖严封紧即可防止蜂蜜发酵“涌潮”。

6. 酒、蒜养护土鳖虫　先在储藏土鳖虫的箱底四角和中间分别放上用纸包好的1~2枚大蒜，大蒜要剥去外皮，纸包好后，在纸包上扎刺若干小孔，以利蒜味散发，再装10cm厚的土鳖虫，其上喷洒适量的白酒或酒精，再放一层土鳖虫盖住，然后铺一层草纸，纸上照原法放大蒜、土鳖虫、喷酒及酒精，如此反复一层层地装箱，直至箱满，最后将箱子盖严密封即可。如此包装储藏的土鳖虫不会发霉生虫。

一些细贵中药储存也采用对抗同储养护法，如藏红花可防冬虫夏草生虫，细辛、花椒养护鹿茸，当归防麝香走香气、变颜色等，具体操作方法，详见本书第十六章第三节“细贵中药的储存与养护”。

七、轻微变异中药的救治方法

在中药储存养护过程中，常常会遇到一些中药在短暂不良环境下产生初始的轻微霉变迹象（如药材表面发现长有稀疏的轻度霉点等），但其对整体中药的内在质量并无影响，那么对这类中药若稍作仓储条件的改善，或直接对这些中药采取一些救治处理措施，仍可挽回巨大的经济损失。为此，提出了中药轻微霉变的救治处理方法。

1. 干刷法　即用棕丝刷或猪棕刷直接刷去药材表面的霉菌。去霉前后需经日光曝晒，其目的在于散发水分，保持中药干燥，有利于刷掉菌丝，同时也有助于杀灭霉菌。有些根茎类、皮类等形体较大的中药发霉后，均可采用本法刷去霉。

2. 撞击法　发霉不严重的药材，经日晒或烘烤使之干透后，可放入撞笼或麻袋、布袋内来回摇晃，通过互相撞击摩擦，可以将霉去掉。发霉的药材较潮湿，如果不经过干燥，就不易把霉除掉。特别是有些圆形、类圆形、椭圆形的中药，如泽泻、莪术等，若发霉较轻，可用撞击法撞去霉。做法是将已发霉的中药装入特制的竹笼或麻袋内，盖住或捆扎好两端，反复摇晃，通过药物互相撞击摩擦而去掉霉菌。

3. 淘洗法　凡不宜用撞刷法去霉的中药，可用水淘洗，淘洗时操作应快，切忌水泡，淘洗后及时捞出晒干或烘干。淘洗时可将发霉的药材放入缸内或盆内，加水搓洗或刷洗，去霉后，捞出晒干即可。水洗时，霉轻微的可用冷水，霉较重的可用热水。洗时要快，不能久泡，以免有效成分流失而影响气味或质量，并且不容易晒干。

4. 沸水喷洗法　沸水喷洗去霉，适宜于发霉严重又不宜淘洗的中药。方法是将已发霉的中药摊晾在竹席上或洁净的地面上，用开水喷洒，待霉菌除去后及时晒干或烘干。采用沸水喷洗，由于水温高，不但去霉快，而且也有杀灭霉菌的作用。

5. 醋洗法 某些不能用水淘洗的已发霉中药，如五味子、乌梅、山茱萸，以醋喷洗后闷润1~2小时再晾干。醋含醋酸，有杀灭霉菌的作用，但不能广泛用于去霉，一般只适用于味酸或入肝止痛类药的去霉。每50kg中药，用醋2~3kg喷洗。

6. 酒喷洗法 有些活血祛瘀药，如川芎、三棱、莪术、当归等，若霉变严重时，宜采用白酒喷洗，喷洗后，伏闷30~60分钟，再晾干。白酒喷洗既能去霉防霉，也能“助药势、通血脉”。

7. 油擦法 不能见水见热的药材，如各种附片发霉后，可采用油擦的方法。

8. 吹霉法 吸湿性强的药材如甘草、黄芪等，在一昼夜间垛的外缘就能长出风霉，可用“红外线吹霉器”对表面，吹去风霉，并有烘干杀霉之效。

9. 热蒸法 热蒸适用于已加工制熟药材，以及蒸后不致失气味、变色、泛油的药材。适宜用热蒸法杀虫的有根及根茎类药材，如郁金、天南星、白芷、川乌、草乌、何首乌、锁阳等，以及筋皮类的动物类药材等。芳香类及易挥发药不宜用此法。对蒸制品发霉的药材可蒸制以防霉杀菌，干燥储存，如未蒸透而发霉的肉苁蓉。

第二节　中药现代养护方法

扫码“看一看”

随着现代科技在药材养护领域的不断应用，新的养护方法层出不穷。目前在中药储藏保管中，除了仍使用一些传统的养护方法外，还增加了诸如气调、干燥、密封等现代养护方法。现将现代运用新技术的中药养护方法总结如下：

一、气调养护

（一）气调养护的基本原理

气调，意为“空气组成的调整管理”。国外称为“CA”储藏，我国称为气调养护。其基本原理是将中药材置密封环境内，通过调整空气的组成，对影响药材质量的氧浓度进行有效的控制，人为地造成低氧状态，或人为地造成高浓度的二氧化碳状态，使药材在气调环境中，仓虫窒息或中毒死亡，微生物繁殖及药材自身呼吸氧气受到抑制，延缓了药材的陈化速度，还能隔离湿气，防止吸潮，防霉、防泛油、防变色、防挥发、防潮解风化等，从而确保储藏中药品质的稳定。

（二）影响气调养护效果的因素

1. 气体指标 在温度、作用时间相同情况下，防治效果取决于气体指标的高低。定量充进的二氧化碳能否保持指标浓度，与密封材料是否透气、密封是否严密、降氧技术是否抽气至一定真空度有直接的关系。

2. 密封时间 在气体指标符合要求的情况下，仓虫死亡率高低与密封时间成正比。密封时间短，虽能一定程度上抑制仓虫、微生物生理活动，但环境一旦正常，仓虫即可再生。

3. 温度、湿度 仓虫是变温动物，其孵化、生长、发育、繁殖都与温度有着直接关系。当环境温度不适宜生存时，仓虫会产生兼性休眠，当越过不良环境后能增强适应性，在适宜的温度下，仓虫新陈代谢加速，利于低氧致死。湿度与低氧致死仓虫也有着密切的关系，相对湿度低时杀虫效果好。

（三）气调养护的气体指标

气调养护操作方法分为充氮降氧、充二氧化碳降氧和自然降氧。向密封体积内充进的N_2或CO_2的多少，决定了该法是具有防虫效果还是杀虫效果。

1. 防虫的有效气体指标　充N_2降O_2法要求充N_2时密封体内空气稀释后，O_2含量低于8%；充CO_2降O_2法要求充进的CO_2含量不低于20%。

2. 杀虫的有效气体指标　充N_2降O_2法在温度25～28℃，相对湿度75%～80%条件下，密封体内的O_2含量维持在2%以下或更低，密封15～30天。若密封少于15天，可酌情降O_2至2%以下；若温度低于25℃，应延长密封时间。

充CO_2降O_2法要求充进的CO_2含量在35%以上，密封15～25天。若温度在25℃以下或相对湿度大于80%，则需要增加CO_2含量或延长密封时间。

3. 虫种虫期　在一般情况下，幼虫较成虫耐低氧。同一虫种、虫期致死时间有先后，与成熟与否和健康程度有关；不同虫种相同虫期致死有先后，与忍耐低氧的能力有关。

（四）气调密封技术

密封是气调养护的基础。保证良好的密封，才能保持密封时间内的特定气体成分。气调密封形式分为硬质密封（指气调库）和软质密封。软质密封的材料主要是塑料薄膜制成的罩帐。

1. 塑料薄膜罩帐密封

（1）塑料薄膜应符合下列条件：①透（湿）气性，指气体和水汽对塑料薄膜的透过能力，制成罩帐则体现为气密性和透湿性，氧气平均每天回升0.2%～0.4%为气密性良好；②耐用性，指厚度适中，抗拉、抗压、抗老化性强，耐腐蚀，可经多次使用，降低费用成本；③工艺性，要考虑加工罩帐时是否能热合（焊接）和热合后能否保证整体密封。根据上述选材要求，聚氯乙烯（PVC）0.3mm塑料薄膜，气密性较好，不渗湿，耐腐蚀，抗压和抗拉力强，是目前较好的一种软质气密材料。

（2）罩帐设计和制作：罩帐的大小应根据堆垛大小和形状设计。长、宽、高要比堆垛的长、宽、高大出30～50cm，便于操作时扣罩。制作罩帐操作方法：按设计的尺寸，将塑料薄膜剪成长×高两片，宽×高两片，顶片一片（五面封）或两片（六面封）。在长×高一片上，垂地边幅1m处热合一个抽（充）气嘴，为充气或抽气使用。在其上方50cm处热合一测气嘴，为测定气体浓度使用。在抽（充）气嘴下方50cm处热合一绝缘板，以备安装接线柱，使埋设在密封堆垛内的热敏电阻通过导线与绝缘板上的接线柱连接，并通过测温（湿）仪测定垛内温湿度。将各片热合，即成罩帐，在罩帐四边底角各热合成90°夹角，以与地面或罩底吻合，便于密封。

（3）罩帐密封操作：①五面封，操作前将地面打扫干净，将罩帐从上至下把堆垛扣住，以地面为底面，用黏水胶或黏胶纸带将罩帐四边下端与地面胶黏，再用沙袋压于胶黏处；②六面封，以空货位的地面为一面，上铺苇席、油毡或清洁无虫的麻袋，将罩帐底面铺好，然后堆码包件，堆垛要整齐、牢固，如有筐、箱等包装，要在其表面衬垫隔离物料，防止扎破罩帐。依上法操作，唯罩帐四边下端与底面用热合机压合两道，并将抽（充）气嘴等用夹子夹紧或用胶塞堵住，防止异物进入。

六面封气密性好于五面封，适于养护近期不会调拨的中药商品，但需要倒垛、重新堆码。

2. 密封库 密封库改建的技术要求是：库房结构通常系钢筋混凝土，以承受气体置换中形成库内外的压差；密封材料的选择要兼顾气密性和隔湿性；用沥青和塑料薄膜作为气调库密封材料，采取“沥青-塑料薄膜-沥青”组成密封层（实施须防燃），在库房内壁处理，以起到隔湿、隔气、防腐的作用。

（五）气调降氧技术

降氧是气调养护的中心环节。堆垛后，对密封垛内施行降氧，是气调养护的关键步骤。降氧的方法有以下几种：

1. 充氮降氧 开始操作前应检查罩帐四周及顶面有无因密封操作形成的破漏处。用真空泵或吸尘器连接罩帐抽（充）气嘴，启动电机开始抽气，抽至罩帐紧贴堆垛时，停机，用耳细听罩帐面上有无“滋滋”声响。如有，说明漏气，应进行处理；如无漏气处，罩帐仍紧贴堆垛，开机抽至200mm汞柱为止。

将钢瓶氮气出气口用胶管与抽（充）气嘴连接，打开钢瓶节门充气。一般100m^3密封垛可充钢瓶氮5瓶，充氮2~3天，待垛内气体均衡后，测定氧含量。根据情况进行置换（再次抽充），直到符合气体指标为止。盛装氮气的钢瓶，应避免日光曝晒、剧烈振动和倒置。

2. 充二氧化碳降氧 充二氧化碳降氧亦称抽氧充二氧化碳，二氧化碳来源于钢瓶装（纯度99.7%）。一般100m^3密封垛，充二氧化碳30~40m^3（3瓶）。充气时，钢瓶内蒸汽压逐渐降低约有1/3二氧化碳不能汽化，可关闭阀门保持2天，再使用时即可汽化完全，俗称充余气。盛装二氧化碳的钢瓶，应避免日光曝晒、剧烈碰撞和倒置。操作方法同充氮降氧法。

二氧化碳灌注排氧，是利用二氧化碳比空气重，将二氧化碳由罩帐底部袖口充入，逐渐把空气由底部排至上部，从顶部袖口排出，密封垛内达到气体指标时，关闭上下袖口即成。

在气调垛（库）启封时的一瞬间，局部范围内的氧含量会突然减少或二氧化碳含量突然增加，人员处在其中有可能会发生事故。故操作时库内应空气流通，人员在上风口操作，撤离时逆风而回。

3. 自然降氧 自然降氧的基本原理是在密封条件下，利用药材自身、微生物、仓虫等的呼吸作用，消耗密封环境内的氧气，使含氧量逐渐下降，二氧化碳量相应地上升，形成不利于仓虫、微生物生长繁殖的低氧环境。在密封缺氧状态下，仓虫窒息死亡，微生物及药材呼吸受到抑制，从而达到安全储藏之目的。

自然降氧法主要用于防蛀、霉，有的也能用于杀虫和防止泛油等质变。养护对象以植物类、新采集药材、种子果实类药材为主。防虫的氧浓度在8%以下，杀虫的氧浓度为2%~4%。

自然降氧具体方法：自然降氧仅用于药材货垛的薄膜罩帐密封。以六面帐密封效果为佳，密封4~6天氧浓度可降至12%~14%；密封15~20天氧浓度可降至3%~5%；密封40~60天氧浓度达到1.2%~2%，从而达到杀虫、防霉的养护效果。

（六）气调养护的管理技术

气调养护若仅有良好的密封基础和符合要求的气体指标，而没有严格的科学管理，其效果是不可靠的，所以管理是气调养护的根本保证。管理工作应做好以下几个方面：

1. 查漏补漏　发现漏气，立即补。罩帐易被进出的车辆、机械造成损伤，充气前被封在罩帐内的老鼠常咬破罩帐逃出，这都影响气调效果。要经常检查，查漏补洞，及时充气，确保气体指标。安装在密封库门和门框之间的充气胶管圈，也应经常检查。若漏气变软，阻气不严，也应补充气，使其保持密封性能。

2. 定期测气　气调垛（库）内的特定气体含量是否达到所要求的气体指标，通过奥氏气体分析仪或快速测氧仪、二氧化碳测定仪来测定。

降氧初期，因气体均衡需要时间，有可能出现气体指标不稳定的情况，应每天测定一次，气体指标稳定后，一般1~2周测定一次。

测定气体指标时，若几经测试，气体含量有大幅度的回升或下降，说明密封效果不好，应进行查漏补洞。

3. 水分测定　气调养护的药材水分含量应在安全范围内。为了掌握药材水分含量的变化，气调密封之前和启封以后，均应进行药材水分的测定，以便及时采取技术措施。

4. 测温测湿　温湿度变化与仓虫死亡时间、结露有关，应每日定时测定，详细记录。测定库内、外温湿度用干湿球温度计即可；测定气调垛内温湿度，需将感应元件（热敏电阻）预先埋在垛内，所用仪器为自动测温（湿）仪。

5. 预防结露　在气调养护药材管理期间，薄膜罩帐内壁，因温湿度变化而出现的水汽凝结现象，称之“结露”。中药商品水分高和内外温差大是罩帐结露的直接原因。要避免结露，商品含水量应符合安全水分要求，有阳光照晒的一面要遮光，必要时，罩帐内放置定量的吸潮剂。露天垛不宜气调养护。

二、远红外干燥技术

1. 概述　远红外干燥技术是20世纪70年代发展起来的一项新技术。原理是电能转变为远红外线辐射中药，中药内在组织吸收后产生共振，引起分子、原子的振动和转动，导致物体变热，经过热扩散、蒸发或化学变化，最终达到干燥之目的，并具有较强的杀虫、杀菌、灭卵的能力。

2. 特点　红外线介于可见光和微波之间，是波长为0.72~1000μm范围的电磁波，一般将5.6~1000μm区域的红外线称为远红外线。目前用作辐射远红外线的物质主要是由金属氧化物如氧化钴、氧化锆、氧化铁等混合物所构成。用这些物质制成的远红外辐射元件能产生2~15μm以上直至50μm的远红外线，产生高温可达150℃。

3. 优点　近年来，利用远红外线对原药材和饮片烘干，对丸散膏丹等的脱水干燥及糖衣片的烘干以及药瓶的干燥消毒等都得到了广泛的应用。远红外干燥与日晒、烘烤相比，具有如下优点：

（1）干燥快，脱水率高：干燥时间一般为近红外干燥的一半，为烘烤干燥的1/10，物料内部温度上升极快。如烘烤干燥饮片为6~8小时，水泛丸为6~10小时，而远红外干燥分别仅需10~20分钟和16~20分钟。

（2）提高药材质量：远红外干燥可做到表里同时干燥，避免原加热方式的外焦内生现象，而药材在密闭箱内进行干燥，受大气中杂菌污染的机会大为降低，具有较高的杀菌、灭虫及灭卵能力。例如，开胸顺气丸用热风干燥后每克含有杂菌400个；若用远红外干燥则每克含170个，同时避免了活力烘干烟气中所含的有害物质对药材的污染，有利于储存。但应注意凡不易吸收远红外线的药材或太厚（大于10mm）的药材，均不宜用远红外辐射干燥。

（3）设备简单造价低：远红外干燥的烘道一般可缩短50%~90%，干燥机与热风烘房相比，占地面积小，设备结构简单，管理维修方便。

（4）节能省电成本低：远红外加热干燥比电热丝加热干燥至少节约电能达50%以上。如将糖衣回转锅内的电热丝改成远红外辐射加热，节约电能可达75%~100%，成本也随之降低。

（5）便于自动化，减轻劳动强度：热风烘烤中药，质量无保证，劳动强度大；若用远红外干燥，可使加料、干燥、出料全部机械化，又不受气候的影响，既减少人力，又提高了生产效率。

三、微波干燥技术

1. 概述 微波干燥技术是从20世纪60年代迅速发展起来的一项新技术。微波是指频率为300~300 000MHz、波长为1mm至1m的高频电磁波。目前我国生产的微波加热成套设备只有915MHz/s和2450MHz/s两个频率。微波加热设备主要由直流电源、微波管、连接波导、加热器及冷却系统等组成。

2. 特点 微波干燥杀虫是应用微波感应加热灭虫和介质加热灭虫的一种干燥方法，中药中的水和脂肪等能不同程度地吸收微波能量，并把它转变为热量。仓虫经微波加热处理，体内水分子发生振动摩擦产热，微波被水吸收转变为热能，使虫体内蛋白质遇热凝固，虫体内水分被气化而排出体外，促使仓虫迅速死亡。该技术具有杀虫时间短、杀虫效力高、无残毒、无药害的特征，但操作人员要采取有效防护措施。

微波对中成药的灭虫杀菌，无论是水丸、浓缩丸、颗粒剂、散剂均有一定的效果，尤以水丸、浓缩丸效果为显著。如开胸顺气丸、参苏理肺丸、风湿镇痛丸、止咳定喘丸等中成药经微波照射3分钟后，灭菌率达90%以上。微波灭虫杀菌同中药的性质及其含水量有密切的关系，由于水能强烈地吸收微波能，所以含水量愈高，吸收的微波能愈多，产生的热能愈大，灭虫杀菌效果就愈佳。

3. 优点

（1）加热灭虫速度快、时间短：由于微波能深入中药内部，而不是依靠中药本身的热传导，因此，一般只需常规方法的1/10~1/100的时间即可完成加热灭虫过程。

（2）加热均匀：由于微波加热不是从外部热源加进去，而是在中药内部直接产生，因此，尽管中药性状复杂，加热还是均匀的，不会引起外焦内生、表面硬化等现象。

（3）有利于提高产品质量：由于加热时间短，水分吸热量大而排出，物料本身吸收热量少，不会过热，因此能保持原有的色香味，有效成分破坏也较少，有利于提高产品质量，且具有消毒、灭虫霉的作用。

（4）热效率高：由于热量直接来自于干燥物内部，因此热量在周围大气中损耗极少。

（5）反应灵敏：常规的干燥灭虫方法如电热、蒸气、热空气等，达到一定温度需要预热一段时间，而停止加热，温度下降又需较长时间。采用微波加热在开机5分钟后即可正常运转。

四、气幕防潮养护

1. 概述　气幕亦称气帘或气闸，是装在仓库房门上，配合自动门以防止库内冷空气排出库外、库外热空气侵入库内的装置。能减少湿热空气对库内的影响，达到防潮的目的。因为仓库内外空气不能对流，可以减少湿热空气遇库内较凉的墙、柱等处形成的结露现象，从而保持药材的干燥，防止其霉变。

2. 设备装置　气幕装置分为气幕和自动门两大部分，用机械鼓动的气流，通过风箱结构集中后，从一条狭长缝隙中吹出形成帘幕。门开启时风幕开始工作，门关闭时风幕即行停止工作。

3. 效果　经试验，虽在梅雨季节，库内相对湿度及温度均相当稳定，这表明气幕能阻止和减轻库外潮湿空气对库内药材的影响，从而起到养护作用。当然库门安装这种气幕装置，先决条件是库房结构要严密，外界空气无侵入的孔隙，否则效果亦不佳，因为气幕只能在开门时起到防护作用，却无吸湿作用，必要时仍需配合除湿机使用。

五、除氧剂封存养护

除氧剂和气调养护都是近年来发展起来的养护技术。除氧剂是一种经过特殊处理的活性铁粉而制得的化学物质。工作原理是利用铁剂的氧化还原作用与氧发生化学反应，达到除氧作用。

除氧剂无臭、无味，不直接与药材接触，具有防虫、防霉、防氧化变色等作用。定量除氧剂在密封体内，可使氧浓度在1~2天内降至0.1%以下。除氧剂能改变密封体内的空气体积比，严格地说，除氧剂封存也是一种“气调”养护方法。

除氧剂一般由除氧剂和氧指示剂组成。氧指示剂为紫色，在密封体内可以指示氧浓度范围，氧浓度在0.1%以下变为红色，在0.5%以上时为蓝色。

除氧剂封存操作必须具备下列条件：①使用阻氧性能好的材料制成密封容器。通常使用0.3mm聚氯乙烯复合膜制成密封用罩帐；②封口完好，能阻隔与外部空气的流通；③根据封存容器中的剩余空气来选择适当除氧剂的规格，既不浪费又能实现计划的降氧指标。

操作前应分别计算堆垛或包件的体积和罩帐容积。罩帐容积减去堆垛体积即是密封容器内剩余空气的体积。氧占空气体积比约为21%，则剩余空气中的氧约占剩余体积的21%。如使用型号801-500的除氧剂（500指可除去500ml氧），则剩余空气体积的21%乘以500（ml）即是除氧剂用量。

一种操作方法是按六面封操作，先把氧指示剂粘贴在罩帐内壁上，以便观察氧含量变化，后把除氧剂按各施布点位置放好，然后密闭开口。另一种方法是，为增强低氧效果或减少除氧剂用量，可用真空泵先将密封垛内的空气抽出，然后迅速按上法投入除氧剂。

除氧封存可解决药剂熏蒸带来的诸多弊病，但价格较高，对厌氧菌无明显作用。

六、辐射防治

辐射防治是采用^{60}Co放射出具有很强的穿透力和杀菌能力的γ射线，把霉菌等微生物杀死。辐射防治是近40年来发展的一种新的消毒灭菌工艺，其主要优点是：价廉、节能，可在常温下消毒灭菌而不破坏易挥发成分及热敏性物质，穿透力强，一般可达40~60cm，消毒均匀、速度快、时间短、操作简单，便于连续作业。因此该技术越来越受到人们的关注。辐射灭菌是目前比较理想的一种灭菌方法，但因辐射场所投资大、防护措施严、设备复杂、费用高、维护难等，此法不能在一般的仓库中进行，目前常借用科研单位的辐射场所。

辐射杀虫灭菌养护的特点有：①效率高，效果显著；②不破坏药材外形；③不会有残留放射性和感生放射性物质，在不超过 1000Rad 的剂量下，不会产生毒性物质和致癌物质；④有些药物辐射后会引起成分变化。

七、生物农药防治

生物农药是指利用生物活体或其代谢产物对害虫、病菌、杂草、鼠类等有害生物进行防治的一类农药制剂，或者是通过仿生合成具有特异作用的农药制剂，被称为 21 世纪的绿色杀虫剂。关于生物农药的范畴，目前国内外尚无十分准确统一的界定。

有许多植物具有无毒害、无污染，又能防治虫霉的作用。如除虫菊、天名精、灵香草、闹羊花、吴茱萸、花椒（叶和果）、柑橘（皮与核）、辣蓼、大蒜、黑胡椒、柚皮、野篙、芸香等；其次是山苍子（油）、苦楝、臭椿、千里光、算盘子、姜粉、干辣椒、黄豆粉、茶油、油条茶麸等。常用的杀虫剂除虫菊素，它由除虫菊植物中提取而来，是国际公认的高效、无毒、无污染的天然广谱高效杀虫剂，普遍用于杀灭农作物害虫、粮药仓库害虫及苍蝇、蚊子等，是目前防治虫害最理想的一种药用植物。它对人畜无毒、无害，对害虫、蚊、蝇、蚤、甲虫、蛾、螟等昆虫有驱杀作用。制成煤油浸剂喷杀蚊、蝇和虱子；制成烟熏剂可驱蚊和驱杀多种仓虫。作为药材防虫养护剂，可用喷洒或熏蒸法防虫、霉。

扫码“练一练”

扫码“学一学”

第十章

中药仓虫及鼠害防治方法

学习目标

知识目标

1. 掌握中药仓虫及鼠害的防治方法。
2. 了解常见中药仓虫种类及其主要形态特征和生物学特性。

技能目标

能采取正确的方法防治中药仓虫和鼠害。

中药仓库害虫，是指在仓库贮藏保管中危害中药材、中药饮片、中成药的害虫，也叫“中药仓虫”。中药材最易受到仓虫的危害，因为中药材的品种多，来源复杂，营养丰富，商品交叉范围广等。另外，防治鼠害在中药储存养护中也非常重要。

第一节　中药仓虫的危害及其防治方法

一、中药仓虫的危害和传播

（一）中药仓虫的危害

中药仓虫的危害主要表现为以下几个方面：

（1）仓虫将中药材蛀蚀出洞孔，严重时将药材内部蛀空，不仅使药材的重量减轻，而且使药材内部有效成分丢失，降低或失去疗效。

（2）仓虫蛀入药材内部，排泄粪便，分泌异物，并将其残体、死亡的尸体等留在药材内，造成不洁和严重污染。

（3）仓虫本身是带菌的媒介。它的分泌物、排泄物、残体在药材内腐败，更是微生物生长和繁殖的有利条件。因而能使病毒、致病菌、霉菌等存在中药之中，给人体保健和疾病治疗带来危害。

（4）中药商品被蛀蚀以后，有的品种容易泛油（如当归、党参等），引起进一步质变；而花类药材容易散瓣，外形遭到破坏的药材，影响饮片的炮制质量。

（5）中药商品被蛀蚀以后，加大了损耗，还会带来一定的经济损失。

（6）仓虫还蛀蚀包装、苫垫枕木、库房结构的木质部分等，从而影响到中药商品的安全贮藏。

（二）中药仓虫的来源

（1）仓虫从田间和库外飞入。成虫期飞入仓库的害虫，在仓库内产卵，然后在适宜的条件下孵化成幼虫或若虫，从而对中药商品造成危害。

（2）随中药材进入仓库。中药材本身在自然界被害虫产上虫卵，带有幼虫、成虫和蛹，在采收加工过程中又未被除尽，随中药材进入仓库后，对中药材继续进行危害。

（3）由中药商品包装物感染。中药商品包装物生虫，或被仓虫污染，如果对其不进行有效杀虫处理，再用其包装其他中药商品，会造成其他中药商品的危害。

（4）库房及其周边环境不清洁。仓库及其周边杂草丛生，垃圾乱石成堆，中药商品废物及废包装物乱放，潜藏在其中的仓虫会对中药商品造成危害。

（5）仓库内未生虫药材与已生虫药材贮藏在一起，能很快扩大对未生虫药材的危害。

（三）中药仓虫的传播

1. 自然传播

（1）在野外和室内兼能产生危害的仓虫，可由野外飞入库内，或随着采收的中药材进入仓库，如麦蛾、玉米象、绿豆象、皂荚豆象等。

（2）鼠类和仓虫也能传播。如一头甲虫体上有螨类 400 多个，一只老鼠体上有螨虫 1000 多个。其活动可以把附生在躯体上的螨类从甲库传到乙库，感染其他没有感染的中药商品。

（3）成虫在仓外砖石、腐木、瓦砾堆、旧包装材料及杂物中越冬，翌年春暖时又飞回仓内，如玉米象、锯谷盗等。

2. 人为传播

（1）存放中药商品的仓库潜藏着仓虫，出仓后未经清仓灭虫，再次贮藏中药商品时，造成仓虫感染。

（2）调进的中药商品潜伏有仓虫，未经检验即入库，或虽发现有仓虫，但未经灭虫或处理不当。

（3）仓储器材和运输工具等常隐藏着仓虫，未经灭虫处理，又再次装运中药商品。

二、中药仓虫的主要形态特征和生物学特性

中药仓虫绝大多数属于昆虫纲，其中鞘翅目和鳞翅目最多。昆虫纲是节肢动物门中种类最多的一纲。

（一）仓虫的形态特征

鞘翅目和鳞翅目仓虫都具有昆虫最基本的形态特征。

1. 昆虫成虫的主要特征

（1）成虫体躯明显分为头、胸、腹三个体段。

1）头部：头部是仓虫感觉和取食的中心，具有口器、一对触角、一对复眼。昆虫口器的主要类型有咀嚼式和虹吸式两种。鞘翅目的成虫、幼虫和鳞翅目的幼虫口器均属于咀嚼式口器，比较短粗，坚硬，适合取食固体食物，对中药材造成危害。鳞翅目成虫的口器属于虹吸式口器，它由咀嚼式口器演化成细长吸管（特称喙），供吮吸汁液用。触角的主要类型有丝状、念珠状、鳃叶状、棍棒状、膝状、锯齿状、梳齿状、锤状等。仓虫口器、触

角的类型是鉴别仓虫的重要依据。

2）胸部：胸部是仓虫运动的中心，分前、中、后三个胸节，分别称为前胸、中胸和后胸。每一个胸节的腹侧各生一对足，分别称为前足、中足和后足。在中胸和后胸的背面两侧，常各生一对翅，分别称为前翅和后翅。足和翅的形状是鉴别仓虫的重要依据。

3）腹部：腹部是仓虫消化、呼吸和繁殖的中心。腹部一般不超过10节，相邻的两节前后缘相互套叠，节间也有节间膜相连。因此，腹部能做伸缩和扩缩运动，以适应呼吸和繁殖等生理需要。

（2）昆虫具有外骨骼。

（3）昆虫生活史中有变态。

2. 昆虫幼虫的主要类型　根据幼虫足的多少，分为无足式、寡足式、多足式三种（图10-1）。

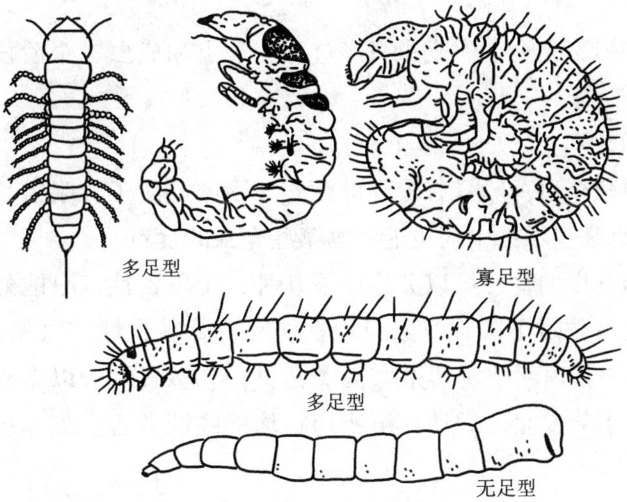

图10-1　幼虫类型

（1）无足式：昆虫既无胸足，也无腹足。如蝇、蚊类的幼虫。

（2）寡足式：昆虫有3对胸足，无腹足。如鞘翅目昆虫的幼虫。

（3）多足式：昆虫除有3对胸足外，还有2~8对腹足。如鳞翅目昆虫的幼虫和部分叶蜂类昆虫的幼虫。

3. 昆虫蛹的主要类型　昆虫的蛹主要有裸蛹、被蛹和围蛹三种（图10-2）。

（1）裸蛹：也称离蛹或自由蛹，没有包背壳，触角、足和翅不紧贴体躯，腹部能微小活动。鞘翅目昆虫的蛹多为裸蛹。

（2）被蛹：触角、足和翅紧贴体躯，有一层透明的膜状蛹壳包围着，不能自由活动。鳞翅目昆虫的蛹多为被蛹。

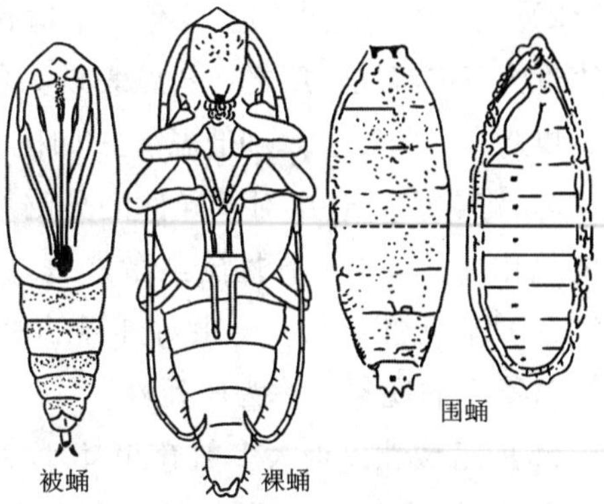

图10-2　蛹类型

（3）围蛹：蛹外层由老熟幼虫未脱去的外皮形成角质的硬壳，将蛹包在当中。在中药仓虫不多。

（二）仓虫的生物学特征

1. 仓虫的变态 在仓虫的一生中，从卵开始，到成虫性成熟并产卵为止称一个世代。仓虫在一个世代中，要经过一系列的变化，在变化过程中的各个阶段，有时形态完全不同。仓虫在发育中形态的变化，称为仓虫的变态。仓虫的变态主要分为完全变态和不完全变态两大类（图10-3）。

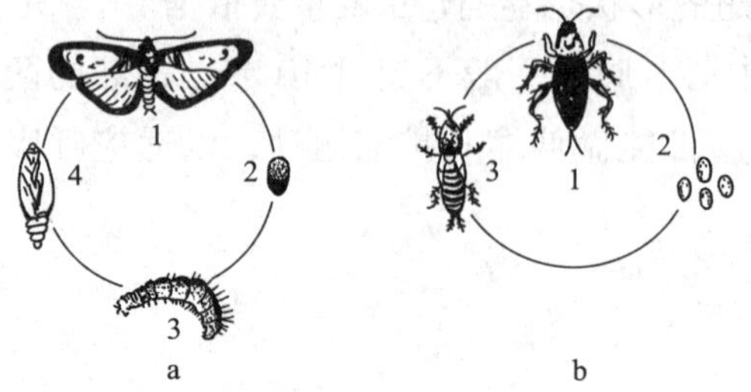

图10-3 仓虫的变态

a. 完全变态；b. 不完全变态

1. 成虫；2. 卵；3. 幼虫；4. 蛹

（1）完全变态：鞘翅目和鳞翅目的仓虫变态属于完全变态，即仓虫的生长发育要经过卵、幼虫、蛹和成虫四个阶段，称为完全变态。

（2）不完全变态：不完全变态仓虫只经过卵、若虫和成虫三个阶段，这种不经过蛹阶段的发育称为不完全变态。

2. 仓虫的生活习性

（1）适应性：中药仓虫一般具有较强的耐热、耐寒、耐干、耐饥性，并有一定的耐药性（杀虫剂），特别是某些毒性中药也能成为某些仓虫的食料。

（2）食性：中药仓虫的食性可以分为以下几种：①单食性，只能蛀蚀一种中药材，如大斑螟、小斑螟只危害香附子，豌豆象只取食豌豆；②寡食性，以相近科属及类似的动、植物类药材为食料，如胸角薪甲主要危害菌类药材；③多食性，以多种药材为食料，如咖啡豆象、米扁虫等；④杂食性，对动、植物药材均能蛀蚀危害。如赤拟谷盗、烟草甲、白腹皮蠹等。

（3）趋性：仓虫在外界条件的刺激下（如光、温度、化学物质等），具有引起运动的反应，仓虫的这一性质称为趋性。凡是趋向刺激物的反应，称正趋性；凡是背向刺激物的反应称负趋性。

1）趋光性：多数鳞翅目（蛾类）仓虫具有正趋光性，鞘翅目（甲虫类）仓虫具有负趋光性。根据仓虫的趋光性，可利用灯光诱杀蛾类仓虫；在检查生虫中药商品时，应注意躲藏在阴暗处的甲虫类仓虫。

2）趋温性：仓虫的生长有一个适宜的温度范围（15~35℃）。环境温度低于此范围，仓虫表现为正趋温性；反之，仓虫表现为负趋温性。利用仓虫的趋温性，可采取高温法（如曝晒、烘烤、热蒸等法）和低温法（如机械降温、自然低温法）来防治仓虫。

3）趋化性：仓虫对于异性的分泌物有正趋化性，对某些化学药剂有负趋化性。利用仓虫的趋化性，可采用异性昆虫激素诱杀仓虫，或利用化学药剂杀灭仓虫。

（4）假死性：某些仓虫对外界的机械刺激（如拍打）较敏感，为逃避捕食或捕捉，呈现暂时不动的现象，称为假死性。

（5）隐藏性：绝大多数仓虫体小、色深，具有保护色，便于隐藏。根据这一特性，在检查仓虫时，注意观察那些不易察见的蛀洞和隐藏之处。

（6）繁殖性：仓虫在适宜的环境中，一年可繁殖多代，雌虫产卵量多，孵化率较高，生活周期短，如不加强检查和防治，在短时间内仓虫就会暴发和产生危害。

三、常见的主要中药仓虫

知识链接

中药仓虫种类很多，据世界各国统计，已定名的有300多种。据1982年对我国14个省、市、自治区进行中药仓虫的调查，整理出我国中药仓虫211种，隶属2纲、13目、59科。其中绝大多数中药仓虫来源于昆虫纲的鞘翅目和鳞翅目，少数为昆虫纲的等翅目、缨翅目（毛衣鱼）、啮虫目（尘虱）、蜚蠊目（东方蜚蠊）的昆虫。另外是蜘蛛纲的螨类。

（一）鞘翅目（甲虫类）仓虫

鞘翅目仓虫是中药仓虫中最大的一个类群，其主要特征是：成虫口器为咀嚼式，触角一般1~11节。前翅发达，呈革质，称为鞘翅；后翅膜质，常折叠于鞘翅下，也有的后翅较短或完全退化。幼虫口器发达，咀嚼式，胸部有胸足3对，无腹足，也有些种类无胸足。蛹为裸蛹。属于完全变态。危害中药商品比较严重的鞘翅目仓虫主要有以下几种：

1. 药材甲 *Stegobium paniceum*　俗名药栈甲、药甲、药谷盗等，属于窃蠹科。分布于江苏、山东、湖北、河南及华南地区。

（1）主要危害的中药：羌活、藕节、生地、蛴螬、红娘、蜈蚣等60多种动植物药材。

（2）形态特征：成虫长2~3mm，红褐色或深栗色，密被细毛。头隐于前胸下，触角11节，末3节呈扁平三角形，其他为念珠状。前胸背板近三角形，后缘微宽于鞘翅的基部，鞘翅上具明显的纵刻点9行。幼虫体长，形状似烟草甲，所不同点是，体上所被细毛短而稀，腹部背面排列一列褐色小短刺（图10-4）。

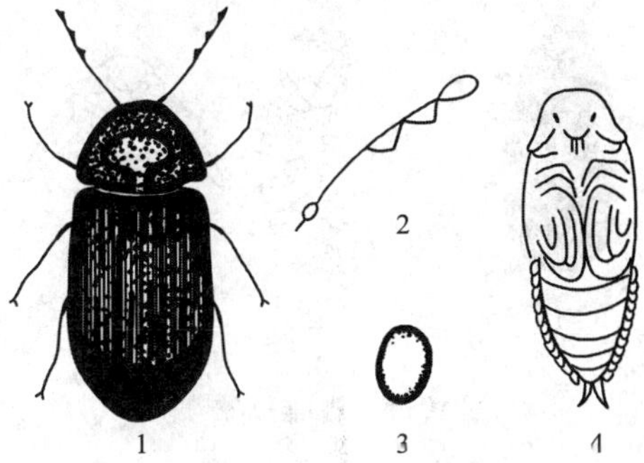

图10-4　药材甲

1. 成虫；2. 成虫触角；3. 卵；4. 蛹

（3）生活习性：1年发生2~4代，发育适宜温度为24~30℃，相对湿度70%~90%。成虫善飞，耐干性强，在黄昏或阴天最为活跃。通常产卵于药材表面凹凸不平的部位或碎屑中，经5~10天孵化为幼虫。幼虫喜暗，耐饥力强，常在中药内部蛀成隧道，并在其中化蛹，羽化为成虫继续危害。

2. 咖啡豆象 *Araecerus fasciculatus*　属于长角象科，分布于山东、河南、湖北、湖南、四川、贵州、云南、广东、广西及上海、江浙一带等。

（1）主要危害的中药：木香、白芷、甘草、草乌、甘松、川芎等50多种植物药材。

（2）形态特征：成虫长3~4.5mm，长椭圆形，体表暗褐色或黑褐色，密被细毛，具褐色、黄色的小斑点。头正面呈三角形，触角11节，前胸背板长等于鞘翅的1/2，前缘较后缘狭窄，鞘翅背面微隆起，上生灰白色细毛，并形成棋盘状花纹。腹末小三角形，露于鞘翅外。足细长，前足基节卵圆形，深褐色。幼虫成熟时体长4.5~6mm，乳白色。具横向皱纹，被白色短细毛。体形细长、弓形，头大近圆形，淡黄色（图10-5）。

（3）生活习性：1年发生3~4代。幼虫隐藏于种子类和根类药材中越冬。成虫善飞能跳。产卵前先在中药上咬一个卵窝，然后产一卵于窝内。孵化后幼虫蛀入药材内部危害，直至化蛹羽化为成虫。

3. 玉米象 *Sitophilus zeamais* Motschulsky 属于象虫科，为杂食性仓虫。除新疆外分布于全国各地。

（1）主要危害的中药：郁金、白芍、贝母、半夏、当归、党参等30多种植物药材。

（2）形态特征：成虫体长3~4.2mm，赤褐色或黑色，头延伸稍呈象鼻状。触角膝状，8节，末节明显膨大。前胸背板上被圆形刻点，每鞘翅上有2个橙黄色斑纹，后翅1对，膜质特别发达。幼虫体长2.5~3mm，多皱缩，背部隆起，腹部较平，头淡金黄色，腹部乳白色（图10-6）。

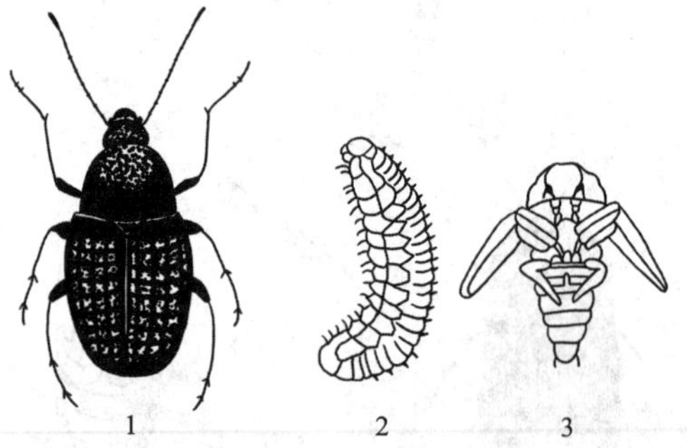

图10-5 咖啡豆象

1. 成虫；2. 幼虫；3. 蛹

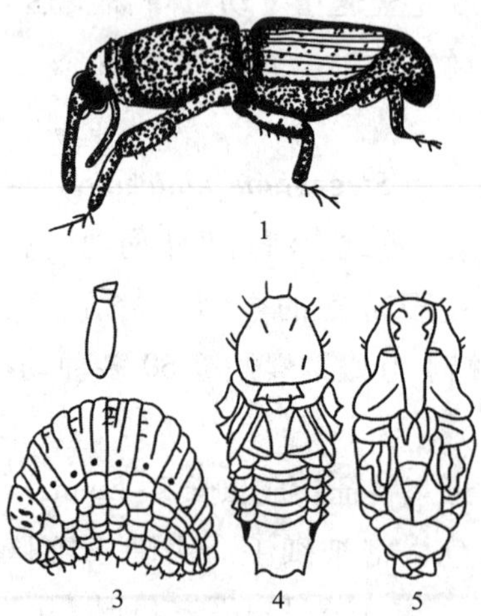

图10-6 玉米象

1. 成虫；2. 卵；3. 幼虫；4. 蛹背面；5. 蛹腹面

（3）生活习性：玉米象1年发生3~4代，在华南地区可多达6~7代，而在寒冷的北方1年只发生1~2代。多以成虫越冬。耐饥、耐寒力强。成虫活跃，善于爬行，聚集在中药仓库内危害。产卵方式与咖啡豆象相似，即先在药材上咬出卵窝，然后产一卵于窝内，并分泌液体封闭。孵化后幼虫在药材内部蛀蚀，直至化蛹。成虫羽化后开始爬行。

4. 烟草甲 *Lasioderma serricone* Fabricius 属于窃蠹科。分布于全国各地。

（1）主要危害的中药：干姜、茶叶、苦丁茶、黄菊花、白花蛇、蜈蚣、鹿茸等70多种动植物药材。

（2）形态特征：成虫体长2.5~3mm，体呈宽椭圆形，背面隆起，赤褐色，有光泽，全体密生黄棕色细毛。头部宽大，隐藏于前胸背板下方。触角11节，呈锯齿状。足短小。幼虫淡黄白色，密生丝状金黄色细长毛。体长约4mm，淡黄色。头部淡黄色。具倒“八”字形纹。前胸部多皱，1~3节较膨大（图10-7）。

（3）生活习性：一般1年发生3~6代，以幼虫越冬。幼虫喜黑暗，行动活泼，喜蛀入种子类、茶叶、含淀粉丰富的根茎类药材内部危害；幼虫成熟后停止取食，以分泌物作白色坚韧薄茧在其中化蛹。成虫常仅饮液体，不食固体食物；有假死性，善飞，喜黑暗。在白天或光线强烈时，潜伏在黑暗场所不活动，而在阴暗、黄昏或夜间四处飞翔，最为活跃。

5. 锯谷盗 *Oryzaephilus surnamensis* Linne 属于谷盗科。分布全国各地。

（1）主要危害的中药：人参、白芍、天花粉、天麻、九香虫等40多种动植物药材。

（2）形态特征：成虫体长2.3~5mm，扁平长形，暗红色或黑褐色。背面具金黄色长毛。头呈三角形，其上有颗粒状突起。触角棍棒状，11节。前胸背板呈长方形，中央有3条明显的纵脊，两侧边缘各具6个锯齿状突起。鞘翅上具有纵向细纹丝10条，并被有金黄色细毛。幼虫成熟体长3~4.5mm，扁平细长，被黄白色毛。前、中、后胸背面各有1对近方形暗褐色斑点，腹部背面各节生有半月形褐色斑（图10-8）。

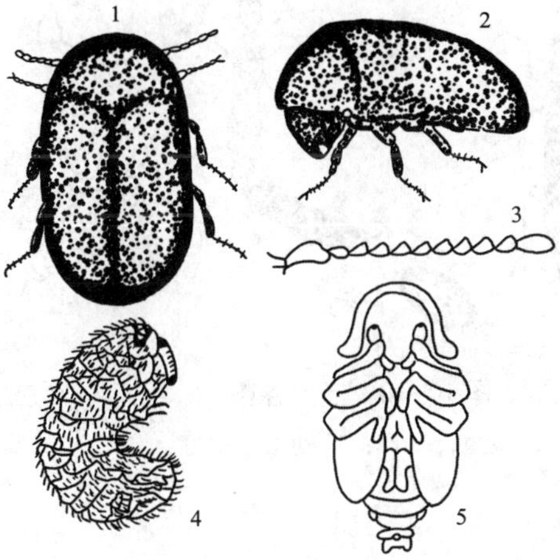

图10-7 烟草甲

1. 成虫背面；2. 成虫侧面；

3. 成虫触角；4. 幼虫；5. 蛹

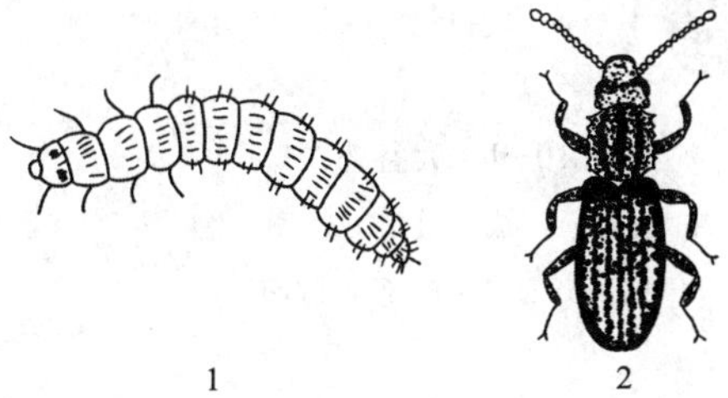

图10-8 锯谷盗

1. 幼虫；2. 成虫

（3）生活习性：通常1年发生2~5代。成虫寿命长达3年，有翅，但不常飞，通常产卵于中药碎屑或粉末中越冬。锯谷盗多生活于中药碎粒、粉屑或被其他仓虫危害之后的药物中，是典型的后期性仓虫。

6. 大谷盗 *Tenebroides mauritanicus* Linne 属于谷盗科。分布于全国各地。

（1）主要危害的中药：川芎、乌头、当归、僵蚕、五倍子、桑螵蛸等40多种动植物药材。

（2）形态特征：成虫体长6.5~10mm，扁平，长椭圆形，深褐色，有光泽。头呈三角形。触角11节，其中第7~10节略呈锯齿状。前胸背板宽大于长，具小刻点，前缘凹形，后缘凸形。前胸与鞘翅之间呈颈状。鞘翅上有纵刻点条纹7条。幼虫体长15~20mm，扁长形。头部大而扁，近方形，黑褐色，胸、腹节乳白色，各节侧面被黄色细毛，尤其末节最多。前、中、后胸背面各有一对褐色斑，腹末有1对深色凹形大臂叉（图10-9）。

（3）生活习性：通常1年发生1~2代，在环境条件恶劣时，可2~3年完成1代。成虫常相互残杀，捕食其他仓虫，寿命1~2年。成虫和幼虫均可越冬，大谷盗耐饥力强，成虫能耐饥184天，幼虫耐饥力更强。成虫和幼虫耐寒力也很强，在-6.7℃~-9.4℃的低温下存活数周；卵和蛹的抗寒力较成虫弱。

7. 赤拟谷盗 *Tribolium castanerum* Herbst 属于拟步行虫科，分布于全国各地。

（1）主要危害的中药：茯苓、党参、葛根、土鳖虫、虻虫、水蛭等40多种动植物药材。

（2）形态特征：成虫体长3~4mm，长椭圆形，扁平，褐色，有光泽。触角11节，棍棒状。前胸背板横长方形，小盾片半圆形或近五角形。鞘翅上有纵刻点10条。幼虫体长6~7mm，长椭圆形。头部淡褐色。全体乳白色，散生黄褐色细毛。胸、腹部具光泽。腹部末端背面具黑褐色向上翘的臂叉1对，臂叉顶端较尖（图10-10）。

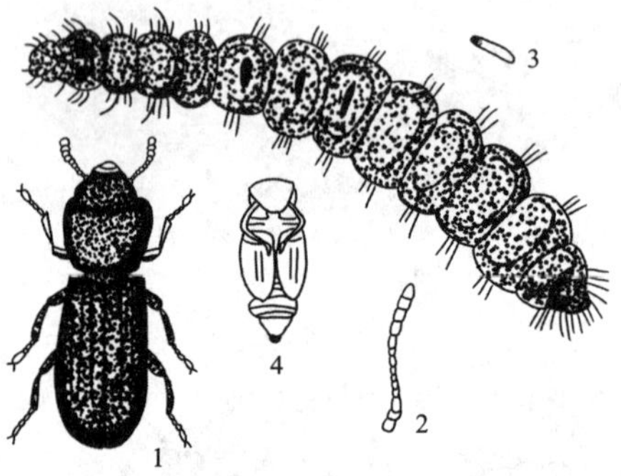

图10-9 大谷盗

1. 成虫；2. 成虫触角；3. 卵；4. 蛹；5. 幼虫；6. 幼虫侧面

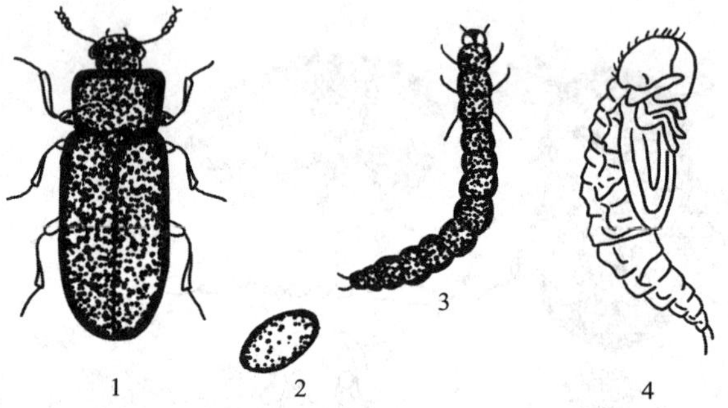

图10-10 赤拟谷盗

1. 成虫；2. 卵；3. 幼虫；4. 蛹

（3）生活习性：1年发生4~5代，多以成虫群集在中药包装物或仓库各种缝隙内越冬。成虫喜黑暗，不善飞行，有群集性及假死性。成虫体内有臭腺，其分泌物常使受污染商品带有一股特殊臭味，影响中药商品的品质。

8. 黑毛皮蠹 *Attagenus piceus* Olivier 属于皮蠹科。也叫黑皮蠹、毛毡黑皮蠹。分布于全国各地。

（1）主要危害的中药：延胡索、知母、板蓝根、水蛭、蜈蚣、小獭肝等110多种动植物药材。

（2）形态特征：成虫雄体长2.8~5mm，雌体长4~6mm，椭圆形，暗红色或黑褐色，体上被黄褐色细毛。触角棍棒状，11节，末3节膨大，雌性末节圆锥形，雄性末节扁长形。触角浅褐色至黄褐色。前胸背板前缘、侧缘呈半圆形，小盾片三角形。鞘翅掩盖住腹部。幼虫体长9~10mm，长圆锥形。除头部外有12节，第1节最大，至尾逐渐缩小。体壁赤褐色，骨化部分被赤褐色毛，节间乳白色腹末端簇生黄褐色长毛一束（图10-11）。

（3）生活习性：一般1年发生一代，有时2~3年才完成一代。多以幼虫群聚于仓库内越冬。成虫善飞，也能爬行，且迅速，通常产卵于中药商品的表面。以幼虫群聚越冬，耐饥力及耐寒力很强。

9. 白腹皮蠹 *Dermestes maculatus* Deggeer 属于皮蠹科，分布于全国各地。

（1）主要危害的中药：巴戟天、大戟、狼毒、何首乌、蜈蚣、蜣螂、水蛭等30多种动植物药材。

（2）形态特征：成虫体长5.5~10mm，长椭圆形，体表有光泽，赤褐色，背面被灰色毛，前胸背板两侧为白色毛。触角短，11节，末3节膨大。腹板末节具两个白色毛斑。鞘翅末端边缘具数个小尖齿，顶端极尖，略呈刺状突起。鞘翅上有规则刻点。成熟幼虫体长13~15mm，近圆锥形，背面有黄色中线1条，全体被长短不一的细毛。头部两侧并列1对小点状突起。尾末端向上弯（图10-12）。

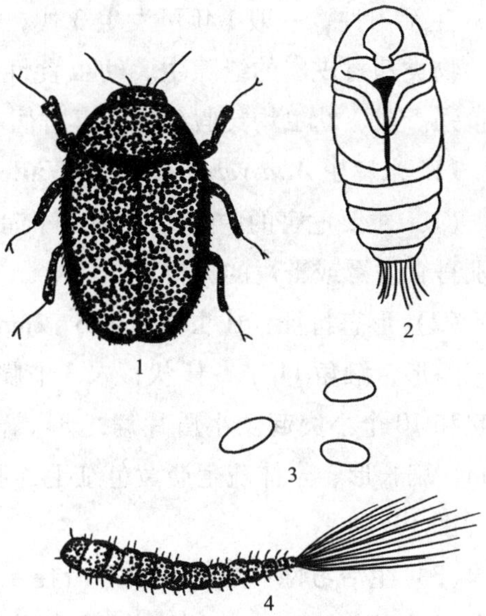

图10-11　黑毛皮蠹

1. 成虫；2. 蛹；3. 卵；4. 幼虫

（3）生活习性：在温度和湿度适宜的条件下，1年可发生5~6代。幼虫取食很强，常自相残杀，于阴暗隐蔽处化蛹。成虫也能取食危害，善于飞翔。各虫期均能越冬，越冬场所多在墙壁、地板及砖石缝隙之内或尘芥物之中。

10. 拟白腹皮蠹 *Dermestes frischii* Kugelann 属于皮蠹科，分布于全国各地。

（1）主要危害的中药：白芍、桔梗、合欢花、全蝎、狗肾、蛤蚧等30多种动植物药材。

（2）形态特征：成虫体长6~9mm，椭圆形，背面黑色。触角锤状，11节，锤头3节膨大。前胸背板前、侧缘生有一条白色或黄白色的毛带，侧缘的毛带较前缘为宽，在侧缘毛带的基部，各有一个卵形黑色斑。腹部腹面各节两侧的前角各有一个黑色毛斑，末节中央有“M”形黑色毛斑。幼虫体长13~14mm，圆筒形，头大呈黑褐色。背面隆起，中央有完整的背线1条。尾末端向上弯，从基部到端部逐渐变细。拟白腹皮蠹与白腹皮蠹主要区别是：鞘翅末端无刺状物，边缘无小齿，腹部第五腹板末端有“M”形白色毛斑一个（图10-13）。

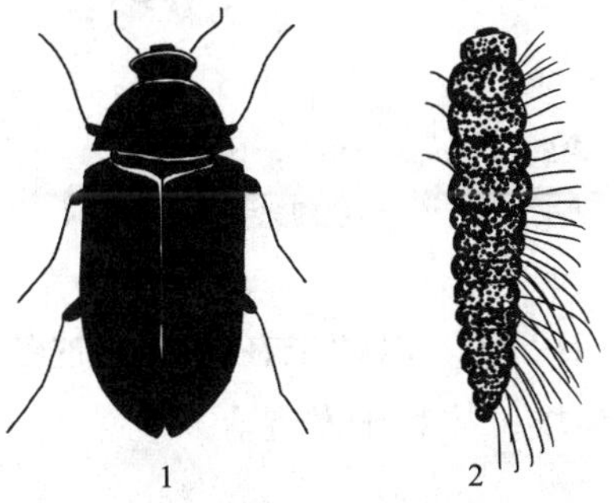

图10-12　白腹皮蠹

1. 成虫；2. 幼虫

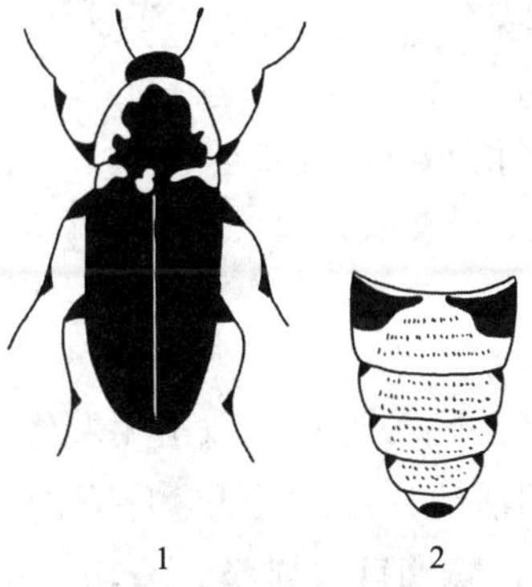

图10-13　拟白腹皮蠹

1. 成虫；2. 成虫腹面末端

（3）生活习性：一般1年可发生3代，每发育1代需要30~46天。以幼虫越冬。成虫产卵于动物类药材皮肉的缝隙中。幼虫食性强，危害最烈，喜群集于隐蔽处生活，抗饥、抗寒力较强。成、幼虫均具假死性，喜群居和黑暗，食性单一。

11. 米扁虫 *Ahasverus advena* Walter 属于锯谷盗科，分布于全国各地。

（1）主要危害的中药：党参、泽泻、黄柏、地龙、僵蚕、紫河等50多种动植物药材。特别喜食发霉或霉烂的药材。

（2）形态特征：成虫体长1.5~2mm，扁长形，黄褐色至黑褐色，密被黄褐色细毛。头呈三角形，触角11节，棒状，末3节膨大。前胸背板呈长方形，两侧缘各有1个大型钝齿突起和10个小突起。小盾片扁矩形。鞘翅椭圆形，上有不明显刻点十余条。幼虫体长约4mm，扁长形，全体疏生淡黄色细毛，胸腹部第1~7节逐渐膨大，从第8~12节又逐渐缩小（图10-14）。

（3）生活习性：成虫一般寿命在1年以上，行动活泼，善飞，但很少飞。卵散产，每雌虫每日产卵9粒。成、幼虫均喜食霉菌，故其常出现于开始发霉的食物中。

12. 黑粉虫 *Tenebrio obscurus* Fabricius 属于拟步行虫科，分布于全国各地。

（1）主要危害的中药：苦参、山药、天花粉、蕲蛇、鸡内金、地龙等70多种动植物药材。

（2）形态特征：成虫体长10~18mm，扁平，长椭圆形，深褐色至黑色。头扁，前缘及侧缘扁平。触角念珠状，11节，末节宽明显大于长，第3节长于1、2节的总长。前胸背板长宽近等。小盾片五角形，后端较长。鞘翅末端尖，两侧各有不明显的刻点列。幼虫体长32~35mm，长圆形，体壁明显骨化，较光滑，具光泽。腹部12节，各节背面中部及前缘深黑褐色，末节具一对臂叉（图10-15）。

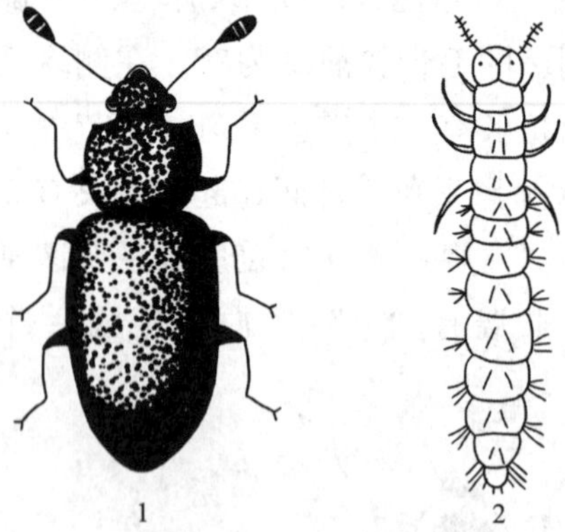

图10-14 米扁虫

1. 成虫；2. 幼虫

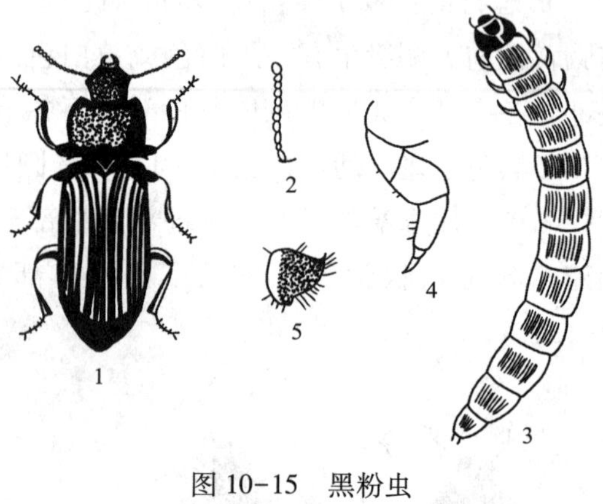

图10-15 黑粉虫

1. 成虫；2. 成虫触角；3. 幼虫；4. 幼虫前足；5. 幼虫腹末侧面观

（3）生活习性：一般1年发生一代，少数个体2年一代。以幼虫在阴暗处越冬。成虫喜欢夜间活动，爬行极快。卵表面的黏液易黏附粉末尘埃，故难于发现。

（二）鳞翅目（蛾类）仓虫

蛾类仓虫属于鳞翅目昆虫，也是中药商品的重要仓虫。其主要特征是：成虫体肢密被鳞片及鳞毛，鳞片上颜色各异，通常形成一定的花斑纹。前、后翅均膜质，上具鳞片或鳞毛，口器为虹吸式。幼虫主多足型，即除3对胸足外，还有2~5对腹足，头部两侧具侧单眼，口器为咀嚼式。胸部3节，腹部10节。蛹为被蛹，属于完全变态。蛾类主要仓虫如下：

1. 印度谷蛾 *Plodia interpunctella* Hübner　也叫印度谷螟、封顶虫，属于卷螟科，分布于全国各地。

（1）主要危害的中药：枸杞子、杏仁、酸枣仁、当归等50多种植物药材。

（2）形态特征：成虫体长6.5~9mm，翅展14~18mm，密被灰褐色及赤褐色鳞片，前翅近基部的1/3灰黄色，其余2/3为赤褐色，并散生黑褐色斑纹；后翅灰白色，半透明。卵椭圆形，乳白色。幼虫体长10~18mm，头部赤褐色，体淡黄色，有3对胸足和5对腹足。蛹细长，5.8~7.2mm，腹部通常略弯向背面（图10-16）。

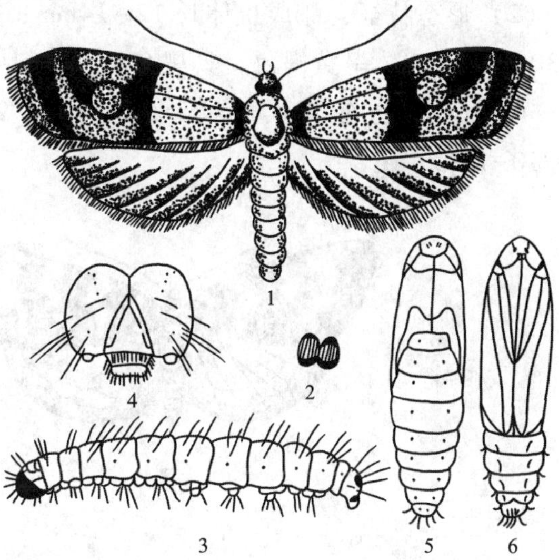

图10-16　印度谷螟

1. 成虫；2. 卵；3. 幼虫；4. 幼虫头部；5. 蛹背面；6. 蛹腹面

（3）生活习性：1年通常发生4~6代，随地区环境不同而变化。以幼虫在包装品、屋柱、板壁等缝隙或阴暗角落等处吐丝成网聚集越冬。幼虫在翌春4、5月间即羽化为成虫。卵散产于药材表面或包装品缝隙中。孵化的幼虫即钻入药材内危害。幼虫在蛀食药材时，能吐丝缀种子成巢，匿居其中，或吐丝结网封垛顶，日久被害物成块状。由于能排出大量带臭味的粪便，严重影响中药商品质量。

2. 地中海粉螟 *Ephestia küehniella* Zeller　叫条斑螟蛾、地中海粉蛾，属于卷螟科。分布于全国各地。

（1）主要危害的中药：杏仁、辣椒、豆蔻、党参等20多种植物药材。

（2）形态特征：成虫体长7~14mm，翅展6~25mm。前翅狭长，灰黑色，近基部及外缘各有一淡色的波状横纹，翅的外缘横列明显的小黑斑；后翅灰白色。幼虫体长约15mm，头部赤褐色，背面常带桃红色，体乳白色（图10-17）。

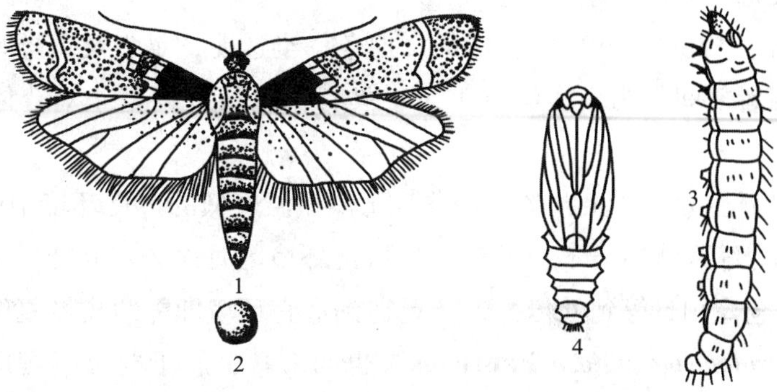

图10-17　地中海粉螟

1. 成虫；2. 卵；3. 幼虫；4. 蛹腹面

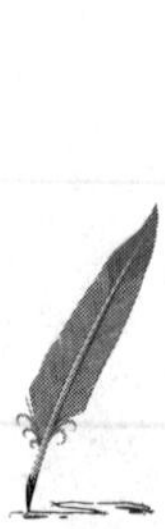

（3）生活习性：1年发生2~4代，以老熟幼虫越冬，其习性与印度谷蛾相似。此虫常与印度谷蛾、粉斑螟等同时发生。成虫产卵于药材表面，或粉屑药材中。幼虫吐丝时封顶或缀药材粉粒成团，匿藏其中危害，在仓库内缝隙中化蛹。

3. 米黑虫 *Aglossa dimidiata* Haworth 也叫缟螟、米缟螟、黑裸虫等，属于螟蛾科，分布于全国各地。

（1）主要危害的中药：党参、木瓜、旱莲草、羚羊角、穿山甲等100多种动植物药材。

（2）形态特征：雌成虫体长12~14mm，翅展31~34mm，雄成虫体长10~12mm，翅展30~34mm，体呈黄褐色，具黑色鳞片。头顶部具一小丛灰黄褐色细茸毛。前翅宽大，近三角形，其上有波状斑纹。幼虫体长20~29mm，全体黑色，头部宽大赤褐色（图10-18）。

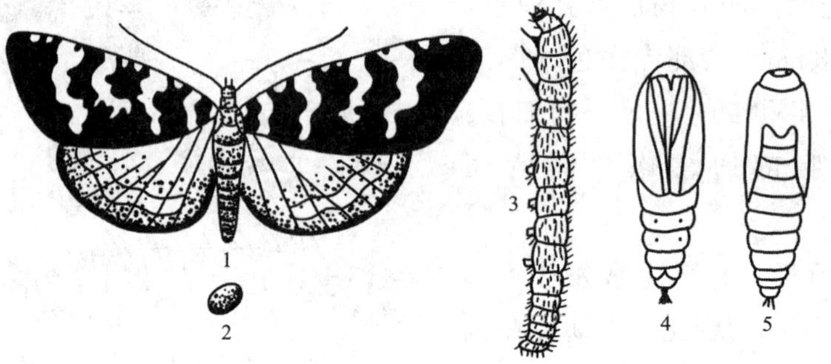

图10-18　米黑虫

1. 成虫；2. 卵；3. 幼虫；4. 蛹腹面；5. 蛹背面

（3）生活习性：1年发生1~2代。以幼虫常群集作茧连成网在板墙、木柱裂缝或旧包装、苇席等缝隙中越冬。次年5~7月化蛹羽化成虫，卵散产于药材表面的阴暗处。幼虫孵化后，吐丝连缀种子药材或碎屑做成坚韧的管状巢，后居其中危害。成虫黄昏时飞翔交配。

（三）其他仓虫

1. 粉螨 *Tyroglyphus farinae* De Geer 又称粉壁螨，属于蜘蛛纲蜱螨目，谷螨科。分布于全国各地。

（1）主要危害的中药：主要吞食粉屑和蛀食种子、叶类药材以及包装衬垫材料等，食性极为复杂，它不但能直接毁坏药材，同时聚积大量虫尸、虫粪和排出大量水分，使被害中药商品污染，发霉变质，不堪药用。

（2）形态特征：成虫体长0.4~0.8mm，白色，半透明，足尖及口器呈黄褐色。分头胸及腹部两部分，两者之间有明显横沟纹1条；具有长短相近的足4对，体和足均有极规则的长毛（图10-19）。

（3）生活习性：主要以成虫越冬。在空气干燥、温度低的不良环境中就进入休眠期，体壁变硬，头部大部分缩入体内，不食不动，可抵抗环境数月之久；并能随尘土吹走或黏附于其他仓虫、动物和仓库用具等到处传播，一旦遇到适宜环境即能蜕皮恢复活动。

2. 毛衣鱼 *Cterolepisma villosa* Fabricius 也叫书蠹，属于昆虫纲缨尾目衣鱼科。分布于全国各地。

（1）主要危害的中药：栝楼壳、木通、大黄、乌梢蛇、僵蚕等80多种动植物药材。

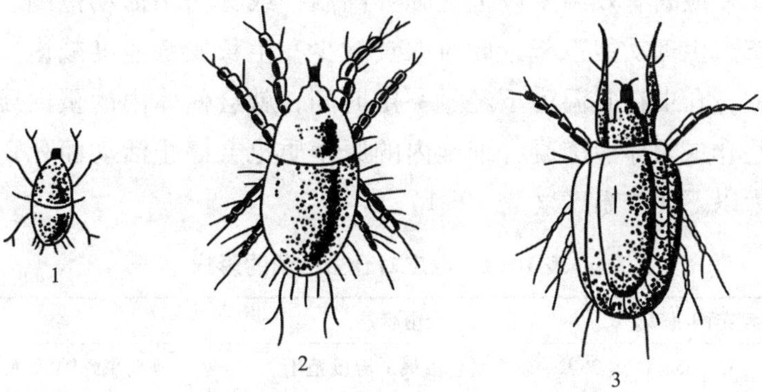

图 10-19　粉螨

1. 幼虫；2. 雄虫；3. 雌虫

（2）形态特征：成虫无翅，体腹背扁平，体长 9～13mm，全体柔软，体表被有鳞片，呈银灰色。口器为咀嚼式。触角长，丝状，在 30 节以上，复眼小而分离，无单眼。腹部 11 节，末端有 1 对长尾须和 1 条中尾丝（图 10-20）。

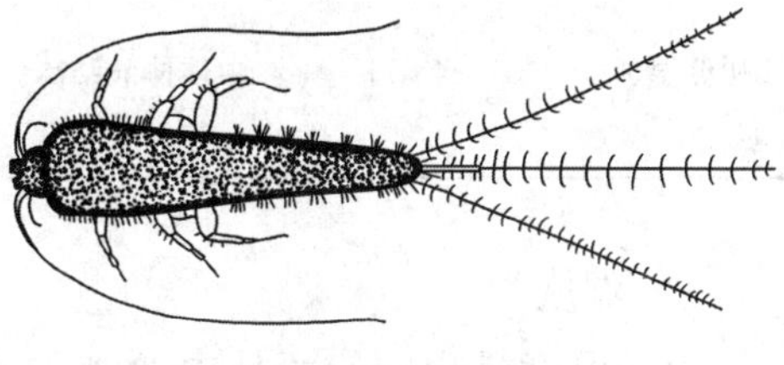

图 10-20　毛衣鱼

（3）生活习性：生活于仓库内包装物、纸张、药材之间，夜间活动，以淀粉物质为食。1 年发生数代，卵散产于药材表面。成虫、若虫均喜欢黑暗、温暖，爬行迅速，生命力强，遇光则惊逃。

四、影响中药仓虫的环境因素

影响中药仓虫的环境因素很多，如空气、温度、湿度、食物、天敌、微生物等。一切直接或间接影响中药仓虫的因素，统称为环境条件，也就是自然因素。可分为气候因素和生物因素两大类。气候因素包括空气、温度、湿度、光线等；生物因素包括食料、天敌、生物等。

（一）空气

中药仓虫生长发育及繁殖都离不开 O_2，因为它们在整个生命活动过程中，必须进行呼吸，吸收空气中的 O_2，排除体内的 CO_2才能生存。仓虫需要的 O_2与 CO_2的排除，随体内代谢的强弱而增减。在 O_2缺少或不足的情况下，呼吸加速，耗 O_2加快，使其周围环境中的 O_2更加减少，使仓虫生长发育受到抑制甚至终止生命。气调养护（简称气调）就是根据这一原理采取充 N_2降 O_2、自然降 O_2等对中药商品进行杀虫养护的。如中药商品中的 O_2降到 1%～2%，在一定的时间内大多数仓虫就会因缺 O_2而窒息死亡。此外，高浓度的 CO_2和 N_2等惰性气体，对中药仓虫也有一定的麻醉作用和毒杀作用。而且，随着 CO_2浓度或温度的增加和时间的延长作用加剧，中药仓虫窒息会加快。所以，气调养护中药的另一方法就是根据这一原理，采取充 N_2、充 CO_2去杀灭或抑制仓虫的。

（二）温度

中药仓虫虫属于变温动物，其生长发育、繁殖等生命活动，要求有一定范围的温度，即有效温度。仓虫在此范围内通常能完成其正常发育。在有效温度范围内的最适温度范围内发育、繁殖快。在最高有效温度以上为临界高温，或称为不活动范围。在这高温范围内仓虫常呈夏眠状态，生理功能下降，此时取食量少，生长发育速度减慢。温度超出临界范围为致死高温范围，仓虫在此温度下经过一定时间，就会使体内的蛋白质凝固而死亡。在低温情况下，有些仓虫因体液冻凝，细胞内的原生质也会停止活动而死亡。根据温度对仓虫的影响，可分为以下几个温区（表 10-1）。

表 10-1　温度对仓虫活动的影响

温区类型	温度范围（℃）	仓虫状态	备注
适宜温度区	15～35	25℃～32℃是仓虫最适温度范围	是仓虫蛀蚀活动最为严重的时期
致残高温区	50～60	仓虫受高温的刺激由强烈兴奋转入昏迷	可采取烘干、沸水喷淋、蒸汽等高温方法进行杀虫
亚致残高温区	40～50	仓虫处于昏迷与死亡的临界状态	夏季日光曝晒下灭虫
亚致死低温区	8～-4	仓虫随着温度的继续下降可致死亡	仓虫随着温度的继续下降可致死亡
致死低温区	-4 以下	虫体体液结冰。细胞原生质冻损而脱水死亡	利用冬季寒潮降温，可有效地防治仓虫

（三）湿度

这里的湿度是指中药商品中所含的水分和空气中的相对湿度，故湿度的问题实质上就是水的问题。中药仓虫的一切生理活动均离不开水分，物质代谢过程中所进行的全部生物化学反应都是在有水的情况下进行的，没有水就没有仓虫的生命活动。故水是仓虫生长发育和繁殖的重要因素。中药仓虫体内的含水量较高，一般占体重的 45%～90%。它们体内水的来源，主要依靠摄取食物获得，中药商品含水量高低，直接或间接地影响其体内的水量。中药商品含水量的变动，常常又受空气湿度的影响而变化着，如空气相对湿度低，中药商品含水量就少，相对湿度高，含水量就大。在湿度适宜时，即有利于仓虫的生长发育。但相对湿度低，温度较高，能引起仓虫失水，当虫体获得的水和散失的水失去了平衡时，仓虫即无法生存。湿度对仓虫的影响见表 10-2。

表 10-2　湿度对仓虫的影响

湿度范围	相对湿度	温度范围（℃）	仓虫状态
最适湿度范围	70%～80%	18～27	仓虫的繁殖能力最强，产生一代的时间最短，对中药商品的危害最为严重
适宜湿度范围	75%～90%	27～35	仓虫的繁殖能力下降，为繁殖而不断地从中药商品成分中获取营养物质的蛀蚀活动也随之减弱，但仍能对中药商品造成严重危害
不适宜湿度范围	30%～40%		仓虫从空气和中药商品中获取的水分不足，导致仓虫生理功能失调或死亡

（四）食物

1. 中药商品营养成分　中药商品富含蛋白质、糖类、淀粉等成分，这些成分是仓虫的必需营养物质。动植物类中药商品遭受仓虫蛀蚀，就是因为它们体内含有许多仓虫可食的营养物质。而矿物类药材之所以不被蛀蚀，原因则是它们无法直接从矿物药材上获取食物。

2. 仓虫对中药商品危害的方式

（1）常以蛹或幼虫在果实种子内发育、羽化，蛀食其中可食的部分，致使这类中药商品被害呈空壳或空洞。如豆象、麦蛾、玉米象等。

（2）幼虫先开始蛀蚀种子的胚部，随着幼虫期的增长就蛀食种子的外种皮。如咖啡豆象、印度谷蛾。

（3）在种子表面蛀食，将种子外表蛀害残缺不全，有些全草类中药，如锁阳、肉苁蓉等，仓虫是由外到内蛀蚀，严重时被蛀空成粉，不堪药用。如药谷盗和大谷盗。

（4）凡能危害完整中药商品的仓虫，一般称为前期性或第一食性仓虫；只能取食某些中药的碎屑、粉末者称为后期性或第二食性仓虫。在中药储存养护中，了解仓虫的食性与取食的方式，对仓虫的检查、防治均有一定作用。

（五）人为因素

人类的各种经济活动和社会活动，对中药仓虫的产生、发展具有重大的影响，包括中药生产加工、进出口贸易、国内调拨、仓库储存以及防治措施等。如能在中药生产流通各个环节全面防治仓虫，即能有效地控制仓虫的产生与危害；反之，若在经济与社会以及管理活动中，忽视仓虫防治，就会造成仓虫的广泛传播，如野外昆虫在仓库内定居、区域仓虫扩散、国外仓虫检疫对象的传入等。

五、中药仓虫的防治方法

中药仓虫的防治，必须贯彻“以防为主，防治结合”的养护方针，除要勤检查外，还应从杜绝仓虫来源，控制传播途径，消除仓虫生长繁殖环境，及时彻底消灭发现的仓虫等方面入手，实行全面的、系统的防治，才能有效地确保中药商品不受虫蛀。中药仓虫的防治方法如下：

（一）加强检疫，切断中药仓虫的传播途径

根据国家颁布的国内、国外检疫法令和条例，对国家输出、输入及国内地区之间的调拨，一律要求进行严格的检查与检验，检出有害生物（包括中药仓虫）要就地消灭，以防传播蔓延，此称为动植物检疫防治。检疫防治不仅仅是切断仓虫来源和防止传播的好办法，而且是关系到国际贸易信誉的大问题。就中药材来讲，一般在进出口贸易订货合同中，双方都会提出对外检疫对象要求，不让新的危险性仓虫传入本国，同时也应尊重对方国家，不让对方提出的虫种传出本国，这就是对外检疫。为了不使地区性仓虫在国内广泛传播，在实行对外检疫的同时，也应有国内中药材仓虫的检疫制度，互相防止某些地区性仓虫的传入和传出，这是对内动植物检疫。

（二）清洁卫生

以防为主的技术措施，包括环境治理、清洁消毒、隔离等保管养护方法。易生虫药材的养护，应从环境治理入手，做到防字当头，治在其中，治中有防，防治结合。在分类检查的基础上，加以综合防治。

1. 环境治理　贮藏环境要求干净整洁，清除仓虫匿居场所。库内积存的垃圾、尘土、碎屑及库区杂草、积水都是仓虫栖息隐藏的场所，要彻底清除。进出库散落的“地脚”应打扫干净后挑拣归垛，批量出库后腾清的货位，要把衬垫的苇席、麻布片等移出库外清扫、曝晒，积存在货位底部的杂药及碎屑要掏扫干净。

2. 清洁消毒 选用低毒杀虫剂喷施于仓储环境，杀灭暴露在外部的仓虫和有效地驱避外来仓虫的传播。环境消毒应从养护季节开始进行第一次药剂喷施，至养护季节结束，每月至少进行一次。消毒的药剂，可选用敌敌畏或溴氰菊酯类杀虫剂。

（1）敌敌畏：80%敌敌畏乳油与水以 1∶10 的比例配成乳悬液备用。在库内地面走道上每隔 2m 置一瓷盘或破旧麻袋，将配兑好的药剂喷雾或按量倾倒在盘内或麻袋上，使其缓慢地释放蒸汽，喷施后应密闭 24 小时以上。不要将药液喷施在堆垛表面。也可用挂布条法进行熏蒸，即在离堆垛顶面 1m 高相对的两面墙上钉好铁环，在麻绳上拴挂若干布条，绳的两端分别穿过墙上的两个铁环圈，绳的长度通过铁环圈可放松至地面为宜。用 80%敌敌畏乳油浸湿第一个布条，布条不滴药液时再浸第二个布条至最后一个布条止。两边同时拉起麻绳使其悬空，在墙上钉牢，密闭 72 小时即可。用此法操作，以 2.5m 间距，可悬挂多条麻绳和布条。

（2）溴氰菊酯：①空仓消毒，在新建或腾空的库房内进行，用喷雾器在墙壁、屋顶、地面上喷施，一般用药量有效成分为 7.5mg/m^2；②堆垛喷施，用喷雾器将药液喷到堆垛的周围、阴暗角落和空间。通常将溴氰菊酯乳油与水以 1∶4000 或 1∶7000 混合调配喷雾；粉剂（有效成分 100g/L）用量为 1000m^3 用此药 0.5g。喷药后密闭，可在 8 天内有效防治仓虫；③包装处理，用此药的可湿性粉剂 200g 加水 100ml，用药量 1mg/m^2，把药液喷到包装上。

3. 隔离防治 验收发现中药商品有仓虫活动，如药材未被蛀蚀，可能是运输中传播而来。如部分有虫蚀，说明发货方在药材储存期间养护不当。对这种情况的处理方法是，严重虫蛀的应退回，但在退回发运之前应采取隔离措施，并施药剂熏蒸，灭虫后再退回。对偶见仓虫或少部分被蛀的药材，应在指定地点实行隔离，进行灭虫处理后继续观察。无仓虫危害时，对有虫蛀药材进行挑拣加工。在库储存的药材，应做到生虫与不生虫的分开存放，一般生虫与最易生虫的分开存放。如条件不允许，应将未生虫的药材早期实行密封，避免交叉感染。

（三）诱杀

1. 灯光诱集法 利用蛾类仓虫的趋光性来诱杀仓虫的方法称灯光诱集法。其操作方法是：距堆垛周边 2m 范围地面上架设不超过 60W 的照明灯，如系紫外灯兼有灭菌作用。架设高度距地面 0.5m 为宜，灯下方置一个水盆，倒进清水。于蛾类仓虫密集时，在入夜时分接通电源后，“灯蛾扑火”，纷纷跌撞进水盆中。清晨应把水盆里的水倒掉，撤灯。

2. 高峰诱集法 某些仓虫具有上爬群集性，如玉米象、锯谷盗、绿豆象等。利用这一习性，结合晾晒法，进行诱集杀虫。其操作方法是：把发现虫情的药材摊在地面上，堆成 0.3m 左右的小高峰多处，在高峰处插以草把或脱粒后的玉米穗。经过一段时间，草把或玉米穗上就集满仓虫，取出草把用沸水或药剂处理。

3. 模拟越冬场所诱集法 蛾类仓虫幼虫越冬习性是沿墙壁上爬至屋顶与墙壁交界处、角落处结茧化蛹越冬，天气转暖后羽化成虫。利用这一习性，可模拟其越冬场所诱集灭虫。其操作方法是：将宽 0.3m 麻袋片（长度不限）两层，钉在上述各处，模拟其越冬场所，每周检查一次，诱集到一定数量时，将麻袋片取下，用沸水处理后晒干，继续诱集。

（四）物理防治

物理防治利用温度对仓虫生理活动的影响，采用高温或低温破坏其生理功能和生活条件，杀灭或抑制仓虫生长繁殖的一种方法。

1. 高温杀虫　药材仓虫对高温的忍受力较差，环境温度在45~48℃时，大多数仓虫处于昏迷状态，48~52℃时，虫体蛋白质凝固而死亡。

(1) 日光曝晒法：应先将平整干净的场地晒热，再将生虫的药材摊开铺匀，并勤翻动。药材均匀受热温度在48℃以上时，日晒时间不应少于2小时。日晒时，场地四周用敌敌畏(与水配兑的乳悬液)等杀虫剂喷布防虫线，以杀死向四周逃窜的仓虫。

(2) 烘干法：可用干燥机进行，温度控制在50~60℃，烘干时间在30分钟以内为宜。某些含挥发性、油性的药材不宜采用此法。

2. 低温杀虫法

(1) 自然降温：药材仓虫在-4℃以下时，体液可冻结而死亡。在冬季温度下降至-2℃时，将库内门窗打开，连续若干天，利用寒冷空气在库内对流降低药材垛温，可使暴露在外的仓虫致死或使匿藏垛体深处的仓虫生理功能受损。

(2) 机械降温：如某企业大型细贵药材库已实现了低温冷藏技术的大面积应用，库内温度维持在15℃，相对湿度在70%左右，能使细贵药材安全渡过养护期。

3. 除氧剂封存　除氧剂是由经过特殊处理的活性铁粉而制得的化学物质。工作原理是利用铁剂的氧化还原作用与氧发生化学反应，达到除氧作用。

除氧剂无臭、无味，不直接与药材接触，具有防虫、防霉、防氧化变色等作用。定量除氧剂在密封体内，可使氧浓度在1~2天内降至0.1%以下。除氧剂能改变密封体内的空气体积比，严格地说，除氧剂封存也是一种“气调”养护方法。

(五) 化学防治

化学防治是用化学药剂杀灭仓虫的方法。化学防治见效快，仓虫死亡率高，是目前应用最广泛的防治方法。化学防治不仅可以杀虫，还可以灭菌或抑菌。常用的熏蒸剂主要有磷化铝、溴甲烷、环氧乙烷等，熏蒸剂的作用、用药量和用法，详见本书第九章“中药在库养护基本方法”。

(六) 气调养护

详见本书第九章“中药在库养护基本方法”。

(七) 对抗同储养护

对抗同储养护是利用一些有特殊气味能起驱虫作用的中药(或物品)与易生虫的中药共存，达到防止害虫发生的目的。它简便易行，且无毒、无污染，对中药及人、畜安全无公害，可就地取材，以中药治中药的害虫，驱虫效果好，适用于许多易受虫害与数量不多的药材养护。常用的对抗同储养护方法有：

1. 山苍子防虫　山苍子即中药材荜澄茄，其所含芳香油(即山苍子芳香油)杀虫效果很好，可将山苍子油与易生虫的中药商品共存。若无山苍子油可直接用山苍子防虫，将药材顺序放入木箱和铁桶中，同时在四角和上下放适量的山苍子(捣破后用纸包好)，然后将容器四周缝隙均用血料封严，放在阴凉干燥处存放。在动物药材中，除龟板、虎骨、鹿筋、鳖甲、象皮等外，其他易生虫的如乌梢蛇、蕲蛇、金钱蛇以及各种虫类药材均可用此法防虫。

2. 花椒防虫　利用花椒辛辣气味防止中药仓虫，方法同山苍子防虫，但也可将花椒直接洒在药材上。有腥味的肉质蛤蚧、蛇类药材适用此法。若花椒混合生石灰效果更佳。具体方法：将蛤蚧去竹片，每对包一包，白花蛇每0.5kg包成包，将生石灰粉与花椒按2∶1

的比例混合均匀，选择有盖的搪瓷缸或瓦罐，先在底下放一层约3cm厚的石灰花椒，用草纸盖上，再放一层蛤蚧或白花蛇，这样一层生石灰花椒，一层蛤蚧、白花蛇，交叉存放，最后上面放一层厚5cm的石灰花椒，用盖密封。用此法保管蛤蚧、白花蛇，不仅不易吸潮，而且石灰花椒具有杀虫作用，故不易生虫，保证质量，同时药房又便于配方。

3. 樟脑防虫 将樟脑用纸包成小包，每包10～15g，均匀放在箱内药材中，然后密封。如鹿茸、蕲蛇、蜈蚣等可用此法防虫。另将蛤蚧与樟脑同储于密封容器中或将蛤蚧与肉桂对抗同储于密闭容器中也能防蛀。

4. 大蒜防虫 土鳖虫、斑蝥、全蝎、红娘等虫类药材内可放大蒜，不易生虫。尚有芡实和薏苡仁易生虫，尤其夏季，中药商品往往被蛀得千疮百孔，对此可用大蒜防虫蛀，1kg药材加入10瓣大蒜拌匀，放入铁桶等容器内，封严贮藏。另外，党参、枣仁、白芷、山药、大黄等药材贮藏时，可根据实际情况，分别先用大蒜瓣或95%乙醇防虫蛀、防霉变。

5. 丹皮防虫 在梅雨季之前，将干燥的泽泻和丹皮一层压一层地装在木箱或缸内，然后盖严密封放在干燥阴凉处，这样即可使泽泻不生虫，丹皮不变色。另外，冬虫夏草在贮藏期可用透明玻璃瓶封固，或置于盒中，周围放几块木炭和少许丹皮可以防虫。

6. 伤湿止痛膏防虫 在贮藏蜈蚣的罐内放入适量的去除外包装的止痛膏（消炎镇痛膏也好），即可达到防虫驱虫的目的。注意每天用后要随时盖好，防止药膏气味走失。此法也可用于乌梢蛇、蕲蛇、蛤蟆蚧等动物药材的保管。

7. 酒精诱杀谷象虫 谷象是蛀食中药材的一种常见仓虫，特别是土鳖虫、大黄、白芷、山药等药材易遭受此虫的危害。防治方法：在盛有药材的容器中放小半碗95%酒精，碗周围用药材塞平，然后将容器加盖密封；24小时后谷象成虫就会闻气而来，落入酒精中而被杀死。此外，酒精与枸杞子、大枣同储也有较好的防虫效果。具体操作方法：取一大小适宜的有盖且能密封的洁净铁皮桶（方、圆形均可），装入2/3的干燥无虫霉的枸杞（大枣）；另取一大罐头瓶洗净，装入2/3的95%酒精，瓶口敞开，覆盖纱布，埋入枸杞（大枣）的下半部，盖上桶盖密封即可。用此法贮藏的枸杞（大枣），较长时间内不会受潮、生虫、发霉，而且干燥，可保持原有的药物色泽，不影响中药商品的疗效。

8. 白酒（烧酒）防虫 利用酒挥发出来的乙醇蒸气来杀灭或驱走仓虫。此法对含有糖质多而极易被虫蛀的中药较适宜。如桂圆肉、枸杞、当归、冬虫夏草、灵芝等。具体方法：在瓦缸或瓦坛的底部，放适量白酒（50°），上放一块有多数小孔的木板，然后将已干燥的中药铺放于木板上，再加盖密封贮藏，也可达到防治仓虫的目的。

9. 其他对抗同储防虫 除上述常用对抗驱虫方法外，还有全蝎、海马与花椒或细辛同储；丹皮与山药同储；人参与细辛同储；冰片与灯芯草同储；硼砂与绿豆同储；斑蝥与大蒜同储等。采用特殊气味的物品（白酒和药用酒精）密封同储的还有对动物、昆虫类药物及炮制品如白花蛇、乌梢蛇、地龙、蛤蚧、土鳖虫、九香虫等，含油脂类中药及炮制品如柏子仁、郁李仁、杏仁、桃仁、核桃仁、枣仁等，对含糖类中药及炮制品如党参、熟地、枸杞子、龙眼肉、黄精、黄芪、大枣等，对含挥发油类中药及炮制品如当归、川芎等均可采用喷洒少量的95%酒精或50度左右的白酒密封贮藏，可达到防蛀、防霉效果。

第二节 仓库鼠害及其防治方法

一、鼠类的危害

1. 盗食药材 鼠类是啮齿动物，它的口器功能和消化功能都是很强的。它还有善于“贮藏”的习惯。

2. 污染药材 鼠类喜食的药材，都是一些淀粉、蛋白质、脂肪、糖类等营养物质丰富的品种，它们在偷食饱足以后，还会排泄粪便，造成药材的严重污染，降低中药商品的品质。

3. 传播疾病 鼠类是病原微生物传播的媒介，它把一些病毒、致病菌带到中药商品上，其危害是难以估计的。如鼠疫、出血热等。

4. 破坏包装和建筑物 老鼠为了实现它偷食和盗走药材的目的，对中药商品包装和库房建筑结构，常常要进行一些破坏，如将包装咬成洞口，在地坪以下或仓墙上掘洞，以及破坏门窗，咬穿气调密封的塑料罩帐等，其危害都是很大的。

二、常见的仓鼠

老鼠是哺乳类小型啮齿动物，种类很多，我国发现的家鼠和野鼠有 80 多种。中药仓鼠常见的有以下四种：

1. 褐家鼠 *Rattus norvegicus* Berkohout 也叫大家鼠、沟鼠、水老鼠、谷仓鼠。体长 16~25mm，尾长 13~20mm。较粗大，全身褐色或深褐色，腹部灰白色，口鼻圆钝，两耳短厚不透明，善于打洞和游泳。是我国分布最普遍的家鼠之一。善钻洞，不善攀登，具有同类残杀性，昼夜均活动，以上半夜最为活跃（图 10-21）。

2. 小家鼠 *Wus musculs* Linnaeus 也叫鼷鼠、小鼠。体形瘦小，体长 6~10cm。尾比体略短。口鼻较大，耳大，体黑色，腹部较深。善攀登、跳跃，常栖居室内，洞口较多，贪食，行动不大机警，昼夜均活动（图 10-22）。

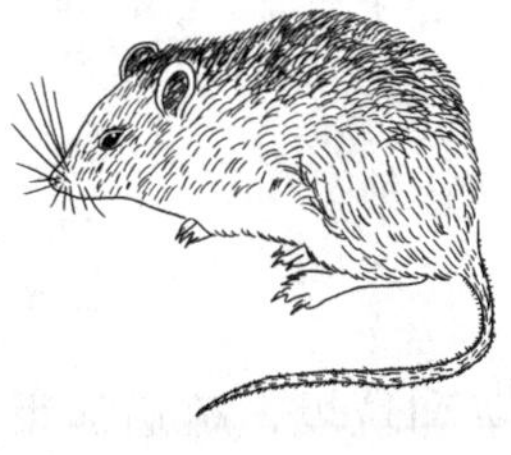

图 10-21 褐家鼠

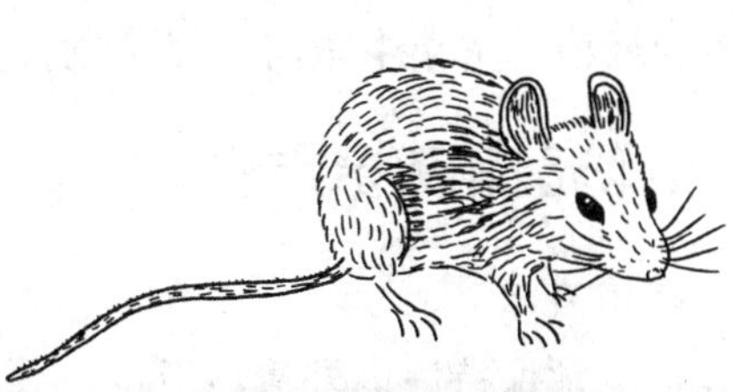

图 10-22 小家鼠

3. 黄胸鼠 *Rattus flavipectus* Milne-Edwards 也叫屋顶鼠、黑家鼠、船鼠等。全身黑灰色，腹部呈土黄色，体长 13~19cm。善于攀爬，鼠洞构造简单，食性复杂，具肉食性，以夜间黄昏和黎明时最为活跃（图 10-23）。

4. 黑线姬鼠 *Apodemus agrarius* Pallas 也叫田姬鼠、长尾黑线姬鼠。体长 7~12cm，尾为体长的 2/3，体背中央有一条黑线，从尾直到头顶。背毛浅棕色，间杂黑色，腹毛灰白色。善于挖洞。常栖居田野近水处，冬季进入室内，食性杂，喜黄昏和黎明时活动（图 10-24）。

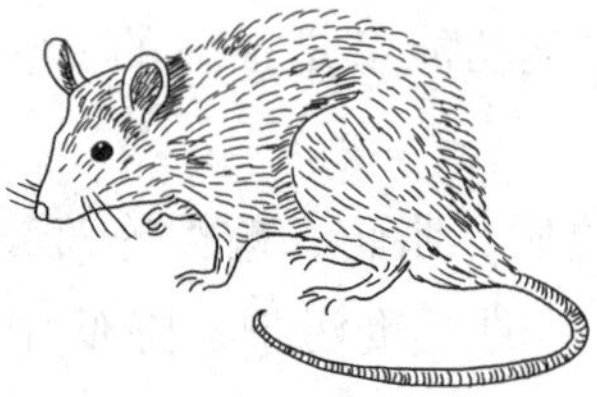

图 10-23　黄胸鼠

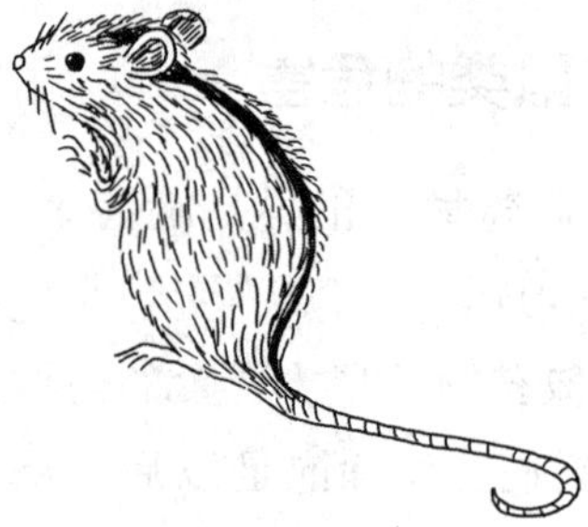

图 10-24　黑线姬鼠

三、仓鼠的共同习性

1. 繁殖能力强　人类乱捕天敌，加上鼠类极高的繁殖率，造成了鼠类惊人的数量。在有些地区鼠类的数量是人类的几十倍。如褐家鼠一年可育仔鼠 800 多只。

2. 咬啮习性　老鼠在一生中，每天做着咬啮动作，以保持其门齿的适当长度，凡有棱角的东西，如果其硬度低于鼠齿，也是老鼠喜欢咬啮的目标。仓库门窗和药箱等处有很小的洞隙，常被老鼠咬啮成大洞而进内做窝或取食等。老鼠食性很杂，人吃的东西它都吃，褐家鼠饥饿时甚至吃粪便。

3. 嗅觉记忆能力强　老鼠的嗅觉、听觉和视觉能力都很能灵敏，它可以辨别气味（如捕鼠工具上沾有人的手汗或鼠血气味），辨认一切物体大小和动作，并能听到很轻的声音。老鼠的触须是一种复杂的感觉器官，粗长刚硬，特别灵敏，时刻用以触探周围的物体。喜欢狭隘的道路，不愿走两侧毫无凭借的地方。

老鼠的记忆力也很强，它对取食的途径甚至食物存放位置的记忆能力可达一星期左右，我们可以根据老鼠的这一特点，捕杀老鼠。

4. 打洞做窝能力强　老鼠挖洞营巢做窝能力很强，可以从地面向下挖 60cm 到 160cm 深的鼠洞。老鼠做窝地点多在地板下、墙壁空洞、天花板、顶棚以及药材垛中，有时也在中成药的纸箱、木箱中做窝生仔，危害商品。

四、防鼠和灭鼠方法

1. 防鼠方法

（1）经常保持库内外清洁卫生：要清除仓库周围的杂草和垃圾，疏通沟渠，各种物料不得乱堆乱放，这样易于发现鼠迹，及时捕杀。

（2）完善防鼠设施：库门关闭后应达到密闭，不能给老鼠留有进出仓库的空隙，白天开库房门时，应加挡鼠板，窗外安装铁窗纱，凡天窗、气窗、通风洞都必须装铁丝网或铁栅栏。若仓库有破损墙壁、鼠洞，应及时修补堵塞，使鼠不能钻出。仓库的门框下缘应包钉 30cm 高的铁皮（图 10-25），各种管道上要加挡鼠板（图 10-26），以防止鼠类攀登入库。

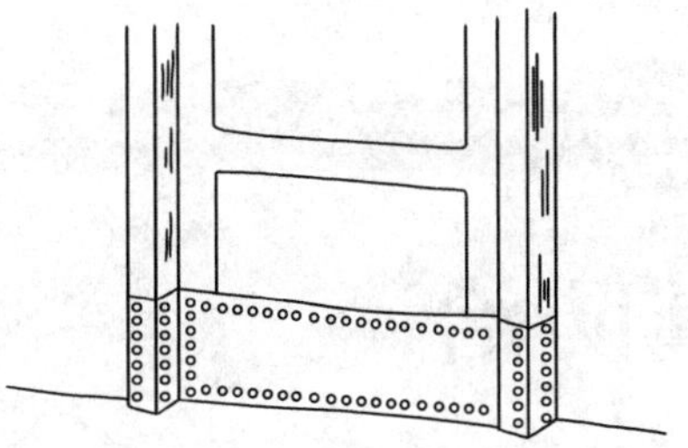

图 10-25　门框下缘钉 30cm 高铁皮

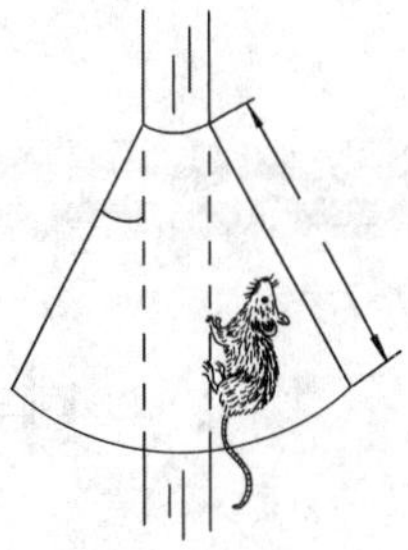

图 10-26　管道上的挡鼠板

（3）加强入库中药商品的检查：以防老鼠随商品混入仓库。并且把库内老鼠可食的药材如党参、枸杞子、熟地、薏苡仁等妥善保管好。

2. 灭鼠方法

（1）天敌灭鼠：老鼠有五大天敌，即蛇、猫（家猫、野猫）、黄鼠狼和猫头鹰，对这些天敌应加以保护。俗话说“一猫镇千鼠”，可见天敌对鼠类的威慑作用。

（2）器械捕鼠：即采用一般常用的各种捕鼠器械灭鼠，如木板捕鼠夹、倒须捕鼠笼、弹簧捕鼠笼、闸板捕鼠箱、铁桶翻板、钢丝弹簧鱼钩、电子灭鼠器（俗称电猫）等效果都很好。器械灭鼠后，用过的器械应用火烧或开水烫，否则老鼠嗅到气味避而远之，捕鼠器械如同虚设。优点：安全，操作简便，效果可靠，但工效低，不适宜大面积应用。

（3）毒饵诱杀：最常用的药剂有以下几种：①敌鼠钠盐，取药物 5g，用热水 1kg 溶化均匀，可浸泡玉米花、苹果块、油饼、米饭等 5kg，如配干面，可适当多掺加些热水，每天在老鼠活动的地方投放一次毒饵，此药使用安全，对鸡、猪毒性低（猫、狗易中毒死亡）；②磷化锌，用面粉、米饭等食物 95%，磷化锌 5%，再加少量食油搅拌均匀即可，毒饵经六七天即逐渐失效，应随配随用；③碳酸钡，用碳酸钡 1 份，面粉 4 份，稍加食糖和水混匀搓成小面团即可；④安妥，每 1kg 食物用安妥 10g 拌匀即可。

（4）黏鼠胶灭鼠：SH-2 型黏鼠胶是一种黏着力强的无毒分子胶黏剂，它具有使用方便，安全卫生，不污染环境，不易被老鼠发觉，老鼠被黏住后就挣扎不脱，越挣扎越牢，是药物和机械不可比拟的。SH-2 型黏鼠胶由合成树脂、软化剂、增塑剂等原料组成，由于无硬化剂，不干，可以长时间使用。操作方法：将黏鼠胶加温 80～90℃，变得易于流动，待融化后均匀地涂在硬板纸或塑料薄膜上（大小均可），中间放诱饵，然后放在货垛或走道中，注意不要黏上垃圾、灰土，放置时间一长黏性减低时，加温融化，如老鼠被黏，可取走再用。

另外，也有使用超声波、激光和电防治鼠害办法，均可研究使用。应当注意的是，由于鼠类比较机敏，警觉性很强，无论采用何种灭鼠方法，都应当经常变换方法、时间和场所。否则，长久如一，灭鼠效果逐渐就不行了。

扫码“练一练”

扫码“学一学”

第十一章

中药霉变及其防治

学习目标

知识目标

1. 掌握中药霉变的防治方法。
2. 了解霉菌的形态、分类与生长繁殖条件。

技能目标

能正确运用防霉技术养护中药。

第一节　霉菌的形态、分类与生长繁殖条件

知识链接

霉变的危害：霉菌在药材上通过分泌酵素（多种酶），将药材中的蛋白质、糖类、脂肪和胶质等分解成氨基酸、葡萄糖、有机酸等，造成药材腐烂变质，失去药用效力，甚至产生有毒的霉菌毒素，如黄曲霉素、杂色曲霉素、黄绿青霉毒素、灰黄霉毒素等。患者服用发霉的药材，可引起肝、肾、神经系统、造血组织的损害，甚至可导致癌症如黄曲霉毒素。故有“霉药不治病”之说。

中药商品在贮藏过程中极易发生霉变现象。一般而言，发霉绝大部分是由真菌引起的。现将霉菌的形态、生长条件及其防治方法介绍如下：

一、霉菌的形态与分类

危害中药商品的微生物种类繁多，在仓储养护工作中常遇到的类群有细菌、酵母菌和霉菌，由于霉菌对中药商品的破坏最大，故本节主要讨论霉菌的有关问题。

（一）霉菌的形态

霉菌的菌体由许多菌丝构成的菌丝体，菌丝由孢子萌发而成。菌丝有两种：一种是单细胞，无横隔；一种是多细胞，有横隔（图 11-1）。菌丝尚有营养菌丝和气生菌丝之分，

前者伸展于基质中吸取养料，后者伸展于空气中，具有繁殖功能，在气生菌丝的顶端产生孢子。孢子是多数霉菌进行繁殖的微小单位。霉菌即是依靠这些繁殖单位来产生自己新的个体的。孢子的颜色有绿色、黄色、橙色、红色等，大小不一，形状各异，有球形、卵圆形、椭圆形等。孢子有无性孢子和有性孢子两种。

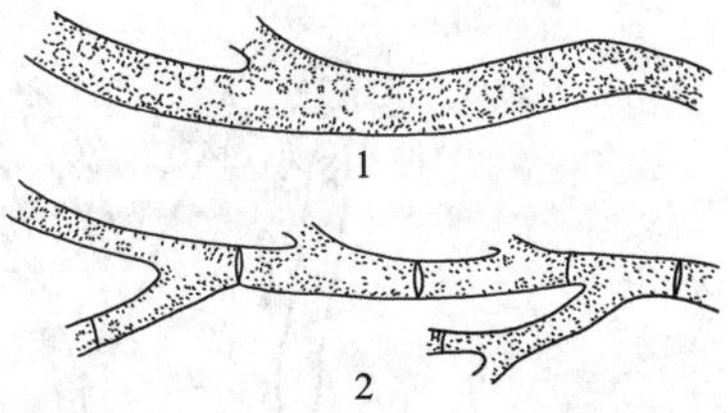

图 11-1　菌丝形态

1. 无隔菌丝；2. 有隔菌丝

1. 无性孢子　无性孢子是不经性细胞或性器官的细胞核融合而产生的孢子。无性孢子主要有孢囊孢子、厚垣孢子、分生孢子、粉孢子、节孢子等（图 11-2）。

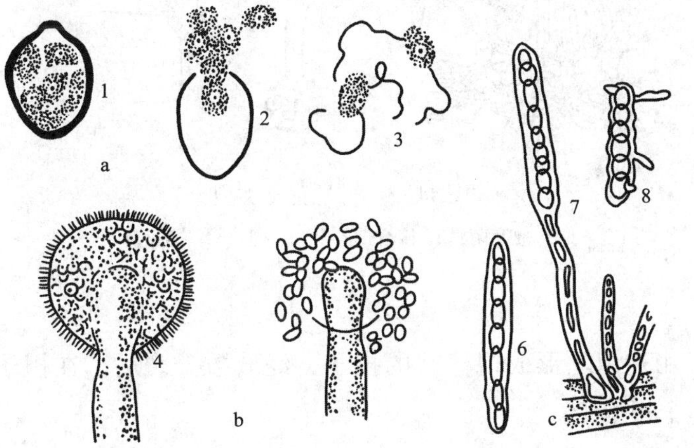

图 11-2　无性孢子类型

a. 游动孢子；b. 孢囊孢子；c. 分生孢子

1. 游动孢子囊；2. 孢子囊萌发；3. 游动孢子；4. 孢囊梗和孢子囊；

5. 孢子囊破裂释放游动孢子；6. 分生孢子；7. 分生孢子梗；8. 分生孢子萌发

无性孢子形成较快，产生量大。当其形成后，即四处飞散传播，遇到适宜环境时，就不失时机地发芽，长出芽管，形成新的菌丝。霉菌的无性孢子可以由分生孢子梗产生，或在孢子囊内形成。多数无隔膜菌丝的霉菌（如毛霉、根霉）产生孢囊孢子（亦称内生孢子）。孢子囊生于菌丝的顶端，有圆形或梨形，内生孢囊孢子，孢子囊成熟后，囊壁破裂，散出孢囊孢子。分生孢子梗生于菌丝的末端，一至多个，排列形式各种各样，有单生、丛生、辐射状或扫帚状等。分生孢子梗末端产生外生的分生孢子，其大小、形状、颜色多种多样。

2. 有性孢子　有性孢子是经性细胞或性器官的细胞核融合而产生的孢子。有性孢子主要有以下四种（图 11-3）。

（1）卵孢子：菌丝形成两个类型的配子囊（大的叫藏卵器，小的叫雄器），经过质配和核配，在藏卵器内形成双倍体的有性孢子。卵孢子壁厚、色深，可以渡过不良环境。

（2）接合孢子：由两个大小不同的性器官接触后，接触处的细胞壁逐渐溶解，两个器官的原生质和细胞核相互融合形成接合孢子。接合孢子细胞壁较厚，表面呈棘状，或有不规则的突起。

（3）子囊孢子：由造囊菌丝形成子囊，子囊经减数分裂后，每个子囊内产生 4~8 个子

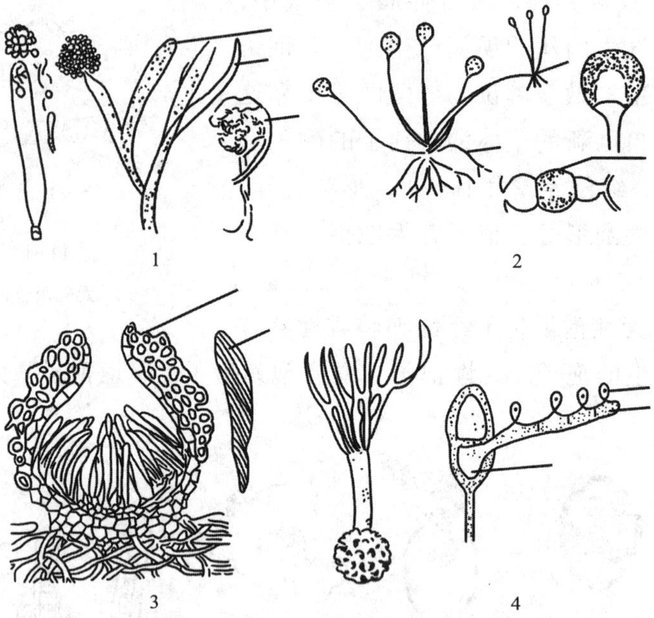

图 11-3　有性孢子类型

1. 鞭毛菌；2. 接合菌；3. 子囊菌；4. 担子菌

囊孢子。

（4）担孢子：由造菌丝形成棍棒状的担子，经减数分裂后，在担子上产生 4 个小梗，每个小梗上产生 1 个担孢子。

（二）霉菌的分类

霉菌的种类极多，约有数万种以上，通常可分为藻状菌纲、子囊菌纲、担子菌纲和半知菌纲。引起中药商品霉变的主要是藻状菌纲和子囊菌纲。

1. 藻状菌纲　藻状菌纲菌丝体无隔膜；有性繁殖产生卵孢子、接合孢子；无性繁殖产生孢子囊和孢囊孢子。其中重要的有毛霉和根霉，对中药商品的危害很大。

（1）毛霉：毛霉的孢子囊柄成单轴直立于菌丝体，在其顶端产生孢子囊，菌落常呈絮状，初为白色，继而为灰色或黄褐色，菌丝发达，单细胞，无隔膜，以孢囊孢子繁殖（图 11-4）。毛霉在中药商品表面多有分布，对蛋白质有较大的分解能力。

毛霉接近兼嫌气性霉菌，较耐低温，最适宜发育温度 25～28℃，适应范围 0～32℃，喜潮湿。

（2）根霉：根霉的菌丝恰如植物的根，有向培养基内伸入分支的假根和横向匍匐面联结假根的蔓丝，蔓丝向外生长后又形成一丛新的菌丝体；菌丝末端长出了孢囊柄，柄端是棕黑色的卵形孢子囊。其菌落呈絮状，初生时为白色，后为灰黑色，密生黑色小点（图 11-5）。根霉对含有淀粉、蛋白质的中药商品破坏和影响比较严重。在药材上寄生的根霉颇多，特别是果实和根及根茎类药材。

根霉最适发育温度 30～34℃，不耐高温，适应范围 5～37℃。要求相对湿度在 90% 以上，为湿生、中温性霉菌。

2. 子囊菌纲　子囊菌纲是霉菌中最大的一纲，其主要特征是：菌丝有横隔；有性繁殖产生子囊和子囊孢子；无性繁殖产生分生孢子。引起中药商品和食品发酵和霉变的主要有

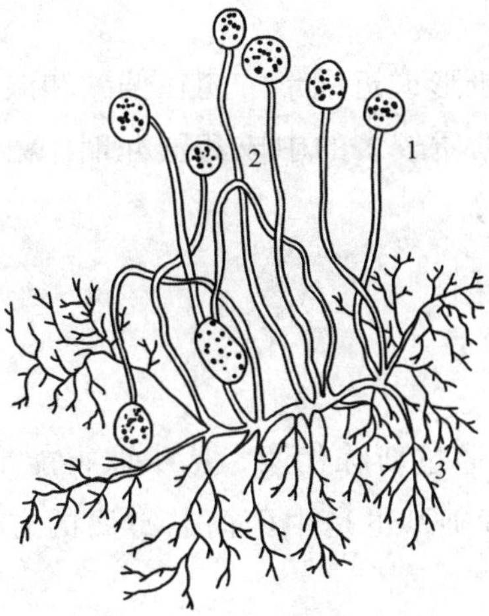

图 11-4　毛霉菌

1. 孢子囊；2. 孢子囊梗；3. 菌丝

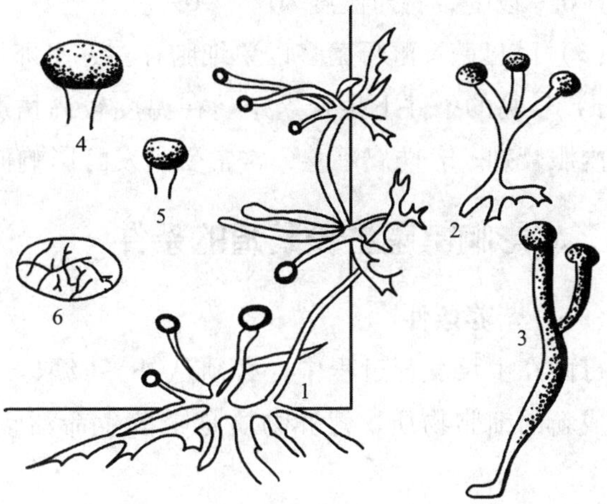

图 11-5　根霉菌

1. 假根；2~3. 孢子囊柄；4. 孢子囊 5. 囊轴 6. 菌核

曲霉菌、青霉菌、酵母菌。

（1）曲霉菌：菌丝体产生大量直立的分生孢子柄，在柄的顶端产生球形头状物，称为泡囊，并在泡囊上生出许多瓶状小梗，将泡囊完全盖住。当小梗成熟后，在它们的顶端开始形成分生孢子，一个连着一个成为一串，并且靠分生孢子进行无性繁殖（图 11-6）。

曲霉危害的主要中药商品：红参、生晒参、党参、川麦冬、玉竹、陈皮、川芎、使君子、黄芪、红枣、枸杞子、天麻、当归、怀牛膝、栝楼（皮）、天花粉、山药、白果、紫菀、鹿筋、狗肾、麝香、蛤蟆油、蜜丸、糖浆、膏滋类等等。

（2）青霉菌：此菌以绿色或蓝色的最多，菌丝较为短粗，有横隔。分生孢子梗的顶端不膨大，但有多次分支呈扫帚状，形成许多小梗，小梗顶端长出成串念珠状的分生孢子。以此分生孢子进行无性繁殖（图 11-7）。

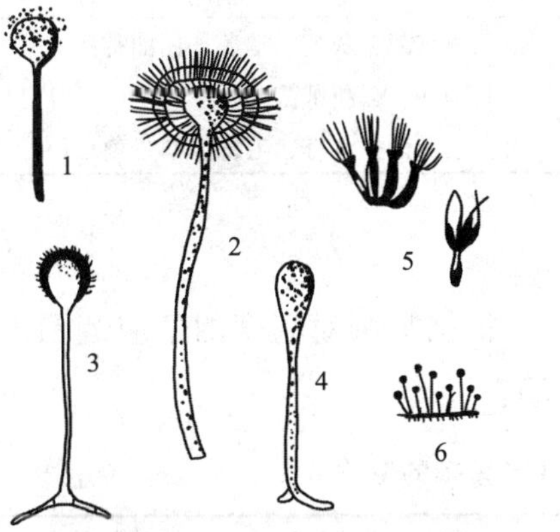

图 11-6　曲霉菌

1. 分生孢子柄；2. 纵断面；3~4. 幼分生孢子柄；

5. 小梗及着生分生孢子；6. 菌丛

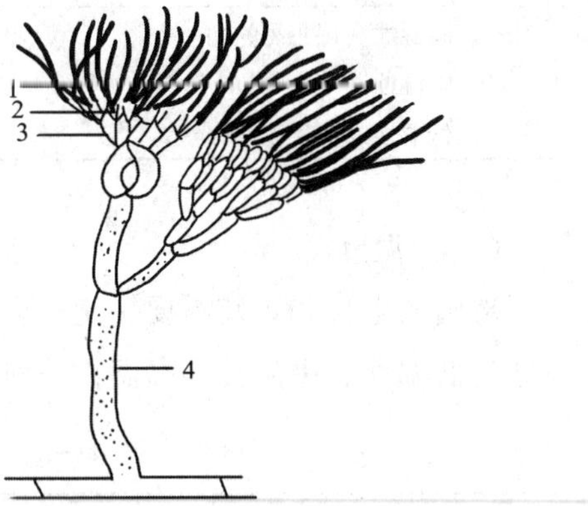

图 11-7　青霉菌

1. 分生孢子；2. 梗基；

3. 瓶形小梗；4. 分生孢子柄

青霉菌危害的主要中药商品：栝楼、党参、莲子、莲子芯、红枣、玉竹、玄参、地黄、毛知母、薏苡仁、芡实、浮小麦及蜜丸、液体制剂。青霉菌往往与曲霉菌共同发生。

青霉菌的生活习性：此菌多属于中温性至低温性，多数可在 0℃左右生长，孢子萌发

AW 值 0.9 以上，相对湿度 80%～90%。

（3）酵母菌：酵母菌多以单细胞存在、呈卵圆形、圆锥形或近圆形。能在偏酸和湿度（水分）较高的条件下生长繁殖。在温度较高情况下，含糖质较多的中成药蜜丸剂、糖浆剂、内服膏剂，若防腐不善，常常受其发酵影响而变质。

二、影响霉菌生长繁殖的条件

（一）营养条件

霉菌在生长发育过程中，必须从外界吸取营养物质，通过新陈代谢，从中取得能量，并合成新的细胞物质。营养物质是霉菌生命活动的物质基础，也是中药商品霉腐的主要原因。

1. 碳源　霉菌生长繁殖的碳源养料，来源于基质中的有机碳化合物和无机碳化合物。中药商品成分中，含有丰富的碳源养料，如淀粉、纤维素、糖类、有机酸、脂肪等。含有淀粉的薏苡仁、山药等，含黏液质、糖类、苷类的党参、人参、栝楼等，含有脂肪油的柏子仁、杏仁、桃仁、核桃仁、火麻仁等，都可以给霉菌提供丰富的碳源养料。

2. 氮源　氮源是指含氮化合物、硝酸盐、分子氮等。它是霉菌合成细胞原生质、酶及其他细胞结构的原料。动植物药材（及饮片）的细胞原生质等物质，均有蛋白质成分，细胞中的干物质也含有蛋白质，有的还含有丰富的含氮化合物，这些物质都可以被霉菌作为氮源。

（二）水分（湿度）

根据湿度对霉菌生长发育的影响，可把霉菌分为干生性、中生性和湿生性三种类型（表 11-1）。

表 11-1　霉菌生长发育对空气湿度的适应性

霉菌类型	最低相对湿度	举例
高湿性（湿生型）	90% 以上	杂色曲霉菌、灰色曲霉菌、白曲霉菌
中湿性（中生型）	80%～90%	黄曲霉菌、黑曲霉菌
低湿性（干生型）	80% 以下	大多数霉菌如青霉、毛霉、酵母菌

（三）温度

霉菌的生长和繁殖需要一定的温（湿）度范围，根据霉菌对温度的适应范围，可将霉菌分为低温性、中温性和高温性三种类型（表 11-2）。

表 11-2　温度对各类霉菌生长繁殖的影响

霉菌类型	最低温度（℃）	最适温度（℃）	最高温度（℃）	致死温度（℃）
低温性霉菌	0	5～10	20～30	40～50
中温性霉菌	5	25～37	40～50	60～70
高温性霉菌	30	50～60	70～80	90～120

（四）光线

大多数霉菌可被光线抑制或杀死，所以，用日光曝晒中药商品不仅防霉，而且也能治霉。

日光曝晒中药可防霉、杀菌，一是可使药材的含水量降低，破坏霉菌生长繁殖的环境条件；二是日光中有一部分紫外线，能使霉菌细胞的原生质变性，进而破坏其生理功能。

（五）空气

微生物在生长发育过程中，对空气有一定的要求。根据微生物对空气的要求不同，大致把微生物分为好氧性、厌氧性、兼性厌氧微生物三种类型。好氧性微生物又称好气性微生物，要求空气中有 O_2，它只能在分子 O_2存在时才能生存，多数霉菌和某些酵母菌属于这一类型。厌氧性微生物又称兼嫌气性微生物，在没有分子 O_2的情况下生存，如乳酸菌。兼性厌氧微生物又称兼嫌气性微生物，在有分子 O_2或无分子 O_2的条件下都可生长，如酵母菌。根据微生物的这些特性，采取气调养护防霉就是一种很好的措施。

由于霉菌和某些酵母菌多属于好氧性的，它们在生长繁殖过程中除湿度外，空气中的 O_2也是必不可少的条件。没有 O_2就不能繁殖，便不能产生孢子。所以中药商品在潮湿且空气流通的情况下会使霉菌生长发育得更快。因霉菌属于好氧呼吸，利用 CO_2可以杀菌。

（六）pH 值

基质中的 pH 值对霉菌生命活动有很大影响。pH 值的大小，影响霉菌对营养物质的吸收，也影响原生质生化过程和酶的催化作用。各种微生物都有自己最适的 pH 值，大多数霉菌和酵母菌适于在偏酸性环境中生长，pH 多在 4~6，多数细菌适宜于中性或偏碱性环境中生长，pH 多在 7~8，过酸过碱，就会使微生物受到抑制或发育受阻，甚至致死。

第二节　中药霉变的防治技术

一、在库检查

在库检查要保持经常性。检查时，对货垛上、中、下三个部位抽样，背光面和潮湿处要拆包开箱检查。检查内容包括商品干湿度、气味及垛温情况、外观、内在变化及有否霉菌附着现象等。根据在库检查情况，部署养护期内的防霉措施，其中包括商品倒垛、通风散潮、挑拣晾晒、密封保管等。

二、控制中药商品安全水分

中药商品水分及空气相对湿度是霉菌生长繁殖的条件之一。控制霉菌生长条件，造成不良生态环境，是一种防霉方法。

商品水分控制在安全水分最高临界含水率以下，就会改变霉菌繁殖的条件，使其难以繁殖或生长受阻。

商品水分随空气相对湿度变化而变化，控制安全水分要从控制库内温度和湿度着手，如通风散潮、吸湿剂、吸湿机降湿等。

三、物理防治

1. 低温贮藏　温度是霉菌生长繁殖的条件之一。一般中温性霉菌虽然能忍受 10℃以下的低温，但生长受到明显抑制，甚至不能生存。使用制冷设备和建造低温库，将库温调节到 10℃以下，相对湿度不高于 70%，具有较好的防霉效果。

2. 高温灭菌

（1）日晒：日光直射下的地面温度，夏季可达60℃以上。中、低温性霉菌在日光照射下，其细胞原生质胶体和酶的基本成分发生凝固而失去生命力。同时紫外线也具有灭菌作用。水分高的品种或储存中发霉初期的商品，应适当通风晾（日）晒。晾晒时不断调整商品照射面，使之受热均匀。在晾晒过程中，商品水分会蒸发散失一部分，使霉菌生长受到抑制。

（2）烘干：轻度发霉的商品，可用烘干机烘干。烘干的温度应在60℃左右，大多数霉菌不能生存，带菌量显著减少，但含脂肪（油）、挥发性成分的商品不宜高温烘干。

四、缺氧密封储存

1. 自然降氧 小批量商品可以密封于箱、柜、缸、罐之中，密封前商品含水量应在安全范围或经过防霉处理，密封后要定期检查。

大批量商品，可用聚氯乙烯复合膜采取五面或六面密封。密封环境内氧气含量可明显下降，二氧化碳含量上升，抑制了霉菌的生长。

2. 气调养护、除氧剂封存 详见本书第九章第二节“中药现代养护方法”。

五、化学防治

利用化学药剂作用于霉菌，达到防霉抑菌的目的。常用的化学药剂主要有磷化铝、溴甲烷、氯化苦、环氧乙烷等。

化学药剂使用方法，详见本书第九章第一节“中药传统养护方法”。

扫码“练一练”

第十二章

中药其他变异及预防

扫码“学一学”

学习目标

知识目标

掌握中药气味散失、潮解、风化、融化、升华的主要防治措施。

技能目标

能用恰当的养护方法预防中药气味散失、潮解、风化、融化和升华。

第一节 中药散气变味的预防

一、中药散气变味

散气变味是指含有挥发性成分（如挥发油）的药材，在常温下因贮藏保管不当造成成分挥散损失，使中药原有的气味发生改变的现象。具有强烈芳香气味的中药都含有挥发油的成分，而这些成分很多是起治疗作用的重要成分。所以药材的气味是质量优劣的重要标志之一。中药的固有气味若逐步淡弱或消失，说明药物的有效成分在减退，从而会降低疗效。

二、中药散气变味的原因

中药的气味散失一般是指所含挥发油成分的散失。挥发油在常温下能挥发，而温度越高挥发越快，储存时间越久气味散失越多。故气味散失的原因是挥发油被氧化、分解或自然挥发的结果。挥发油氧化易生成树脂样物质，氧化物的产生使挥发油含量降低，气味减弱。在气味散失过程中，如果温度增高、湿度增大，药物本身受潮，也都是加快挥发造成气味散失的因素。包装不严，药材露置空气中，挥发性成分也自然挥发损失。

三、易散气变味的中药

挥发油在植物中分布很广，以芸香科、伞形科、唇形科、姜科、樟科、木兰科、桃金娘科、马兜铃科、马鞭草科、败酱科等植物类中药中挥发油的含量比较丰富。如根类中药木香、当归、藁本、独活、白芷、防风等；根茎类中药如川芎、姜、羌活、苍术等；茎木类中药如降香、檀香、沉香等；皮类中药如厚朴、肉桂等；叶类中药如艾、紫苏叶等；花类中药如玫瑰花、丁香、番红花、金银花、月季花等；果实类中药如花椒、茴香、吴茱萸、香橼、枳实、枳壳、青皮、广陈皮、白豆蔻、砂仁、肉豆蔻等；草类中药如荆芥、薄荷、藿香、佩兰、紫苏、香薷、茵陈等都含有丰富的挥发油。此外，如樟脑、没药、乳香、苏合油、麝香、阿魏、冰片等中药，其香气也易挥散损失。以上中药中的厚朴、细辛、花椒、八角茴香等还会发霉；吴茱萸、丁香、肉桂等也会发霉和泛油；薄荷、荆芥、藿香、佩兰、紫苏、香薷、小茴香等还会生虫和发霉；肉桂、沉香、厚朴等会出现干枯失润。

四、易散气变味中药的检查

引起中药散失气味是由于受潮发热，中药的温湿度超高，使内含的挥性发成分散失，故对于芳香性中药的检查，必须正确掌握干湿度。水分过大易发霉，一经发霉，香气散尽；若水分过小，会使药材干硬失润。

1. 皮木类芳香药的检查　肉桂、沉香、厚朴等都含有丰富的挥发油，也是主要的药用成分。但是挥发油容易从油细胞内析出而挥发，产生失油干枯现象。可利用传统的鉴别方法进行检查，如沉香含油质部分呈棕黑色，有光泽，质地沉重，燃烧时有油泡出现，香气浓烈。检验肉桂、厚朴时可用利刀削切两端，其皮的断面靠内壁处可视油质的色泽和含油层在断面上的厚度，一般以紫油及油层满者为质佳，两者气浓者为新货，淡弱者为陈货。

2. 果实类芳香药的检查　丁香、肉桂子、吴茱萸、小茴香及八角茴香等颗粒药材，衡量水分时可用手抓一把捏紧，体质坚实，以发出响声者为干燥品；也可用齿咬辨别软硬度来衡量，质地顶牙，碎时有声者为干燥，软韧无声者为不干燥。小茴香新货色黄绿，香气浓郁；陈货色泛黄白，气也薄弱，若外表颜色发黑是霉痕的表现。吴茱萸、肉桂子、丁香久存也会泛油，外表显油样，色泽加深。干透的八角茴香其角尖掐之易断或掐痕上显示油质，种子光亮易压碎；若掐之不易断，种子软韧者则不干燥。一般以色显红棕、油分多、气浓者为新货；外表色黯、油质少、气淡者为陈货。花椒有红青之分，采时成熟者多开裂，嫩果常闭口，内含椒目（种子），一般果皮易干燥，椒目不易干燥，过潮者要防止发霉。

3. 全草类芳香药的检查　藿香、荆芥、薄荷、佩兰、紫苏、香薷等全草类中药，干燥的茎枝易折断，不干燥的茎枝不易折断，叶片软韧。若货包中心手触发热或闻之气味不正，是微生物分解产物散发出来的轻度霉味，温度高而造成的闷蒸现象。这类中药都可用手搓叶、穗，闻香气，看色泽来区别新、陈。一般是整体内外色泽一致而新鲜，香气浓者是新货；色泽不鲜，边缘更萎，叶子易落，茎枝发脆以及气味淡弱者多是陈货。细辛的叶片容易干燥，须根不易干透，从而也会影响叶片的返潮。手抓叶片有弹性，须根易折断者为干燥的细辛；茎叶软韧或表面有白色斑点者则已发霉。

易散失气味中药中的荆芥、藿香、薄荷、佩兰、紫苏、香薷等受潮后还易生虫，开始时在货包表面，然后发展到货包内部，害虫蜷缩在茎叶部位，并吐丝缠绕叶、穗为害。

五、易散气变味中药的养护

1. 安全储存　保管易散失气味的中药，减少和控制它的挥发程度是关键。采取低温、低湿是养护的主要措施，应在干燥、阴凉、避光的库房内，相对湿度在70%~75%，温度在30℃以下为宜，并不必过多通风。常采用以下方法：

（1）中药的包装应力求严密，以防泄气。

（2）存放易挥散走气中药的库房，必须符合阴凉、干燥的条件。若仓库条件较差，可利用地下室、窑洞等作为储存场所，以防受热，但应注意防潮。凡易散失气味的中药，都要避免以露天货垛的形式存放。如沉香、肉桂、厚朴、檀香等最忌风吹或过分干燥，可选凉爽库房采取密封方法比较合适（或尽量少启库门），若按件以小件（箱）密封效果更好。

（3）密闭仓库。在夏季为了防止湿热空气入侵仓库，必须做好门窗的关闭工作，最好在窗上安一窗架，挂上窗帘，较小的库房还可挂棉门帘。工作人员出入库房时，都必须随手关门，以防湿热空气进入库房。不常出库的饮片取此法。

（4）因白色可反射一部分辐射热量而降低库温。所以夏季存放易散失气味中药的仓库或库房的窗上，可采取糊白纸、喷白漆或涂以10%骨胶石灰浆等方法折光降温。

（5）缩短储存期限。一般含有挥发油的中药，都不宜储存过久。否则随着储存期的增长，其有效成分挥发得越多，品质越低劣。故在进出库时应首先掌握“先进先出”的原则。但对某些后进的质次及易坏品种，也应做到“先出”，并进行经常性检查。

2. 晾晒法除湿　中药受潮时，不能在烈日下曝晒，也不可在空气潮湿时通风，只能在干燥的空气中采取摊晾的办法。最好在晴天的上午10时左右到下午1时左右进行，然后收集盖苫，第二天再摊晾，不可敞开过夜，否则易返潮，一直摊晾到含水量符合要求为止。

3. 其他方法　易散气变味的全草类中药生虫后，因不宜使用高温灭杀，整理比较困难，损耗很大。预防生虫可用熏蒸养护。有条件时最好采取气调养护、无菌包装、除氧剂现代养护技术来防治。

第二节　中药风化与潮解的预防

一、中药潮解与风化的现象

1. 潮解　潮解一般是指一些含有可溶性糖或无机盐类成分的中药，在一定温度及较高湿度的影响下，被空气中的水汽逐渐浸润之后返潮，甚至溶解的现象。如大青盐在潮解初期，包装物表面湿润，潮解加剧时，则化为盐水即氯化钠的不饱和溶液。

2. 风化　风化指一些含有结晶水的无机盐矿物类中药，在温度较高、潮度较小的干燥空气中失去一部分结晶水或全部结晶水，在中药的表面形成粉末状物或全部形成粉末状物的变异现象。如芒硝、绿矾等。

二、中药潮解与风化的原因

1. 潮解的原因　含水溶性盐类的矿物药及盐制中药，在潮湿空气中逐渐吸收水分，盐类成分溶解，并随气温升高而加速溶解。在一定温度下，空气湿度越大，中药中所含有的可溶性糖或盐就越能吸附空气中的水分子，使中药表面开始湿润。随着吸湿过程的发展，水分子不断地增加、扩散，结晶体分子便均匀地溶解在吸附水中，此时糖或盐的结晶体结构也由固态变为不饱和的液态，而且能不断地从空气中继续吸收水分，当含水量达到一定程度时，便产生潮解，进而融化。易潮解的中药，如矿物类的芒硝、大青盐、秋石、绿矾、硼砂等，经糖、盐的加工炮制品如白参、盐制全蝎、矾制天冬及本身就生长在高盐环境中的海藻、昆布等药材，其表面及内部含有的可溶性糖和盐类物质，均为晶体结构，具有较强的亲水性，在水中有良好的溶解性，在储存过程中都有较强的吸湿性。

2. 风化的原因 空气干燥而使结晶水散发；富含盐分的盐制中药易在外表结晶起盐霜。如不规则形状的原皮硝，风化后变成粉末状的风化硝；棱柱状和长方形结晶的芒硝，风化后成为白色粉末状的玄明粉。一般情况下，空气相对湿度越低，风化速度越快，而空气的温度只起间接的推动作用。由于各种矿物药的结构组成不同，所以在常温下的风化程度也不相同，裸露在空气中的芒硝、绿矾均可风化成粉末状，硼砂在相对湿度小于39%时才会明显风化，明矾、胆矾、玄精石等均为表面轻微粉状的不透明体。

风化后中药的药用价值依风化产物是否失去药性而定，也就是说依化学性质是否改变而定。如芒硝风化后的玄明粉药性不变；胆矾、硼砂等风化不完全，仅在表面形成粉末状，仍可入药；而绿矾风化产物则为碱式硫酸铁，其风化物不可药用。

三、易潮解、风化的中药

1. 易潮解的中药 常见的主要品种如芒硝、胆矾、大青盐、咸秋石、硇砂、硼砂等。盐制品及糖制品如盐附子、全蝎、白糖参、昆布、海藻等。中成药如糖衣片、散剂、颗粒剂等。

2. 易风化的中药 极易风化类中药如芒硝、绿矾。一般风化类中药如胆矾、硼砂、白矾、玄精石等。

四、易潮解、风化中药的检查

1. 入库验收 易潮解、风化的中药入库时，除了一般的检验外，应着重检验其水分大小、色泽、气味变化等。对易潮解药材还要注意包装容器周围四角部分有无水渍和发霉现象。

2. 在库检查 易潮解的中药如大青盐、咸秋石、盐附子、盐全蝎等盐制品及昆布、海藻等海产品。在夏季梅雨时节易吸潮，吸潮严重时如大青盐甚至水化。一些糖制品，如白糖参吸潮之后，不但表面粘连，还会出现霉斑；在春、秋季干燥时又会析出盐、糖的结晶颗粒。风化类中药芒硝、绿矾等，空气干燥时易风化为粉末状。胆矾、硼砂、白矾等，均为表面有粉状物的不透明结晶体。以上各类药材在潮湿的储存条件下应多检查货垛底层；在干燥时多检查货垛的上层；在阴雨的天气抽查外层。储存日期较久时还要检查包装是否牢固，防止出库时因包装发脆而破损，使药材泄漏造成损失。

五、易潮解、风化中药的养护

保管养护这类中药，春季和秋、冬季因空气干燥，储存仓库内不可过多通风；夏季因空气较为潮湿，所以当库内温度为25℃~30℃时，相对湿度应控制在70%~75%为宜。芒硝、胆矾、硼砂、大青盐、盐全蝎、白糖参等，均应用隔绝空气的塑料包装，外加纸箱或木箱等外包装，或置瓷、瓦容器内密闭储存。内外包装出现散破时，应及时更换，若始终保持在密闭状态，基本上就不会发生潮解和风化。这类药材品种不多，储存量也不大，可采用整架或按件密封储存为宜。易潮解的大青盐、咸秋石、盐附子等产生潮解时，应及时烈日曝晒或采用烘干设备干燥后密闭储存于通风干燥处。

第三节　中药融化与升华的预防

一、中药融化

中药融化一般指含有糖质、胶类、树脂类、蜡质等成分并有一定形状的固体类中药，在贮藏环境温度升高的影响下，自身变软，而后由固体变化为浓厚黏稠的融流状态，失去原有形状的一种质量变化现象。如阿胶遇热软化粘连；乳香遇热失去原有颗粒状，变软，黏结成团块；鸡血藤膏则融流；蜂蜡则先软化，温度继续升高，随之就产生融流；一些易升华的中药如冰片等，则由固体直接变为气体挥散，中药融化的现象俗称“怕热”。忌热中药的变异实际上又包含有融化、软化、升华等现象。

二、中药忌热、融化和升华的原因

1. 耐热性差　这类药材软化点较低，耐热性差。如蜂蜜的熔点为62～67℃，软化点为40℃左右。夏季阳光直射地表温度在50℃以上，特别是高温地带可达60℃以上，隔窗照射的温度已接近其熔点、软化点，若直接处于阳光下曝晒即产生融化现象。又如甘草膏、鸡血藤膏等，在散射光下，储存温度高于30℃时，也会产生融化、融流现象。

2. 吸湿性强　含糖胶体的阿胶、鹿胶、龟板胶、树脂类乳香、没药等中药，多含可溶性糖、蛋白质、树胶等亲水成分。如果储存温度高、湿度大，中药受热后体积产生膨胀，表面分子首先移位，并由于亲水成分的吸湿作用，大量吸收空气中水分，亲水成分溶解在吸附水中，使该类中药的结构发生变化。如阿胶、乳香等中药在组织结构上均不具保护组织，所含成分都裸露在外，结构破坏后，其分子移位就不受表面积的限制，自由发展至无一定形状的融化状态，使中药的品质产生变化而损失。

3. 品质纯度低　该类中药的品质纯度不高，含杂质较多，也是造成融化的因素之一。如阿胶、阿魏等树脂类中药，其所含树脂比例超出限量，则易吸水膨胀，树脂溶解，导致融化。甘草浸膏在储存过程中，湿度升高时也会产生融化现象。

4. 包装不严密产生升华　一些含有挥发性成分的中药，如冰片、薄荷脑等，若包装不严，暴露在空气中，在温度升高的影响下，直接由固态变为气态，使人在储存场所就能嗅到一股辛凉或某种挥发油特有的气味。这种升华现象主要是由于该类中药包装不严与空气接触，并在温度升高时加快升华，使药材重量减轻和含量降低，药材还容易被氧化。

三、忌热、易融化和升华的中药

1. 忌热、易软化、易融化类　如蜂蜡、芦荟、儿茶、甘草膏、鸡血藤膏、柿霜饼、乳香、没药、阿魏、苏合香、安息香、白胶香、松香、阿胶、鹿胶、龟板胶、鳖甲胶等。

2. 怕热、易升华类　如樟脑、冰片、薄荷脑等。

四、忌热、融化和升华中药的检查

1. 入库验收　在易融化、忌热的中药入库时，除了进行一般的检验外，应着重检验其水分、杂质、形状、色泽等情况。检查时要特别注意观察：

（1）包装容器是否符合规定，包装周围四角部分有无水渍和内容物的融化污迹。

（2）打开包装检查中药形状是否改变。胶类中药受热软化则形状由原来的平直片状变为弯曲、扭曲或粘连不易分片，手摸有黏性；水煎浓缩干燥的芦荟、儿茶受热也易发生形状改变，黏结回软；乳香、没药受潮则膨胀，受曝晒则变软，粘连成团；甘草膏、鸡血藤膏为浸膏体，有较强亲水性和吸湿性，受潮、受热之后最易产生融流现象。

（3）易升华类中药的包装是否破损。如破损，升华首先从结晶体表面开始，沿容器壁部分较甚。樟脑升华后，结晶的透明度减弱，结晶颗粒成块；冰片升华后，结晶表面蒙上一层粉状物；薄荷脑升华后，表面有油样物质黏附。

（4）若发现有融化、软化或升华的药材，其成件单放，一件内有部分软化或融化药材时，应尽量挑拣，及时采取相应措施。如受潮，应及时干燥，包装破损或不适合时要进行整修或更换包装。

2. 在库检查 易融化、软化、升华的药材，经入库验收后虽没有发现变异现象，但在储存过程中，如不加以注意，往往因温湿度变化的影响，仍会发生以上变化。因此，须做好经常性的在库检查工作。主要有以下几个方面：

（1）了解该类药材的不同性质，掌握具体品种的水分大小，含杂质的多少，贮藏时间及这些品种的贮藏条件等情况，以便有重点、有目的地进行检查。

（2）检查库内地面是否潮湿，库顶是否漏雨，货垛的下垫高度是否适合，包装是否完整，有无融流污渍等，特别注意温度、湿度的变化。融化往往先从软化开始，若发现胶类、树脂类药材出现返软，要及时移至阴凉处吹晾；若嗅到特有的辛凉气，要及时检查易升华药材的包装是否有损坏等。

（3）根据各地具体情况，进行定期或不定期检查。平时每月检查一次。在夏季温度较高、湿度较大的季节，对易软化、融化药材应每 10 天检查一次。

五、忌热、易融化和升华中药的养护

易融化、怕热的中药，温湿度变化是促使其变异的主要因素。要严格控制外界环境对它的影响，根据变异规律，高温、高湿对该类药材的大多数品种影响最大。所以在养护方法上都以保持低温、低湿环境和减少与空气接触为基本措施，密闭包装、密封储存，尽量消除或减慢其变化程度。

这类药材的软化点和融化点高低不一，数量也不会太多，如同库共存，库房温度以软化点温度最低的为基准。乳香、没药在常温下一般不会软化和融化，重点防止长时间曝晒。蜂蜡、阿魏、儿茶、安息香、白胶香、芦荟等软化点低，夏季储存易软化粘连，由夏至冬又易干硬，故应避免日光灼晒，密闭保存，并防止重压，一般均不宜堆垛。苏合香保存可采用传统方法，即将苏合香与水在容器内共存，水的比热大，吸收热量较慢，水温上升也很缓慢，且苏合香在水中与空气呈一定的隔绝状态，还可防止氧化。

阿胶、鹿胶等药材除注意温度变化外，还需注意湿度的变化，湿度过高易吸湿变软，湿度过低又易失水脆裂散碎。一般以库温 30℃、相对湿度 65%～75% 为宜。甘草膏、鸡血藤膏为浸膏体，易吸湿，库温在 32℃以上，相对湿度在 80% 以上，都会发生融化流失，夏季储存时要注意通风散潮。

樟脑、冰片、薄荷脑的升华只在药材暴露于空气中时才能出现，一般在密闭容器的内部空间里，结晶分子通过运动分离出去的与通过碰撞回到结晶表面的分子数目基本相等。一旦因工作需要拆封，结晶分子便会升华到容器外部空间，因此，易升华药材应密闭储存，尽量减少升华次数，开封后应及时封严并于阴凉处储存，避免阳光直射。

目标检测

一、单项选择题

1. 气调养护法对空气的要求是（　　）

A. 高氧或低二氧化碳　　B. 低氧或低二氧化碳

C. 高氧或高二氧化碳　　D. 低氧或高二氧化碳

E. 以上均不是

2. 中药传统的养护技术中不包括（　　）

A. 气调养护法　　B. 密封养护法　　C. 低温养护法

D. 埋藏养护法　　E. 除湿养护法

二、配伍选择题

（1~3 题共用选项）

A. 变色　　B. 升华　　C. 软化、融化

D. 泛油　　E. 风化

1. 樟脑在贮藏中容易发生（　　）
2. 阿魏在贮藏中容易发生（　　）
3. 绿矾在贮藏中容易发生（　　）

三、多项选择题

1. 中药忌热、融化和升华的原因有（　　）

A. 耐热性差　　B. 吸湿性强　　C. 品质纯度低

D. 包装不严密　　E. 以上都是

2. 霉变的处理方法有（　　）

A. 撞刷法　　B. 淘洗法　　C. 醋洗法

D. 油擦法　　E. 酒洗法

3. 下列属于仓虫生活习性的有（　　）

A. 适应性　　B. 食性　　C. 假死性

D. 隐藏性　　E. 繁殖性

四、简答题

1. 简述中药常用的传统养护方法。
2. 简述中药常用的现代养护方法。
3. 中药仓虫的防治技术有哪些？
4. 中药储存常规检查内容是什么？

扫码“练一练”

第四篇

中药储存与养护实用技术

扫码“学一学”

第十三章

中药材储存与养护技术

学习目标

知识目标

1. 掌握各类中药材商品的质量要求。
2. 熟悉各类中药材商品在储存过程中常见的质量变异现象。
3. 了解各类中药材商品的储存条件。

技能目标

1. 能运用中药储存与养护的理论、知识和技能进行中药材商品的储存与养护。
2. 能独立解决中药材商品分类储存养护中发生的一般问题。

知识拓展

《中华人民共和国药典》2015年版（一部）规定有4种水分测定方法，即烘干法、甲苯法、减压干燥法、气相色谱法。烘干法适用于不含或少含挥发性成分的药品；甲苯法适用于含挥发性成分的药品；减压干燥法适用于含有挥发性成分的贵重药品。气相色谱法是用无水乙醇吸收中药中的水分，用外标法分析测定药材中的水分，该方法具有迅速、灵敏度高的优点。

中药材是中药仓库储存的主要商品，也是供加工中药饮片和中成药制剂的原料药物。在储存过程中，由于受到外界各种因素的影响，易产生霉变、虫蛀、泛油、变色等质量变异现象。因此，必须掌握各种中药材的性能和质量变化规律，研究各环节的储存条件和养护方法，采取科学合理的储存养护措施，才能防止或延缓其质变，确保质量。

第一节　根及根茎类中药材的储存与养护

根及根茎是两种不同的植物器官，具有不同的外部形态和内部构造。很多中药同时具有根和根茎两部分，两者互有联系。根类中药是指根或带有少许根茎或地上茎的药材，如白芍、板蓝根、葛根等。根茎类中药是指地下茎或带有少许根部的药材，包括根状茎、鳞茎、块茎及球茎等，如黄连、延胡索、川贝母等。

大黄（Rhei Radix et Rhizoma）

【来源】本品为蓼科植物掌叶大黄 *Rheum palmatum* L.、唐古特大黄 *Rheum tangut-icum* Maxim. ex Balf. 或药用大黄 *Rheum officinale* Baill. 的干燥根及根茎。

【性状】本品呈类圆柱形、圆锥形、卵圆形或不规则块状，长 3~17cm，直径 3~10cm。除尽外皮者表面黄棕色至红棕色，有的可见类白色网状纹理及星点（异常维管束）散在，残留的外皮棕褐色，多具绳孔及粗皱纹。质坚实，有的中心稍松软。断面淡红棕色或黄棕色，显颗粒性；根茎髓部宽广，有“星点”环列或散在；根形成层环明显，根木部发达，具放射状纹理，无髓部及星点。气清香，味苦而微涩，嚼之黏牙，有沙粒感。

【水分】取本品，在 105℃干燥 6 小时，减失重量不得过 15.0%。

【变异现象】虫蛀、生霉、泛油、变色。

【储存与养护】置通风干燥处，防蛀。本品在储存过程中应严防受潮，梅雨季节后应及时翻晒，也可采用烘干法及除湿养护法，翻动时应戴手套，避免手汗沾染使药材颜色变黑；可采用冷藏养护技术、化学药剂熏蒸养护技术及气调养护技术等。

牛膝（Achyranthis Bidentatae Radix）

【来源】本品为苋科植物牛膝 *Achyranthes bidentata* Bl. 的干燥根。

【性状】本品呈细长圆柱形，上端较粗，长 15~70cm，直径 0.4~1cm。表面灰黄色或淡棕色，有微扭曲的细纵皱纹、排列稀疏的侧根痕和横长皮孔样突起。质硬脆，易折断，受潮则变软；断面平坦，淡棕色，微呈角质样而油润，中心维管束木质部较大，黄白色，其周围散有多数黄白色点状维管束，断续排列成 2~4 轮。气微，味微甜而稍苦涩。

【水分】用烘干法测定，本品含水分不得过 15.0%。

【变异现象】虫蛀、生霉、泛油、变色。

【储存与养护】置阴凉干燥处，防潮。本品储存过程中应定期检查，严防受潮，受潮后易泛油、变色；可采用干燥养护技术、冷藏养护技术、化学药剂熏蒸养护技术及气调养护技术等。

太子参（Pseudostellariae Radix）

【来源】本品为石竹科植物孩儿参 *Pseudostellaria heterophylla*（Miq.）Pax ex Pax et Hoffm. 的干燥块根。

【性状】本品呈细长纺锤形或细长条形，稍弯曲，长 3~10cm，直径 0.2~0.6cm。表面黄白色，较光滑，微有纵皱纹，凹陷处有须根痕，顶端有茎痕。质硬脆，断面平坦；淡黄白色，角质样，或类白色，有粉性。气微，味微甘。

【水分】用烘干法测定，本品含水分不得过 14.0%。

【变异现象】虫蛀、生霉、泛油。

【储存与养护】置通风干燥处，防潮，防蛀。本品储存期间应保持环境整洁、干燥，定期检查，发现吸潮或轻度霉变、虫蛀时，应及时晾晒或翻垛通风；可采用干燥养护技术、冷藏养护技术、化学药剂熏蒸养护技术及气调养护技术等。

白芍（Paeoniae Radix Alba）

【来源】本品为毛茛科植物芍药 *Paeonia lactiflora* Pall. 的干燥根。

【性状】本品呈圆柱形，平直或稍弯曲，两端平截，长 5~18cm，直径 1~2.5cm。表面类白色或淡棕红色，光洁，或有纵皱纹及细根痕，偶有残存的棕褐色外皮。质坚实，不易折断，断面较平坦，类白色或微带棕红色，形成层环明显，射线放射状。气微，味微苦、酸。

【水分】用烘干法测定，本品含水分不得过 10.0%。

【变异现象】虫蛀、生霉、变色。

【储存与养护】置干燥处，防蛀。本品储存期间严防受潮，应注意定期检查，白芍不宜久藏（日久极易虫蛀、变色），注意药物的入库日期，须掌握“先进先出”的原则；可采用冷藏养护技术、化学药剂熏蒸养护技术及气调养护技术等。

黄连（Coptidis Rhizoma）

【来源】本品为毛茛科植物黄连 *Coptis chinensis* Franch.、三角叶黄连 *Coptis deltoidea* C. Y. Cheng et Hsiao 或云连 *Coptis teeta* Wall. 的干燥根茎，以上三种分别习称“味连”、“雅连”和“云连”。

【性状】

味连：多集聚成簇，常弯曲，形如鸡爪，单枝长 3~6cm，直径 0.3~0.8cm。表面灰黄色或黄褐色，粗糙，有不规则结节状隆起、须根或须根残基，有的节间表面平滑如茎秆，习称“过桥”；上部多残留褐色鳞叶，顶端常留有残余的茎或叶柄。质硬，断面不整齐，皮部橙红色或暗棕色，木部鲜黄色或橙黄色，呈放射状排列，髓部有的中空。气微，味极苦。

雅连：多为单枝，略呈圆柱形，微弯曲，长 4~8cm，直径 0.5~1cm。“过桥”较长；顶端有少许残茎。

云连：多为单枝，弯曲呈钩状，较细小，长 2~5cm，直径 0.2~0.4cm。表面棕黄色或暗黄色，折断面黄棕色。“过桥”较短。

【水分】用烘干法测定，本品含水分不得过 14.0%。

【变异现象】生霉、变色。

【储存与养护】置通风干燥处。本品储存期间应注意干燥通风，定期检查，若发现吸潮应及时晾晒；可采用密封充氮降氧养护技术、冷藏养护技术、干燥养护技术等。

延胡索（Corydalis Rhizoma）

【来源】本品为罂粟科植物延胡索 *Corydalis yanhusuo* W. T. Wang 的干燥块茎，又称“元胡”。

【性状】本品呈不规则扁球形，直径0.5~1.5cm。表面黄色或黄褐色，有不规则网状皱纹，顶端有略凹陷的茎痕，底部常有疙瘩状凸起。质硬而脆，断面黄色，角质样，有蜡样光泽。气微，味苦。

【水分】用烘干法测定，本品含水分不得过15.0%。

【变异现象】虫蛀、生霉、变色。

【储存与养护】置干燥处，防蛀。本品储存期间应注意干燥通风，定期检查，若发现吸潮应及时翻晒通风，药材置干燥环境一般不易虫蛀；可采用干燥养护技术、冷藏养护技术、气调养护技术等。

板蓝根（Isatidis Radix）

【来源】本品为十字花科植物菘蓝 *Isatis indigotica* Fort. 的干燥根。

【性状】本品呈圆柱形，稍扭曲，长10~20cm，直径0.5~1cm。表面淡灰黄色或淡棕黄色，有纵皱纹、支根痕及横长皮孔；根头部略膨大，可见暗绿色或暗棕色轮状排列的叶柄残基和密集的疣状突起。体实，质略软，断面皮部黄白色，木部黄色。气微，味微甜而后苦涩。

【水分】用烘干法测定，本品含水分不得过15.0%。

【变异现象】虫蛀、生霉、泛油、变色。

【储存与养护】置干燥处，防霉，防蛀。本品储存期间严防受潮，应定期检查，若发现霉变、虫蛀应及时晾晒或采用磷化铝等药剂熏蒸灭虫；可采用冷藏养护技术、化学药剂熏蒸养护技术及气调养护技术等。

葛根（Puerariae Lobatae Radix）

【来源】本品为豆科植物野葛 *Pueraria lobata*（Willd.）Ohwi 的干燥根，习称“野葛”。

【性状】本品为纵切的长方形厚片或小方块，长5~35cm，厚0.5~1cm。外皮淡棕色，有纵皱纹，粗糙，切面黄白色，纹理不明显。质韧，纤维性强。气微，味微甜。

【水分】用烘干法测定，本品含水分不得过14.0%。

【变异现象】虫蛀、生霉。

【储存与养护】置通风干燥处，防蛀。本品储存期间严防受潮，其自身含水量也应严格控制在安全水分范围内，应定期检查，害虫蛀蚀多从两端切断面开始，逐渐蛀入其中；可采用冷藏养护技术、化学药剂熏蒸养护技术及气调养护技术等。

甘草（Glycyrrhizae Radix et Rhizoma）

【来源】本品为豆科植物甘草 *Glycyrrhiza uralensis* Fisch.、胀果甘草 *Glycyrrhiza inflata* Bat. 或光果甘草 *Glycyrrhiza glabra* L. 的干燥根及根茎。

【性状】

甘草：根呈圆柱形，长25~100cm，直径0.6~3.5cm。外皮松紧不一，红棕色或灰棕色，有明显的纵皱纹、沟纹、皮孔及稀疏的细根痕。质坚实，断面略显纤维性，黄白色，粉性，具明显的形成层环纹及放射状纹理，有的有裂隙；根茎呈圆柱形，表面有压痕，断面中央有髓。气微，味甜而特殊。

胀果甘草：根及根茎木质粗壮，有的分枝，表面灰棕色或灰褐色，外皮粗糙。质坚硬，木纤维多，粉性小。根茎不定芽多而粗大。

光果甘草：根及根茎质地较坚实，有的分枝，外皮不粗糙，多灰棕色，皮孔细而不明显。

【水分】用烘干法测定，本品含水分不得过12.0%。

【变异现象】虫蛀、生霉、变色。

【储存与养护】置通风干燥处，防蛀。本品储存期间严防受潮，储存环境相对湿度应在75%以下，其自身含水量也应严格控制在安全水分范围内，应定期检查，保持环境干燥；可采用冷藏养护技术、化学药剂熏蒸养护技术及气调养护技术等；本品含有大量的淀粉和甘草甜素，极易生虫，如有条件本品用冷冻杀虫效果最佳。

黄芪（Astragali Radix）

【来源】本品为豆科植物蒙古黄芪 Astragalus membranaceus（Fisch.）Bge. var. Mongholicus（Bge.）Hsiao 或膜荚黄芪 Astragalus membranaceus（Fisch.）Bge. 的干燥根。

【性状】本品呈圆柱形，偶有分枝，上粗下细，长30~90cm，直径1~3.5cm。表面淡棕黄色或淡棕褐色，有不整齐的纵皱纹或纵沟。质硬而韧，不易折断，断面纤维性强，并显粉性，皮部黄白色，木部淡黄色，有放射状纹理及裂隙；老根中心偶呈枯朽状，黑褐色或呈空洞。气微，味微甜，嚼之微有豆腥味。

【水分】用烘干法测定，本品含水分不得过10.0%。

【变异现象】虫蛀、生霉、泛油、变色。

【储存与养护】置通风干燥处，防潮，防蛀。在冬、春两季一般放置于干燥的仓库内即可，但到了夏、秋季，霉、蛀极易发生，所以在梅雨季节之前就应打开包装翻晒，保持药物干燥，严防潮湿，保证安全度夏；可采用冷藏养护技术、化学药剂熏蒸养护技术及气调养护技术等。

人参（Ginseng Radix et Rhizoma）

【来源】本品为五加科植物人参 *Panax ginseng* C. A. Mey. 的干燥根和根茎。

【性状】主根呈纺锤形或圆柱形，长3~15cm，直径1~2cm。表面灰黄色，上部或全体有疏浅断续的粗横纹及明显的纵皱纹，下部有支根2~3条，并着生多数细长的须根，须根上常有不明显的细小疣状突起。根茎（芦头）长1~4cm，直径0.3~1.5cm，多拘挛而弯曲，具不定根（艼）和稀疏的凹窝状茎痕（芦碗）。质较硬，断面淡黄白色，显粉性，形成棕黄色层环纹，皮部有黄棕色的点状树脂道及放射状裂隙。香气特异，味微苦、甘。

或主根多与根茎等长或较短，呈圆柱形、菱角形或人字形，长1~6cm。表面灰黄色，具纵皱纹，上部或中下部有环纹，习称“铁线纹”。支根多为2~3条，须根少而细长，清晰不乱，有较明显的疣状突起。根茎细长，少数粗短，中上部具稀疏或密集而深陷的茎痕；不定根较细，多下垂。

【水分】用烘干法测定，本品含水分不得过12.0%。

【变异现象】虫蛀、生霉、泛油、变色。

【储存与养护】置阴凉干燥处，密闭保存，防蛀。本品在储存过程中，夏季最好储藏于冷藏库中，能防虫、防霉，并保持色泽不变，但应注意容器的严密性，避免潮气侵入；少量储存时，可在密闭容器中添加吸潮剂如变色硅胶、无水氯化钙等，简便而洁净，防潮效果亦很好；可采用冷藏养护技术、化学药剂熏蒸养护技术及气调养护技术等。

三七（Notoginseng Radix et Rhizoma）

【来源】本品为五加科植物三七 *Panax notoginseng*（Burk.）F. H. Chen 的干燥根及根茎。支根习称“筋条”，根茎习称“剪口”。

【性状】

主根：呈类圆锥形或圆柱形，长1~6cm，直径1~4cm。表面灰褐色或灰黄色，有断续的纵皱纹、支根痕。顶端有茎痕，周围有瘤状突起。体重，质坚实，断面灰绿色、黄绿色或灰白色，木部微呈放射状排列。气微，味苦回甜。

筋条：呈圆柱形或圆锥形，长2~6cm，上端直径约0.8cm，下端直径约0.3cm。

剪口：呈不规则的皱缩块状或条状，表面有环纹及数个明显的茎痕，断面中心灰绿色或白色，边缘深绿色或灰色。

【水分】用烘干法测定，本品含水分不得过14.0%。

【变异现象】虫蛀、生霉。

【储存与养护】置阴凉干燥处，防蛀。本品储藏入库前应严格验收，保证药物自身含水量严格控制在安全水分范围内，对色深、手感软润、质地较重、互相撞击声不清脆者应晾晒处理；在库储存期间应定期检查，如发现吸潮、轻度虫蛀现象，应及时晾晒或采用磷化铝等药剂熏蒸杀虫；可采用冷藏养护技术、化学药剂熏蒸养护技术及气调养护技术等。

白芷（Angelicae Dahuricae Radix）

【来源】本品为伞形科植物白芷 *Angelica dahurica*（Fisch. ex Hoffm.）Benth. et Hook. f. 或杭白芷 *Angelica dahurica*（Fisch. ex Hoffm.）Benth. et Hook. f. *var. formosana*（Boiss.）Shan et Yuan 的干燥根。

【性状】本品呈圆锥形，头粗尾细，长10~25cm，直径1.5~2.5cm。表面灰棕色或黄棕色，根头部钝四棱形或近圆形，具纵皱纹、支根痕及皮孔样的横向突起，有的排列成四纵行，顶端有凹陷的茎痕。质硬，断面白色或灰白色，粉性，形成层环棕色，近方形或近圆形，皮部散有多数棕色油点。气芳香，味辛、微苦。

【水分】用甲苯法测定，本品含水分不得过14.0%。

【变异现象】虫蛀、生霉、变色。

【储存与养护】置阴凉干燥处，防蛀。本品储藏期间严防受潮，应定期检查，若发现虫蛀、霉变可用微火烘烤，放凉后密封储藏；可采用冷藏养护技术、化学药剂熏蒸养护技术及气调养护技术等。

当归（Angelicae Sinensis Radix）

【来源】 本品为伞形科植物当归 *Angelica sinensis*（Oliv.）Diels 的干燥根。

【性状】 本品略呈圆柱形，下部有支根 3~5 条或更多，长 15~25cm。表面黄棕色至棕褐色，具纵皱纹及横长皮孔样突起。根头（归头）直径 1.5~4cm，具环纹，上端圆钝，或具数个明显突出的根茎痕，有紫色或黄绿色的茎和叶鞘的残基；主根（归身）表面凹凸不平；支根（归尾）直径 0.3~1cm，上粗下细，多扭曲，有少数须根痕。质柔韧，断面黄白色或淡黄棕色，皮部厚，有裂隙及多数棕色点状分泌腔，木部色较淡，形成层环黄棕色。气香浓郁，味甘、辛、微苦。

柴性大、干枯无油或断面呈绿褐色者不可供药用。

【水分】 用甲苯法测定，本品含水分不得过 15.0%。

【变异现象】 虫蛀、生霉、泛油、变色。

【储存与养护】 置阴凉干燥处，防潮，防蛀。本品储藏期间严防受潮，一般不宜储藏过久，应定期检查，发现吸潮或轻度霉变、虫蛀，应及时晾晒或低温烘干；可采用冷藏养护技术、化学药剂熏蒸养护技术及气调养护技术等。

独活（Angelicae Pubescentis Radix）

【来源】 本品为伞形科植物重齿毛当归 *Angelica pubescens* Maxim. f. *biserrata* Shan et Yuan 的干燥根。

【性状】 本品根略呈圆柱形，下部有 2~3 个分枝或更多，长 10~30cm，根头膨大，圆锥形，多横皱纹，直径 1.5~3cm，顶端有茎叶残基或凹陷。表面灰褐色或棕褐色，具纵皱纹，有横长皮孔样突起及稍突起的细根痕。质较硬，受潮则变软，断面皮部灰白色，有多数散在的棕色油室，木部灰黄色至黄棕色，形成层环棕色。香气特异，味苦、辛、微麻舌。

【水分】 用甲苯法测定，本品含水分不得过 10.0%。

【变异现象】 虫蛀、生霉、泛油、变色。

【储存与养护】 置干燥处，防霉，防蛀。本品储存过程中应定期检查，严防受潮，若发现吸潮或轻度霉变、虫蛀，应及时晾晒或低温干燥；可采用冷藏养护技术、化学药剂熏蒸养护技术及气调养护技术等。

防风（Saposhnikoviae Radix）

【来源】 本品为伞形科植物防风 *Saposhnikovia divaricata*（Turcz.）Schischk. 的干燥根，习称“关防风”。

【性状】 本品呈长圆锥形或长圆柱形，下部渐细，有的略弯曲，长 15~30cm，直径 0.5~2cm。表面灰棕色，粗糙；有纵皱纹、横长皮孔样突起的细根痕。根头部有明显密集的环纹，有的环纹上残存棕褐色毛状叶基；体轻，质松，易折断，断面不平坦，皮部浅棕色，有裂隙，木质部浅黄色。气特异，味微甘。

【水分】 用烘干法测定，本品含水分不得过 10.0%。

【变异现象】 虫蛀、生霉、泛油。

【储存与养护】 置阴凉干燥处，防蛀。本品在储存过程中应注意检查，如吸潮应立即干燥，但一般不宜曝晒而应晾干，久晒后会使商品变色，减少挥发油，降低质量；可采用冷藏养护技术、化学药剂熏蒸养护技术及气调养护技术等。

丹参（Salviae Miltiorrhizae Radix et Rhizoma）

【来源】 本品为唇形科植物丹参 *Salvia miltiorrhiza* Bge. 的干燥根及根茎。

【性状】 本品根茎粗短，顶端有时残留茎基，根数条，长圆柱形，略弯曲，有的分枝并具须状细根，长 10~20cm，直径 0.3~1cm。表面棕红色或暗棕红色，粗糙，具纵皱纹，老根外皮疏松，多显紫棕色，常呈鳞片状剥落。质硬而脆，易折断，断面疏松或略平整而致密，皮部棕红色，木部灰黄色或紫褐色，导管束黄白色，呈放射状排列。气微，味微苦涩。

栽培品较粗壮，直径 0.5~1.5cm。表面红棕色，有纵皱纹，外皮紧贴不易剥落。质坚实，断面较平整，略呈角质样。

【水分】 用烘干法测定，本品含水分不得过 13.0%。

【变异现象】 生霉、虫蛀。

【储存与养护】 置干燥处。本品在储存过程中应注意检查，如发现吸潮生霉、虫蛀，应及时晾晒或采用磷化铝等药剂熏蒸杀虫，曝晒时不宜过久，以免降低色泽；可采用冷藏养护技术、化学药剂熏蒸养护技术及气调养护技术等。

黄芩（Scutellariae Radix）

【来源】 本品为唇形科植物黄芩 *Scutellaria baicalensis* Georgi 的干燥根。

【性状】 本品呈圆锥形，扭曲，长 8~25cm，直径 1~3cm。表面棕黄色或深黄色，有稀疏的疣状细根痕，上部较粗糙，有扭曲的纵皱纹或不规则网纹，下部有顺纹和细皱纹。质硬而脆，易折断，断面黄色，中心红棕色，老根中心呈暗棕色或棕黑色。气微，味苦。

栽培品较细长，多有分枝；表面淡黄棕色，外皮紧贴，纵皱纹较细腻；断面黄色或浅黄色，略呈角质样；味微苦。

【水分】 用烘干法测定，本品含水分不得过 12.0%。

【变异现象】 生霉、变色。

【储存与养护】 置通风干燥处，防潮。本品在储存过程中应注意检查，严防受潮，若吸潮或自身含水量过高极易产生霉变；可采用冷藏养护技术、化学药剂熏蒸养护技术及气调养护技术等。

天花粉（Trichosanthis Radix）

【来源】本品为葫芦科植物栝楼 *Trichosanthes kirilowii* Maxim. 或双边栝楼 *Trichosanthes rosthornii* Herms 的干燥根。

【性状】本品呈不规则圆柱形、纺锤形或瓣块状，长 8~16cm，直径 1.5~5.5cm。表面黄白色或淡棕黄色，有纵皱纹、细根痕及略凹陷的横长皮孔，有的有黄棕色外皮残留。质坚实，断面白色或淡黄色，富粉性，横切面可见黄色木部，略呈放射状排列，纵切面可见黄色条纹状木质部。气微，味微苦。

【水分】用烘干法测定，本品含水分不得过 15.0%。

【变异现象】虫蛀、生霉。

【储存与养护】置干燥处，防蛀。本品在储存过程中极易产生虫蛀、霉变，应注意定期检查，严防吸湿、受潮；可采用冷藏养护技术、化学药剂熏蒸养护技术及气调养护技术等。

党参（Codonopsis Radix）

【来源】本品为桔梗科植物党参 *Codonopsis pilosula*（Franch.）Nannf.、素花党参 *Codonopsis pilosula* Nannf. *var. modesta*（Nannf.）L. T. Shen 或川党参 *Codonopsis tangshen* Oliv. 的干燥根。

【性状】

党参：呈长圆柱形，稍弯曲，长 10~35cm，直径 0.4~2cm。表面黄棕色至灰棕色，根头部有多数疣状突起的茎痕及芽，每个茎痕的顶端呈凹下的圆点状；根头下有致密的环状横纹，向下渐稀疏，有的达全长的一半，栽培品环状横纹少或无，根头也较小；全体有纵皱纹及散在的横长皮孔样突起，支根断落处常有黑褐色胶状物。质稍硬或略带韧性，断面稍平坦，有裂隙及放射状纹理，皮部淡黄白色至淡棕色，木部淡黄色。有特殊香气，味微甜。

素花党参（西党参）：长 10~35cm，直径 0.5~2.5cm。表面黄白色至灰黄色，根头下致密的环状横纹常达全长的一半以上。断面裂隙较多，皮部灰白色至淡棕色。

川党参：长 10~45cm，直径 0.5~2cm。表面灰黄色至黄棕色，有明显不规则纵沟，质较软而结实，断面裂隙较少，皮部黄白色。

【水分】用烘干法测定，本品含水分不得过 16.0%。

【变异现象】虫蛀、生霉、泛油。

【储存与养护】置通风干燥处，防蛀。本品在储存过程中极易吸潮，吸潮后可在烈日下曝晒 1 小时左右，不宜曝晒时间过长，防止泛油；亦可在 60℃左右烘烤，放凉后密封保存，或用吸湿机吸湿；可采用冷藏养护技术、化学药剂熏蒸养护技术及气调养护技术等。

桔梗（Platycodonis Radix）

【来源】本品为桔梗科植物桔梗 *Platycodon grandiflorum*（Jacq.）A. DC. 的干燥根。

【性状】本品呈圆柱形或纺锤形，下部渐细，有的有分枝，略扭曲，长7~20cm，直径0.7~2cm。表面白色或淡黄白色，未去外皮的表面黄棕色至灰棕色；有纵扭皱沟，并有横长的皮孔样斑痕及支根痕，上部有横纹，有的顶端有较短的根茎或不明显，其上有数个半月形茎痕。质脆，断面不平坦，形成层环棕色，皮部类白色，有裂隙，木部淡黄白色。气微，味微甜后苦。

【水分】用烘干法测定，本品含水分不得过15.0%。

【变异现象】虫蛀、生霉、泛油、变色。

【储存与养护】置通风干燥处，防蛀。本品储存过程中易吸潮，吸潮后表面常见霉斑，应定期检查，久储颜色易变深，严重时表面有油样物质渗出，因此，如发现吸潮或轻度霉变、虫蛀，应及时晾晒或采用磷化铝等药剂熏蒸；可采用冷藏养护技术、化学药剂熏蒸养护技术及气调养护技术等。

川贝母（Fritillariae Cirrhosae Bulbus）

【来源】本品为百合科植物川贝母 *Fritillaria cirrhosa* D. Don、暗紫贝母 *Fritillaria unibracteata* Hsiao et K. C. Hsia、甘肃贝母 *Fritillaria przewalskii* Maxim. 或梭砂贝母 *Fritillaria delavayi* Franch.、太白贝母 *Fritillaria taipaiensis* P. Y. Li 或瓦布贝母 *Fritillaria unibracteata* Hsiao et K. C. Hsia var. wabuensis（S. Y. Tang et S. C. Yue）Z. D. Liu, S. Wang et S. C. Chen 的干燥鳞茎。按性状不同分别习称“松贝”、“青贝”、“炉贝” 和“栽培品”。

【性状】

松贝：呈类圆锥形或近球形，高0.3~0.8cm，直径0.3~0.9cm，表面类白色，外层鳞叶两瓣，大小悬殊，大瓣紧抱小瓣，未抱部分呈新月形，习称“怀中抱月”；顶部闭合，内有类圆柱形、顶端稍尖的心芽和小鳞叶1~2枚。先端钝圆或稍尖，底部平，微凹入，中心有一灰褐色的鳞茎盘，偶有残存须根，质硬而脆，断面白色，富粉性。气微，味微苦。

青贝：呈类扁球形，高0.4~1.4cm，直径0.4~1.6cm；外层鳞叶两瓣，大小相近，相对抱合，顶部开裂，内有心芽和小鳞叶2~3枚及细圆柱形的残茎。

炉贝：呈长圆锥形，高0.7~2.5cm，直径0.5~2.5cm。表面类白色或浅棕黄色，有的具棕色斑块。外层鳞叶两瓣，大小相近，顶部开裂而略尖，基部稍尖或较钝。

栽培品：呈类扁球形或短圆柱形，高0.5~2.0cm，直径1.0~2.5cm。表面类白色或浅棕黄色，稍粗糙，有的具浅黄色斑点；外层鳞叶两瓣，大小相近，顶部多开裂而较平。

【水分】用烘干法测定，本品含水分不得过15.0%。

【变异现象】虫蛀、生霉、变色。

【储存与养护】置通风干燥处，防蛀。本品在储存过程中应定期检查，如发现受潮应立即日晒，注意此时不宜火烘，以免色泽发黄和贝体裂纹；也可用变色硅胶、无水氯化钙等吸潮剂吸湿，降低湿度，防止吸潮；可采用冷藏养护技术、化学药剂熏蒸养护技术及气调养护技术等。

山药（Dioscoreae Rhizoma）

【来源】本品为薯蓣科植物薯蓣 *Dioscorea opposita* Thunb. 的干燥根茎。

【性状】本品略呈圆柱形，弯曲而稍扁，长 15～30cm，直径 1.5～6cm。表面黄白色或淡黄色，有纵沟、纵皱纹及须根痕，偶有浅棕色外皮残留。体重，质坚实，不易折断，断面白色，粉性。气微，味淡、微酸，嚼之发黏。

光山药呈圆柱形，两端平齐；长 9～18cm，直径 1.5～3cm。表面光滑，白色或黄白色。

【水分】用烘干法测定，本品含水分不得过 16.0%。

【变异现象】虫蛀、生霉、变色。

【储存与养护】置通风干燥处，防蛀。本品在储存过程中应定期检查，如发现虫蛀，应立即曝晒或采用磷化铝等药剂熏蒸杀虫，防止虫害进一步发展，曝晒时药物上面应盖白纸，以免日晒过度导致颜色变黄，晒后稍凉装箱；可采用冷藏养护技术、化学药剂熏蒸养护技术及气调养护技术等。

第二节　花类中药材的储存与养护

花类中药是以植物的花入药的药材总称。花类中药通常包括完整的花、花序或花的某一部分。完整的花包括已开放的花和未开放的花蕾；花序包括未开放和已开放的花序；花的某一部分，包括雄蕊、花柱、柱头、花粉粒等。花类药材在储存过程中易产生变色、生霉、虫蛀等质变现象。在储藏时，应根据各种花类药材的特点，采取不同的方法储存与养护。

辛夷（Magnoliae Flos）

【来源】本品为木兰科植物望春花 *Magnolia biondii* Pamp.、玉兰 *Magnolia denudata* Desr. 或武当玉兰 *Magnolia sprengeri* Pamp. 的干燥花蕾。

【性状】

望春花：呈长卵形，似毛笔头，长 1.2～2.5cm，直径 0.8～1.5cm。基部常有短梗，长约 0.5cm，梗上有类白色点状皮孔；苞片 2～3 层，每层 2 片，两层苞片间有小鳞芽，苞片外表面密被灰白色或灰绿色毛茸，内表面棕色，无毛；花被 9 片，棕色；外轮花被片 3，条形，约为内两轮长的 1/4，呈萼片状，内两轮花被 6 片，每轮 3 片，轮状排列；雄蕊和雌蕊多数呈螺旋状排列。体轻，质脆。气芳香，味辛凉而稍苦。

玉兰：长 1.5～3cm，直径 1～1.5cm。基部枝梗较粗壮，皮孔浅棕色。苞片外表面密被灰白色或灰绿色茸毛。花被 9 片，内外轮同型。

武当玉兰：长 2～4cm，直径 1～2cm。基部枝梗较粗壮，皮孔红棕色。苞片外被淡黄色或淡黄绿色茸毛，有的最外层苞片茸毛已脱落而呈黑褐色。花被 10～12（或 15）片，内外轮无显著差异。

【水分】用气相色谱法测定，本品含水分不得过 18.0%。

【变异现象】虫蛀、生霉、变色。

【储存与养护】置阴凉干燥处。本品在储存过程中应注意检查，如发现受潮要及时干燥，只要能保持干燥，不受潮，一般不会产生质变；可采用冷藏养护技术、化学药剂熏蒸养护技术及气调养护技术等。

芫花（Genkwa Flos）

【来源】本品为瑞香科植物芫花 *Daphne genkwa* Sieb. et Zucc. 的干燥花蕾。

【性状】本品常3~7朵簇生于短花轴上，基部有小苞片1~2枚，多脱落为单朵花蕾。花蕾呈棒槌状，多弯曲，长1~1.7cm，直径约1.5mm；花被筒表面淡紫色或灰绿色，密被短柔毛，先端4裂，裂片淡紫色或黄棕色。质软。气微，味甘、微辛。

【变异现象】虫蛀、生霉。

【储存与养护】置通风干燥处，防霉，防蛀。本品储存过程中易产生霉变、虫蛀，应注意定期检查，防止受潮；可采用冷藏养护技术、化学药剂熏蒸养护技术及气调养护技术等。

金银花（Lonicerae Japonicae Flos）

【来源】本品为忍冬科植物忍冬 *Lonicera japonica* Thunb. 的干燥花蕾或带初开的花。

【性状】本品呈棒状，上粗下细，略弯曲，长2~3cm，上部直径约3mm，下部直径约1.5mm。表面黄白色或绿白色（久储色渐深），密被短柔毛。花萼绿色，先端5裂，裂片有毛。开放者花冠筒状，先端二唇形；雄蕊5枚，附于筒壁，黄色；雌蕊1枚，子房无毛。气清香，味淡、微苦。

【水分】用甲苯法测定，本品含水分不得过12.0%。

【变异现象】虫蛀、生霉、变色。

【储存与养护】置阴凉干燥处，防潮，防蛀。本品储存过程中应定期检查，如发现受潮霉变、虫蛀，应及时晾晒，亦可将药材烘干，或用磷化铝等药剂熏蒸杀虫，但不可曝晒或硫熏，否则易变色或散瓣；金银花不宜久储，如储藏1年以上也易变质，出货应做到“先进先出，易变先出”；可采用冷藏养护技术、化学药剂熏蒸养护技术及气调养护技术等。

旋覆花（Inulae Flos）

【来源】本品为菊科植物旋覆花 *Inula japonica* Thunb. 或欧亚旋覆花 *Inula britannica* L. 的干燥头状花序。

【性状】本品呈扁球形或类球形，直径1~2cm。总苞由多数苞片组成，呈覆瓦状排列，苞片披针形或条形，灰黄色，长4~11mm，总苞基部有时残留花梗，苞片及花梗表面被白色茸毛。舌状花1列，黄色，长约1cm，多卷曲，常脱落，先端3齿裂；管状花多数，棕黄色，长5mm，先端5齿裂；子房顶端有多数白色冠毛，长5~6mm，有的可见椭圆形小瘦果。体轻，易碎。气微，味微苦。

【变异现象】霉变、虫蛀、变色。

【储存与养护】置干燥处，防潮。本品储存过程中应保持环境的阴凉、干燥；若受潮要及时晾晒，旋覆花质脆易碎，运输和堆垛存放时应注意防挤压；可采用冷藏养护技术、化学药剂熏蒸养护技术及气调养护技术等。

菊花（Chrysanthemi Flos）

【来源】本品为菊科植物菊 *Chrysanthemum morifolium* Ramat. 的干燥头状花序。药材按产地和加工方法不同，分为“亳菊”、“滁菊”、“贡菊”和“杭菊”。

【性状】

亳菊：呈倒圆锥形或圆筒形，有时稍压扁呈扇形，直径1.5~3cm，离散。总苞蝶状，总苞片3~4层，卵形或椭圆形，草质，黄绿色或褐绿色，外面被柔毛，边缘膜质。花托半球形，无托片或托毛，舌状花数层，雌性，位于外围，类白色或淡黄白色，劲直，上举，纵向皱缩，散生金黄色腺点；管状花多数，两性，位于中央，为舌状花所隐藏，黄色，顶端5齿裂，瘦果不发育，无冠毛。体轻，质柔润，干时松脆。气清香，味甘、微苦。

滁菊：呈不规则球形或扁球形，直径1.5~2.5cm；舌状花类白色，不规则扭曲，内卷，边缘皱缩，有时可见淡褐色腺点；管状花大多隐藏。

贡菊：呈扁球形或不规则球形，直径1.5~2.5cm；舌状花白色或类白色，斜升，上部反折，边缘稍内卷而皱缩，通常无腺点；管状花少，外露。

杭菊：呈蝶形或扁球形，直径2.5~4cm，常数个相连成片；舌状花少，类白色或黄色，平展或微折叠，彼此粘连，通常无腺点；管状花多数，外露。

【水分】用烘干法测定，本品含水分不得过15.0%。

【变异现象】虫蛀、生霉、变色。

【储存与养护】置阴凉干燥处，密闭保存，防霉，防蛀。本品储存过程中应定期检查，严防受潮，如有受潮，应及时晾晒或烘培至干；可采用冷藏养护技术、化学药剂熏蒸养护技术及气调养护技术等。

红花（Carthami Flos）

【来源】本品为菊科植物红花 *Carthamus tinctorius* L. 的干燥花。

【性状】本品为不带子房的管状花，长1~2cm。表面红黄色或红色，花冠筒部细长，先端5裂，裂片狭条形，长5~8mm；雄蕊5片，花药黄白色，聚合成筒状；柱头长圆柱形，顶端微分叉。质柔软。气微香，味微苦。

【水分】用烘干法测定，本品含水分不得过13.0%。

【变异现象】虫蛀、生霉、变色。

【储存与养护】置阴凉干燥处，防潮，防蛀。本品在储存过程中应定期检查，保持储存环境的阴凉干燥，若发现受潮，应及时晾晒或微火烘干，但应注意本品不宜烈日曝晒，更不可用硫黄熏蒸，因红花色泽鲜红，经曝晒或硫黄熏蒸，易导致变色；可采用冷藏养护技术、化学药剂熏蒸养护技术及气调养护技术等。

西红花（Croci Stigma）

【来源】本品为鸢尾科植物番红花 *Crocus sativus* L. 的干燥柱头。

【性状】本品呈弯曲线形，三分枝，长约 3cm，暗红色，上部较宽而略扁平，顶端边缘显不整齐的齿状，内侧有一短裂隙，下端有时残留一小段黄色花柱。体轻，质松软，无油润光泽，干燥后质脆易断。气特异，微有刺激性，味微苦。

【水分】取本品 2g，精密称定，在 105℃干燥 6 小时，减失重量不得过 12.0%。

【变异现象】泛油、变色。

【储存与养护】置阴凉干燥处，避光，密闭。本品为贵细药材，宜储存于安全库房或专柜，须专人储存保管，在储存过程中应定期加强检查，并详细记录；可采用冷藏养护技术、真空密封包装养护技术及气调养护技术等。

第三节　果实类中药材的储存与养护

果实类中药常采用完全成熟、近成熟或幼小的果实入药。药用部位包括果穗、完整果实和果实的一部分。当年新采收入库的果实类中药，有较强的呼吸作用，能吸潮、发热或霉变，若采收时未充分干燥，霉变更易发生，果实类中药虫蛀也较为常见。因此，果实类中药材的储存与养护，应按其不同性质特点和商品实际需要结合实施。

五味子（Schisandrae Chinensis Fructus）

【来源】本品为木兰科植物五味子 *Schisandra chinensis*（Turcz.）Baill. 的干燥成熟果实，习称“北五味子”。

【性状】本品呈不规则的球形或扁球形，直径 5~8mm。表面红色、紫红色或暗红色，皱缩，油润，有的表面呈黑红色或出现“白霜”。果肉柔软，种子 1~2 粒，肾形，表面棕黄色，有光泽，种皮薄而脆。果肉气微，味酸，种子破碎后，有香气，味辛、微苦。

【水分】用烘干法测定，本品含水分不得过 16.0%。

【变异现象】生霉、变色。

【储存与养护】置通风干燥处，防霉。本品在库储存过程中应定期检查、倒垛，若有吸湿返潮、发热现象，应及时晾晒、干燥，但应避免曝晒和久经风吹；若轻度发霉，可用醋喷擦，随喷随擦，至霉渍清除，盖闷 1~2 小时，晾干；可采用气调养护技术、冷藏养护技术、化学药剂熏蒸养护技术等。

木瓜（Chaenomelis Fructus）

【来源】本品为蔷薇科植物贴梗海棠 *Chaenomeles speciosa*（Sweet）Nakai 的干燥近成熟果实。

【性状】本品长圆形，多纵剖成两半，长 4~9cm，宽 2~5cm，厚 1~2.5cm。外表面紫红色或红棕色，有不规则的深皱纹；剖面边缘向内卷曲，果肉红棕色，中心部分凹陷，棕黄色。种子扁长三角形，多脱落。质坚硬。气微清香，味酸。

【水分】用烘干法测定，本品含水分不得过15.0%。

【变异现象】虫蛀、生霉、变色。

【储存与养护】置阴凉干燥处，防潮，防蛀。本品在储存过程中应定期检查，防止受潮，若有吸湿受潮、发热现象，应及时晾晒、干燥；如有蛀蚀现象，可用磷化铝等药剂熏蒸杀虫；可采用气调养护技术、冷藏养护技术、化学药剂熏蒸养护技术等。

陈皮（Citri Reticulatae Pericarpium）

【来源】本品为芸香科植物橘 *Citrus reticulata* Blanco 及其栽培变种茶枝柑 *Citrus reticulata* ‘Chachi’（广陈皮）、大红袍 *Citrus reticulata* ‘Dahongpao’、温州蜜柑 *Citrus reticulata* ‘Unshiu’、福橘 *Citrus reticulata* ‘Tangerina’ 等的干燥成熟果皮。药材分为“陈皮”和“广陈皮”。

【性状】

陈皮：常剥成数瓣，基部相连，有的呈不规则的片状，厚1~4mm。外表面橙红色或红棕色，有细皱纹及凹下的点状油室，内表面浅黄白色，粗糙，附黄白色或黄棕色筋络状维管束。质稍硬而脆。气香，味辛、苦。

广陈皮：常3瓣相连，形状整齐，厚度均匀，约1mm。点状油室较大，对光照视，透明清晰；质较柔软。

【水分】用甲苯法测定，本品含水分不得过13.0%。

【变异现象】虫蛀、生霉、变色。

【储存与养护】置阴凉干燥处，防霉，防蛀。本品在储存过程中应严格控制库内的相对湿度，若有受潮、发热的现象可进行摊晾，但不宜烈日曝晒；可采用冷藏养护技术、气调养护技术、化学药剂熏蒸养护技术等。

枸杞子（Lycii Fructus）

【来源】本品为茄科植物宁夏枸杞 *Lycium barbarum* L. 的干燥成熟果实。

【性状】本品呈类纺锤形或椭圆形，长6~20mm，直径3~10mm。表面红色或暗红色，顶端有小凸起状的花柱痕，基部有白色的果梗痕。果皮柔韧，皱缩；果肉肉质，柔润，种子20~50粒，类肾形，扁而翘，长1.5~1.9mm，宽1~1.7mm，表面浅黄色或棕黄色。气微，味甜。

【水分】用烘干法测定，本品含水分不得过13.0%。

【变异现象】虫蛀、生霉、泛油、变色。

【储存与养护】置阴凉干燥处，防闷热，防潮，防蛀。本品在储存过程中极易霉变、虫蛀、泛油、变色，应注意经常检查，严格控制库内的相对湿度，若受潮、发热，可进行晾晒，晾晒时不宜用手翻动，以免变黑，影响质量；可采用冷藏养护技术、气调养护技术、真空密封或无菌包装养护技术等。

罗汉果（Siraitiae Fructus）

【来源】 本品为葫芦科植物罗汉果 *Siraitia grosvenorii*（Swingle）C. Jeffrey ex A. M. Lu et Z. Y. Zhang 的干燥果实。

【性状】 本品呈卵形、椭圆形或球形，长 4.5~8.5cm，直径 3.5~6cm。表面褐色、黄褐色或绿褐色，有深色斑块及黄色柔毛，有的具 6~11 条纵纹；顶端有花柱残痕，基部有果梗痕。体轻，质脆，果皮薄，易破；果瓤（中、内果皮）海绵状，浅棕色；种子扁圆形，多数，长约 1.5cm，宽约 1.2cm；浅红色至棕红色，两面中间微凹陷，四周有放射状沟纹，边缘有槽。气微，味甜。

【水分】 用烘干法测定，本品含水分不得过 15.0%。

【变异现象】 霉变、虫蛀、变色。

【储存与养护】 置干燥处，防霉，防蛀。本品储存期间严防受潮，其自身含水量也应严格控制在安全水分范围内，应定期检查，霉变及害虫蛀蚀多从果瓤处开始，外表面不易查看；可采用冷藏养护技术、化学药剂熏蒸养护技术及气调养护技术等。

瓜蒌（Trichosanthis Fructus）

【来源】 本品为葫芦科植物栝楼 *Trichosanthes kirilowii* Maxim. 或双边栝楼 *Trichosanthes rosthornii* Harms 的干燥成熟果实。

【性状】 本品呈类球形或宽椭圆形，长 7~15cm，直径 6~10cm。表面橙红色或橙黄色，皱缩或较光滑，顶端有圆形的花柱残基，基部略尖，具残存的果梗，轻重不一。质脆，易破开，内表面黄白色，有红黄色丝络，果瓤橙黄色，黏稠，与多数种子黏结成团。具焦糖气，味微酸、甜。

【水分】 用烘干法测定，本品含水分不得过 16.0%。

【变异现象】 虫蛀、生霉、泛油。

【储存与养护】 置阴凉干燥处，防霉，防蛀。本品在储存过程中应定期检查，严格控制库内的相对湿度，瓜蒌因系完整果实，中有空腔，质脆，易破，应避免重压，搬运、倒垛时应轻拿轻放，以防损伤，否则在果皮破裂后，内部首先极易产生虫蛀、霉变；可采用冷藏养护技术、气调养护技术、化学药剂熏蒸养护技术等。

砂仁（Amomi Fructus）

【来源】 本品为姜科植物阳春砂 *Amomum villosum* Lour.、绿壳砂 *Amomum villosum* Lour. var. *xanthioides* T. L. Wu et Senjen 或海南砂 *Amomum longiligulare* T. L. Wu 的干燥成熟果实。

【性状】

阳春砂、绿壳砂：呈椭圆形或卵圆形，有不明显的三棱，长 1.5~2cm，直径 1~1.5cm。表面棕褐色，密生刺状突起，顶端有花被残基，基部常有果梗，果皮薄而软。种子结集成团，具三钝棱，中有白色隔膜，将种子团分成3瓣，每瓣有种子5~26粒；种子为不规则多面体，直径2~3mm；表面棕红色或暗褐色，有细皱纹，外被淡棕色膜质假种皮，质硬，胚乳灰白色。气芳香而浓烈，味辛凉、微苦。

海南砂：呈长椭圆形或卵圆形，有明显的三棱，长1.5~2cm，直径0.8~1.2cm。表面被片状、分枝的软刺，基部具果梗痕，果皮厚而硬。种子团较小，每瓣有种子3~24粒，种子直径1.5~2mm。气味稍淡。

【水分】用甲苯法测定，本品含水分不得过15.0%。

【变异现象】泛油、气味散失。

【储存与养护】置阴凉干燥处。本品在储存过程中应严格控制库内的相对湿度，若有受潮、发热的现象，可进行摊晾，但不宜烈日曝晒，本品气味芳香，曝晒易散粒、泛油、走失香气；可采用冷藏养护技术、气调养护技术、真空密封或无菌包装养护技术等。

第四节　种子类中药材的储存与养护

种子类中药是指以种子、种子的一部分及种子的加工品入药的一类中药。多数药材用成熟完整的种子，少数用种子的一部分，如种皮（绿豆衣）、假种皮（肉豆蔻衣）、去掉子叶的胚（莲子心）等，有时用种子的加工品入药，如大豆黄卷用发芽的种子、淡豆豉则为种子的发酵品。种子类药材在储存过程中极易回潮、生霉，同时，种子类药材也易被害虫蛀蚀，种子类中药被蛀蚀的程度和部位，常因品种不同而异，应区别不同品种，采取相应措施进行储存与养护。

柏子仁（Platycladi Semen）

【来源】本品为柏科植物侧柏*Platycladus orientalis*（L.）Franco的干燥成熟种仁。

【性状】本品呈长卵形或长椭圆形，长4~7mm，直径1.5~3mm。表面黄白色或淡黄棕色，外包膜质内种皮，顶端略尖，有深褐色的小点，基部钝圆。质软，富油性。气微香，味淡。

【变异现象】虫蛀、生霉、泛油、变色。

【储存与养护】置阴凉干燥处，防热，防蛀。本品在储存过程中应定期检查，防止受潮，若有吸湿受潮、生霉、虫蛀现象，可置烈日下曝晒2~3小时，但曝晒时间不宜过久，以免种皮干燥破裂或泛油，忌翻动，待冷透后装箱，密闭；可采用气调养护技术、冷藏养护技术、化学药剂熏蒸养护技术等。

莲子（Nelumbinis Semen）

【来源】本品为睡莲科植物莲*Nelumbo nucifera* Gaertn.的干燥成熟种子。

【性状】本品略呈椭圆形或类球形，长1.2~1.8cm，直径0.8~1.4cm。表面浅黄棕色至红棕色，表面有细纵纹和较宽的脉纹；一端中心呈乳头状突起，深棕色，多有裂口，其周边略下陷。质硬，种皮薄，不易剥离。子叶2枚，黄白色，肥厚，中有空隙，具绿色莲子心。气微，味甘、微涩；莲子心味苦。

【水分】用烘干法测定，本品含水分不得过 14.0%。

【变异现象】虫蛀、生霉。

【储存与养护】置干燥处，防蛀。本品在储存过程中应定期检查，防止受潮，若有吸湿受潮现象，可进行晾晒或烘烤；若有生霉、虫蛀现象，可采用磷化铝等药剂熏蒸杀虫；可采用气调养护技术、冷藏养护技术、化学药剂熏蒸养护技术等。

肉豆蔻（Myristicae Semen）

【来源】本品为肉豆蔻科植物肉豆蔻 *Myristica fragrans* Houtt. 的干燥种仁。

【性状】本品呈卵圆形或椭圆形，长 2~3cm，直径 1.5~2.5cm。表面灰棕色或灰黄色，有时外被白粉（石灰粉末），全体有浅色纵行沟纹和不规则网状沟纹；种脐位于宽端，呈浅色圆形突起；合点呈暗色凹陷；种脊呈纵沟状，连接两端。质坚实，断面显棕黄色相杂的大理石样花纹，宽端可见皱缩的胚，富油性。气香浓烈，味辛。

【水分】用甲苯法测定，本品含水分不得过 10.0%。

【变异现象】虫蛀、生霉、泛油、变色。

【储存与养护】置阴凉干燥处，防蛀。本品在储存过程中应定期检查，防止受潮，若有吸湿受潮、发热现象，应及时晾晒、干燥，但应避免直接曝晒或高温烘烤；如有蛀蚀现象，可用磷化铝等药剂熏蒸杀虫；可采用气调养护技术、冷藏养护技术、真空密封或无菌包装养护技术等。

苦杏仁（Armeniacae Semen Amarum）

【来源】本品为蔷薇科植物山杏 *Prunus armeniaca* L. var. *ansu* Maxim.、西伯利亚杏 *Prunus sibirica* L.、东北杏 *Prunus mandshurica*（Maxim.）Koehne 或杏 *Prunus armeniaca* L. 的干燥成熟种子。

【性状】本品呈扁心形，长 1~1.9cm，宽 0.8~1.5cm，厚 0.5~0.8cm。表面黄棕色至深棕色，一端尖，另一端钝圆，肥厚，左右不对称，尖端一侧有短线形种脐，圆端合点处向上具多数深棕色的脉纹。种皮薄，子叶 2 枚，乳白色，富油性。气微，味苦。

【变异现象】虫蛀、生霉、泛油。

【储存与养护】置阴凉干燥处，防蛀。本品在储存过程中应定期检查，防止受潮，若有吸湿受潮、发热现象，应及时摊晾、干燥，不能曝晒，可放于日光不太强的处所通风或阴凉处摊晾，以免高温走油，降低药材质量；可采用气调养护技术、冷藏养护技术、化学药剂熏蒸养护技术等。

郁李仁（Pruni Semen）

【来源】本品为蔷薇科植物欧李 *Prunus humilis* Bge.、郁李 *Prunus japonica* Thunb. 或长柄扁桃 *Prunus pedunculata* Maxim. 的干燥成熟种子。前二者习称“小李仁”，后一种习称

“大李仁”。

【性状】

小李仁：呈卵形，长5~8mm，直径3~5mm。表面黄白色或浅棕色，一端尖，另一端钝圆，尖端一侧有线形种脐，圆端中央有深色合点，自合点处向上具多条纵向维管束脉纹。种皮薄，子叶2枚，乳白色，富油性。气微，味微苦。

大李仁：长6~10mm，直径5~7mm，表面黄棕色。

【水分】用烘干法测定，本品含水分不得过6.0%。

【变异现象】虫蛀、生霉、泛油。

【储存与养护】置阴凉干燥处，防蛀。本品在储存过程中应定期检查，防止受潮，若有吸湿受潮、发热现象，应及时晾晒、干燥，但晾晒时间不宜过久，以免种皮干燥破裂，晒后应凉透装包；可采用气调养护技术、冷藏养护技术、化学药剂熏蒸养护技术等。

酸枣仁（Ziziphi Spinosae Semen）

【来源】本品为鼠李科植物酸枣 *Ziziphus jujuba* Mill. var. *spinosa*（Bunge）Hu ex H. F. Chou 的干燥成熟种子。

【性状】本品呈扁圆形或扁椭圆形，长5~9mm，宽5~7mm，厚约3mm。表面紫红色或紫褐色，平滑有光泽，有的有裂纹，有的两面均呈圆隆状突起；一面较平坦，中间或有一条隆起的纵线纹；另一面稍突起；一端凹陷，可见线形种脐，另一端有细小突起的合点。种皮较脆，胚乳白色，子叶2枚，浅黄色，富油性。气微，味淡。

【水分】用烘干法测定，本品含水分不得过9.0%。

【变异现象】虫蛀、生霉、泛油。

【储存与养护】置阴凉干燥处，防蛀。本品在储存过程中应定期检查，防止受潮，若有吸湿受潮、发热现象，应立即摊晒；可采用气调养护技术、冷藏养护技术、化学药剂熏蒸养护技术等。

胖大海（Sterculiae Lychnophorae Semen）

【来源】本品为梧桐科植物胖大海 *Sterculia lychnophora* Hance 的干燥成熟种子。

【性状】本品呈纺锤形或椭圆形，长2~3cm，直径1~1.5cm；先端钝圆，基部略尖而歪，具浅色的圆形种脐。表面棕色或暗棕色，微有光泽，具不规则的干缩皱纹。外层种皮极薄，质脆，易脱落；中层种皮较厚，黑褐色，质松易碎，遇水膨胀成海绵状；断面可见散在的树枝状小点。内层种皮可与中层种皮剥离，稍革质，内有2片肥厚胚乳，广卵形；子叶2枚，菲薄，紧贴于胚乳内侧，与胚乳等大。气微，味淡，嚼之有黏性。

【水分】用烘干法测定，本品含水分不得过16.0%。

【变异现象】虫蛀、生霉、泛油。

【储存与养护】置干燥处，防霉，防蛀。本品在储存过程中应定期检查，防止受潮，若有吸湿受潮、发热现象，应及时晾晒、干燥；如有蛀蚀现象，可用磷化铝等药剂熏蒸杀虫；可采用气调养护技术、冷藏养护技术、真空密封或无菌包装养护技术等。

薏苡仁（Coicis Semen）

【来源】本品为禾本科植物薏苡 *Coix lacryma-jobi* L. var. *mayuen*（Roman.）Stapf 的干燥成熟种仁。

【性状】本品呈宽卵形或长椭圆形，长 4~8mm，宽 3~6mm。表面乳白色，光滑，偶有残存的黄褐色种皮，一端钝圆，另一端较宽而微凹，有一淡棕色点状种脐，背面圆凸，腹面有 1 条较宽而深的纵沟。质坚实，断面白色，粉性。气微，味微甜。

【水分】用烘干法测定，本品含水分不得过 15.0%。

【变异现象】虫蛀、生霉。

【储存与养护】置通风干燥处，防蛀。本品在储存过程中应定期检查，防止受潮及鼠害，若有吸湿受潮、发热现象，应立即摊晒，以保持干燥；可采用化学药剂熏蒸养护技术、气调养护技术、冷藏养护技术等。

第五节　动物类中药材的储存与养护

动物类中药材是指来源于药用动物身体的全体或局部的一类药材，其主要包括动物的干燥全体、除去内脏的干燥体、动物的某一部分（如角、骨骼、贝壳等）、动物的生理或病理产物、动物的排泄物、动物体某一部分的加工品等。动物类中药材多具有特异腥味，易产生虫蛀、生霉、泛油等质变现象，应建立专库存放，以免与其他药材串气、串味，有利于集中采取相应的养护措施。

全蝎（Scorpio）

【来源】本品为节肢动物门蛛形纲钳蝎科动物东亚钳蝎 *Buthus martensii* Karsch 的干燥体。

【性状】本品头胸部与前腹部呈扁平长椭圆形，后腹部呈尾状，皱缩弯曲，完整者体长约 6cm。头胸部呈绿褐色，前面有 1 对短小的螯肢及 1 对长大的钳状脚须，形如蟹螯，背面覆有梯形背甲。腹面有足 4 对，均为 7 节，末端各具两爪钩。前腹部由 7 节组成，第 7 节色深，背甲上有 5 条隆脊线。背面绿褐色，后腹部棕黄色，6 节，节上均有纵沟，末节有锐钩状毒刺，毒刺下方无距。气微腥，味咸。

【变异现象】虫蛀、生霉、泛油、变色。

【储存与养护】置干燥处，防蛀。本品储存过程中，应定期检查，注意是否有虫蛀、生霉及返盐变质；可采用冷藏养护技术、密封对抗同储养护技术、气调养护技术等。

蜈蚣（Scolopendra）

【来源】本品为节肢动物门多足纲蜈蚣科动物少棘巨蜈蚣 *Scolopendra subspinipes mutilans* L. Koch 的干燥体。

【性状】本品呈扁平长条形，长 9~15cm，宽 0.5~1cm。由头和躯干两部分组成，全体共 22 个环节。头部暗红色或红褐色，有集合眼 1 对、口器 1 个，颚肢及触角各 1 对；躯干部第 1 背板与头板同色，其余 20 个背板为棕绿色或墨绿色，具光泽，第 4~20 背板常有两条纵沟线；腹部淡黄色或棕黄色，皱缩；自第 2 节起，每体节两侧有步足 1 对，步足黄色或红褐色，偶有黄白色，呈弯钩形，最末 1 对步足尾状，故又称尾足，易脱落。质脆，断面有裂隙。气微腥，有特殊刺鼻的臭气，味辛，微咸。

【水分】用烘干法测定，本品含水分不得过 15.0%。

【变异现象】虫蛀、生霉、泛油。

【储存与养护】置干燥处，防霉，防蛀。本品在储存过程中应定期检查，若有受潮可日晒；注意防止受潮霉变、虫蛀及鼠害；可采用化学药剂熏蒸养护技术、气调养护技术、冷藏养护技术等。

桑螵蛸（Mantidis 0ötheca）

【来源】本品为节肢动物门螳螂科昆虫大刀螂 *Tenodera sinensis* Saussure、小刀螂 *Statilia maculata*（Thunberg）或巨斧螳螂 *Hierodula patellifera*（Serville）的干燥卵鞘。以上三种依次习称“团螵蛸”、“长螵蛸”及“黑螵蛸”。

【性状】

团螵蛸：略呈圆柱形或半圆形，由多层膜状薄片叠成，长 2.5~4cm，宽 2~3cm。表面浅黄褐色，上面带状隆起不明显，底面平坦或有凹沟。体轻，质松而韧，横断面可见外层为海绵状，内层为许多放射状排列的小室，室内各有一细小椭圆形卵，深棕色，有光泽。气微腥，味淡或微咸。

长螵蛸：略呈长条形，一端较细，长 2.5~5cm，宽 1~1.5cm。表面灰黄色，上面带状隆起明显，带的两侧各有一条暗棕色浅沟及斜向纹理。质硬而脆。

黑螵蛸：略呈平行四边形，长 2~4cm，宽 1.5~2cm。表面灰褐色，上面带状隆起明显，两侧有斜向纹理，近尾端微向上翘。质硬而韧。

【水分】用烘干法测定，本品含水分不得过 15.0%。

【变异现象】虫蛀、生霉。

【储存与养护】置通风干燥处，防蛀。本品储存期间应定期检查，严防受潮、虫蛀，保持储存环境干燥；可采用冷藏养护技术、化学药剂熏蒸养护技术及气调养护技术等。

僵蚕（Bombyx Batryticatus）

【来源】本品为节肢动物门昆虫纲蚕娥科昆虫家蚕 *Bombyx mori* Linnaeus 4~5 龄的幼虫感染（或人工接种）白僵菌 *Beauveria bassiana*（Bals.）Vuillant 而致死的干燥体。

【性状】本品略呈圆柱形，多弯曲皱缩，长 2~5cm，直径 0.5~0.7cm。表面灰黄色，被有白色粉霜状的气生菌丝和分生孢子，头部较圆，足 8 对，体节明显，尾部略呈二叉状分枝。质硬而脆，易折断，断面平坦，外层白色，中间有亮棕色或亮黑色的丝腺环 4 个。气微腥，味微咸。

【水分】 用烘干法测定，本品含水分不得过13.0%。

【变异现象】 虫蛀、霉变。

【储存与养护】 置干燥处，防蛀。本品储存期间严防受潮，应定期检查，发现霉变、虫蛀应及时烘干或采用磷化铝等药剂熏蒸灭虫；可采用冷藏养护技术、化学药剂熏蒸养护技术及气调养护技术等。

蛤蚧（Gecko）

【来源】 本品为脊索动物门爬行纲壁虎科动物蛤蚧 *Gekko gecko* Linnaeus 的干燥体。

【性状】 本品呈扁平状，头颈部及躯干部长9~18cm，头颈部约占1/3，腹背部宽6~11cm，尾长6~12cm。头略呈扁三角状，两眼多凹陷成窟窿，无眼睑；口内角质细齿密生于颚的边缘，无异型大齿；吻部半圆形，吻鳞1片，不切鼻孔，与鼻鳞相连；上鼻鳞左右各1片，上唇鳞12~14对，下唇鳞（包括颏鳞）21片；腹背部呈椭圆形，腹部薄。背部呈灰黑色或银灰色，有黄白色或灰绿色斑点散在或密集成不显著的斑纹；脊椎骨及两侧肋骨突起。四足均具5趾，趾间具蹼或蹼迹，足趾底有吸盘；尾细而坚实，微显骨节，与背部颜色相同，有6~7个明显的银灰色环带。有的再生尾较原生尾短，且银灰色带不明显。全身密被圆形或多角形微有光泽的粒状细鳞。气腥，味微咸。

【变异现象】 虫蛀、生霉、泛油。

【储存与养护】 用木箱严密封装，常用花椒拌存，置阴凉干燥处，防蛀。本品在储存过程中应定期检查，注意防止受潮霉变、虫蛀；可采用干燥密封对抗同储养护技术、气调养护技术、冷藏养护技术等。

鹿茸（Cervi Cornu Pantotrichum）

【来源】 本品为鹿科动物梅花鹿 *Cervus nippon* temminck 或马鹿 *Cervus elaphus* Linnaeus 的雄鹿未骨化密生茸毛的幼角。前者习称“花鹿茸”，后者习称“马鹿茸”。

【性状】

花鹿茸：呈圆柱状分枝，具一个分枝者，习称“二杠”，主枝习称“大挺”，长17~20cm，锯口直径4~5cm，离锯口约1cm处分出侧枝，习称“门庄”，长9~15cm，直径较大挺略细；外皮红棕色或棕色，多光润，表面密生红黄色或棕黄色细茸毛，上端较密，下端较疏，分岔间具一条灰黑色筋脉，皮茸紧贴；锯口黄白色，外围无骨质，中部密布细孔。具两个分枝者习称“三岔”，大挺长23~33cm，直径较二杠细，略呈弓形，微扁，枝端略尖，下部多有纵棱筋及突起疙瘩；皮红黄色，茸毛较稀而粗。体轻。气微腥，味微咸。

二茬茸：与头茬茸相似，但大挺长而不圆或上粗下细，下部有纵棱筋；皮灰黄色，茸毛较粗糙；锯口外围多已骨化。体较重。无腥气。

马鹿茸：较花鹿茸粗大，分枝较多，侧枝一个者习称“单门”，两个者习称“莲花”，三个者习称“三岔”，四个者习称“四岔”，或更多。按产地分为“东马鹿茸”和“西马鹿茸”。

东马鹿茸，“单门”大挺长25~27cm，直径约3cm；外皮灰黑色，茸毛灰褐色或灰黄色，锯口面外皮较厚，灰黑色，中部密布细孔，质嫩。“莲花”大挺长可达 33cm，下部有棱筋，锯口面蜂窝状小孔稍大。“三岔”，皮色深，质较老。“四岔”，茸毛粗而稀，大挺下部具棱筋及疙瘩，分枝顶端多无毛，习称“捻头”。

西马鹿茸，大挺多不圆，顶端圆扁不一，长 30~100cm。表面有棱，多抽缩干瘪，分枝较长而弯曲，茸毛粗长，灰色或黑灰色。锯口色较深，常见骨质。气腥臭，味咸。

【变异现象】虫蛀、生霉、变色。

【储存与养护】置阴凉干燥处，密闭，防蛀。本品为贵细药材，宜储存于安全库房或专柜，须专人储存保管，在储存过程中应定期加强检查，并详细记录；若受潮会使茸皮变黑并生白斑；若受热则茸皮裂纹或崩口；可采用冷藏养护技术、真空密封包装养护技术及气调养护技术等。

第六节　其他类中药材的储存与养护

其他类中药材主要包括蕨类植物的成熟孢子、寄生昆虫在植物体上形成的虫瘿、植物某一或某些部位的提取加工品、某些植物的叶汁浓缩品、化学合成品、植物树脂的化石。其他类中药材的储存与养护应根据不同的药材，采取相应的有效措施进行防治。

儿茶（Catechu）

【来源】本品为豆科植物儿茶 *Acacia catechu*（L. f.）Willd. 的去皮枝、干的干燥煎膏。

【性状】本品呈方形或不规则块状，大小不一。表面棕褐色或黑褐色，光滑而稍有光泽。质硬，易碎，断面不整齐，具光泽，有细孔，遇潮有黏性。气微，味涩、苦，略回甜。

【水分】用甲苯法测定，本品含水分不得过 17.0%。

【变异现象】粘连、气味散失。

【储存与养护】置干燥处，防潮。本品储存期间应定期检查，严防受潮、受热、粘连结块，保持储存环境干燥；可采用冷藏养护技术、密封干燥养护技术及气调养护技术等。

冰片（Borneolum Syntheticum）

【来源】本品为化学合成制得的消旋龙脑结晶，习称“机制冰片”或“合成龙脑”。

【性状】本品为无色透明或白色半透明的片状结晶。气清香，味辛凉。具挥发性，点燃发生浓烟，并有带光的火焰。本品在乙醇、三氯甲烷或乙醚中易溶，在水中几乎不溶。熔点应为 205~210℃。

【水分】取本品 1g，加石油醚 10ml，振摇使其溶解，溶液应澄清。

【变异现象】气味散失、升华、挥发。

【储存与养护】密封，置凉处。本品储存过程中应严防受热，不宜经常拆封，以免挥发损失；冰片遇火易燃烧，储藏时应与其他药材相隔离，宜用专库来存放；若在库内嗅到强烈的清凉气味，说明包装不够严密，要及时采取加固密封措施。

扫码“练一练”

芦荟（Aloe）

【来源】本品为百合科植物库拉索芦荟 *Aloe barbadensis* Miller 叶的汁液浓缩干燥物。

【性状】本品呈不规则块状，常破裂为多角形，大小不一。表面呈暗红褐色或深褐色，无光泽。体轻，质硬，不易破碎，断面粗糙或显麻纹，富吸湿性。有特殊臭气，味极苦。

【水分】用烘干法测定，本品含水分不得过6.0%。

【变异现象】融化。

【储存与养护】置阴凉干燥处。本品储存期间应定期检查，严防受潮、受热，保持储存环境干燥；可采用冷藏养护技术、密封干燥养护技术及气调养护技术等。

扫码“学一学”

第十四章

中药饮片储存与养护技术

学习目标

知识目标

1. 掌握中药饮片的常见质量变异现象；中药饮片的分类储存原则；中药饮片的储存养护措施。
2. 熟悉影响中药饮片质量的自身因素及环境因素。

技能目标

1. 能对常见饮片进行分类储存。
2. 能完成常见饮片的养护工作。

案例分析

梅雨季节，一些中药饮片保存不善容易出现生虫、霉变、走油、结串等现象。几天前，金华市市民程先生到市区八一南街某药店买药，发现店里放着好几只筛子晾晒中药，仔细一看，其中一味药的颜色已经发黑，闻上去一股霉味，另有一味药上面布满虫眼。这些中药还能用吗？药店营业员说“先晒晒看”。程先生对中药略懂一二，他又看了看柜台上装在玻璃罐里的三七，也明显有霉变的痕迹。

同样，市民王大妈也有类似遭遇。前两天，她到市区江北某药店，想多买点黄芪，跟她还算熟识的营业员却劝她少买一点，让她过些天再来买。王大妈回家后把买来的黄芪打开仔细一看，发现黄芪被虫蛀过了，还有些受潮。(摘自金华新闻网，作者徐枫、卢友旺)

思考：

1. 什么是中药饮片？其有没有保质期？
2. 发霉变质的中药饮片还能销售和使用吗？
3. 如何防止中药饮片的质量变异呢？

第一节　中药饮片的分类储存

中药饮片来源广泛，成分复杂，为了保证其质量，必须根据其性质及储存养护规律，进行分类储存和合理养护。

一、中药饮片加工及质量影响因素

中药饮片系指药材经过炮制后可直接用于中医临床或制剂生产使用的处方药品。

（一）中药饮片的加工

1. 净制 又称净选加工，即除去药材中的杂质及非药用部分。通常根据药材的实际情况，采取挑选、筛选、风选、水选、剪、切、刮、削、剔除、酶法、剥离、挤压、刷、擦、火燎、烫、撞、碾串等方法。净制的饮片，如丁香、菊花、土鳖虫，基本保持了中药材的形、色、气味和有效成分。

2. 切制 将药材切制成片、段、块、丝等形状。切制时，除鲜切、干切外，均须进行软化处理，其方法有喷淋、抢水洗、浸泡、润、漂、蒸、煮等。其他不宜切制者，一般应捣碎或碾碎使用。

3. 炮炙 炮炙常用的方法有炒（如单炒、麸炒、砂炒）、炙（如酒炙、醋炙、盐炙）、制炭（如炒炭、煅炭）、煅（如明煅、煅淬）、蒸、煮、炖、煨等方法。

（二）中药饮片质量的影响因素

中药饮片经过加工炮制后，其表面积增大，由于储存不当，更易吸潮与污染，稳定性降低，从而出现虫蛀、霉变、泛油、变色、气味散失等质量变异现象。其中，虫蛀和霉变对饮片质量的危害最大。

中药饮片在储存过程中发生的各种质量变异现象，是由其自身因素和储存环境因素引起的。决定中药饮片质量变异现象的根本因素是其自身的性质，主要包括水分、淀粉、油脂、挥发油、植物色素，以及其他化学成分。导致中药饮片质量变异的环境因素，主要包括温度、湿度、日光、空气、霉菌、害虫、包装容器等。

二、中药饮片的分类储存

中药饮片储存采用“分区分类存入、货位编码管理”的方法，不仅可以实现空间的合理利用，方便仓储作业，提高工作效率，还可以避免中药饮片之间的相互影响。

（一）基本原则

中药饮片的分类储存遵循“三色六区”、“六分存”及“三个一致”的基本原则。

1. 三色六区 经营中药饮片的企业，其库房通常分为六个区：待验区（库）、合格品区（库）、中药饮片零货称取专区（库）、不合格品区（库）、发货区（库）、退货区（库）。并在上述各区（库）设置明显的色标标志，即“三色”管理。其中，绿色标志：合格品区（库）、中药饮片零货称取专区（库）、发货区（库）；黄色标志：待验区（库）、退货区（库）；红色标志：不合格品区（库）。

所有饮片采购后，均应认真核查其名称、包装、数量、质量等内容，合格后方可入合格品库。

2. 六分存 合格品库还应按 GSP 的要求，做到“六分存”，即药品与非药品、内服药与外用药、处方与非处方药、易串味药品、中药材及饮片、特殊管理药品，应分库或分区存放。

药品经营企业通常都设置独立的中药材及饮片库、细贵药材及饮片库。

3. 三个一致 为保证饮片质量、方便储存与养护，中药材及饮片库的分区还应符合“三个一致”原则，即药品性能一致、药品养护措施一致、消防方法一致。根据饮片的性质，应设置冷库（2~10℃）、阴凉库（≤20℃）、常温库（0~30℃），并控制各库房的相对湿度在35%~75%。在同一库房内，既可按照根与根茎类、花类、果实种子类、全草类、叶类、皮类、树脂与干膏类、动物类、矿物类以及其他类等饮片的药用部位分区存放，也可按照饮片易发生的质量变异现象分类存放，便于查找及养护。

（二）储存通则

（1）严格控制中药饮片的含水量在13%以下，选择适当的容器储存，并严格管理温湿度。

（2）储存中药饮片的库房应保持通风、干燥，避免阳光直射。

（3）储存过程应勤检查、勤翻晒、常灭鼠。

（4）中药饮片的出库应遵循“先进先出、按批号出”的原则，避免储存时间过长，发生变质。

（三）储存方法

按照上述分类储存的原则，应根据中药饮片的化学成分及炮制方法，确定其储存方法。

（1）含淀粉多的饮片，应避免污染，储存在通风、干燥处，以防虫蛀，如泽泻、山药、葛根等。

（2）含挥发油多的饮片，易气味散失和泛油，应置于阴凉、干燥处，如薄荷、当归、川芎等。

（3）含糖及黏液质较多的饮片，宜在通风、干燥处储存，如熟地黄、天门冬、党参等。

（4）种子类饮片，因炒制后增加了香气，常密闭储藏于缸、罐中，如紫苏子、莱菔子、薏苡仁。

（5）酒炙和醋炙的饮片，应密闭、阴凉处储存，如大黄、芫花等。

（6）盐炙的饮片，易潮解，应密闭、通风、干燥处储存，如泽泻、知母、车前子等。

（7）蜜炙的饮片，易出现吸潮、污染、虫蛀、霉变或鼠咬等现象，应密闭、通风、干燥、阴凉处储存，如甘草、枇杷叶等。

（8）矿物类饮片，易风化，应储于密封、阴凉处，如硼砂、芒硝等。

（9）细贵饮片，应与一般饮片分开，由专人管理。其中，麝香应装于瓶中密闭保存，防止香气走失；牛黄也应使用瓶装，且在湿度较大的季节放入石灰缸中，防止受潮、霉变；人参易出现受潮、霉变、虫蛀、泛油、变色等现象，也应在湿度较大的季节放入石灰箱内储存等。

（10）毒性和麻醉类中药饮片，如生半夏、马钱子、雄黄等，应严格按照国家《医疗用毒性药品管理办法》和《麻醉药品和精神药品管理条例》进行管理，不得与一般饮片混存，避免发生意外事故。

（11）易燃的中药饮片，如火硝、硫黄、樟脑等，必须按照消防管理要求，储存在安全地点，并防止自燃。

（12）容易虫蛀、霉变、泛油、变色的植物类中药饮片，应采取适当的防潮隔湿措施；动物类饮片，易虫蛀和泛油，并且有腥臭气味，应密封保存。

第二节　中药饮片的储存与养护技术

中药饮片的库房应保持通风，温湿度适宜，避免阳光直射。同时，为保证饮片的质量，必须选择合适的储存容器，一般可储存于木箱、纤维纸箱、陶瓷器皿、铁罐等容器中，必要时可适当加入石灰或硅胶等干燥剂。具体储存条件及养护措施，应根据饮片的性质和引起质量变异的原因来确定。

一、易虫蛀饮片的储存与养护

1. 饮片虫蛀现象 指害虫侵蚀中药饮片组织，导致后者疗效降低或失去药用价值的破坏现象。常见的仓储害虫有米象、烟草甲、咖啡豆象等。不同害虫甚至同一害虫在成长的不同阶段对饮片的破坏作用也会有所不同，如多数鞘翅目害虫在幼虫期和成虫期均破坏饮片，鳞翅目害虫主要在幼虫期侵蚀饮片。被虫蛀的饮片，有的出现空洞、破损，有的粉碎成末，除影响疗效、造成经济损失之外，害虫的排泄物和尸体还会污染饮片，部分害虫甚至会携带致病微生物、传播疾病，严重影响饮片的质量，危害人们的身体健康。

2. 饮片虫蛀的原因 中药饮片在加工、运输及储存过程中，都可能受到害虫的污染，一旦环境条件适宜害虫的生长、繁殖，就会导致饮片出现虫蛀现象。虫蛀的发生与饮片的成分、含水量、质地以及环境的温度、湿度等因素有关。易发生虫蛀的饮片多含有淀粉、脂肪、蛋白质、糖类和挥发油等害虫生长繁殖所需的营养成分。

3. 易虫蛀的饮片 常见易虫蛀的饮片有：根及根茎类的党参、人参、南沙参、丹参、苦参、北沙参、板蓝根、大黄、当归、独活、白芷、防风、泽泻、川芎、甘遂、生地、大黄、甘草、柴胡、地榆、山药、桔梗、乌药、葛根、黄芪、延胡索、升麻、赤芍、萆薢、防己、莪术、贝母、何首乌；果实及种子类的天花粉、全瓜蒌、大皂角、桑葚、龙眼肉、陈皮、淡豆豉、金果榄、佛手、砂仁、枸杞子、酸枣仁、核桃仁、莲子心、薏苡仁、苦杏仁；茎木及皮类的青风藤、桑白皮、黄柏；动物类的鹿茸、蕲蛇、土鳖虫、蛤蚧、蜈蚣、地龙、水蛭、僵蚕、蟾酥、狗肾、鸡内金、蝉蜕；花类的菊花、金银花、凌霄花、红花、闹羊花、蒲黄、芫花；藻菌地衣类的冬虫夏草、灵芝、猪苓、茯苓等。

4. 在库检查 对易虫蛀的中药饮片必须做好在库检查，发现虫蛀现象应及时处理，避免危害扩大。

（1）检查周期：根据气候环境及仓储条件确定检查周期，通常气温高、湿度大的夏、秋季，易于害虫生长发育，需5~7天检查一次；温湿度低的冬、春季，不利于害虫生长，可每10~15天检查一次；在梅雨、汛期时，应密切关注质量变化苗头，进行不定期检查。

（2）检查方法：检查堆垛周围和上面以及垛底是否有虫丝或蛀粉等；重点养护品种应拆包检查，如不易从外观上判断是否生虫，也可采取剖开、折断、打碎、摇晃等方法进行；对大垛的饮片，应根据货垛的环境情况，在不同的部位进抽样检查。

5. 预防措施 中药饮片的养护应“以防为主，防治结合”。预防饮片的虫蛀，应杜绝害虫来源，控制其传播途径，消除其孳生繁殖条件。

（1）库房选择：库房应干燥通风，加强温湿度管理，垛底垫木应垫高到40cm以上，垫木上最好铺上木板、芦席或油毛毯等隔潮，必要时可地面铺放生石灰、炉灰或木炭等进行吸潮，使中药饮片保持经常干燥。

（2）环境清洁：经常打扫库内外、货垛、容器的卫生，及时清理废弃物，消除卫生死角，防止仓库害虫的潜伏。

（3）药剂消毒：为预防中药饮片受害虫污染，入库前应对空仓消毒；也可定期进行实仓消毒，在库内四周、墙角、货垛底部喷射消毒药剂，但应避免直接喷到中药或包装上。

（4）隔离污染：易虫蛀的中药饮片应密封保存，防止害虫及虫卵进入；仓库应安装防虫设备，避免仓虫传播入库；如发现虫蛀饮片，应立即与其他饮片隔离，不得混存，并对库房、包装材料、用具进行消毒处理。

（5）合理安排出库：易虫蛀的中药饮片，其陈货比新货更易生虫，应根据品种的新陈和质量状况，按照“先进先出、按批号出”的原则，使容易生虫的中药饮片先出库。

6. 养护措施　中药饮片常采用的密封、曝晒、干燥、冷藏、对抗、化学药剂等养护措施，均对防虫防蛀有一定的作用。

二、易霉变饮片的储存与养护

1. 饮片霉变现象　指中药饮片受潮后在适宜温度条件下，寄生在其表面或内部的霉菌生长、繁殖，导致的发霉现象。中药储存过程中常见的霉菌有黑曲霉、黄曲霉、灰绿曲霉、青霉等。霉变不仅会使饮片的疗效降低或失去，甚至会产生有害物质，如黄曲霉毒素等。

2. 饮片霉变的原因　空气和周围环境中都含有大量的霉菌及孢子，中药饮片在采收、加工、运输、储存过程中，均可能受到污染，在适宜条件下，就会导致饮片的霉变。饮片含水量在15%左右，空气相对湿度超过75%，温度在20℃～35℃时，都易发霉。一些中药饮片富含淀粉、脂肪、蛋白质、糖类和挥发油等营养成分，是霉菌生长、繁殖的良好培养基，因而易发生霉变。

3. 易霉变的饮片　常见的易霉变饮片有：根及根茎类的天门冬、怀牛膝、独活、玉竹、白及、云木香、黄精、人参、党参、当归、毛知母、甘草、葛根、山柰；果实及种子类的白果、橘络、全瓜蒌、山萸肉、莲子心、枸杞子、大枣、五味子、青皮、芡实、薏苡仁、栀子；叶类的马齿苋、大小蓟、大青叶、桑叶；动物类的蛤蟆油、鹿筋、狗肾、水獭肝、蛤蚧、蝼蛄、地龙、蕲蛇、蜈蚣；皮类的黄柏、白鲜皮、川槿皮；花类的紫菀、菊花、红花、金银花、洋金花等。

4. 在库检查与养护　储存易霉变的饮片应勤加检查，注意药材本身有无潮湿、柔软、发霉的现象。严格控制饮片的含水量本身水分和储存场所的温度、湿度，避免日光和空气的影响。检查时间可根据季节气候确定，一般梅雨季节应5～7天检查一次，冬季可每月检查一次。检查时，以各类易霉变中药为重点，分批分类检查，必要时拆包检查。

5. 霉变的处理方法　中药饮片若出现霉变现象，应立即采取有效措施，防止霉变的发展，避免更大的损失。通常霉变不严重的饮片在经质量管理部门同意后，可利用适当的方法除去霉菌继续使用。常用的霉变处理方法有撞刷、淘洗、醋洗、酒洗、沸水喷洗、油擦等。

三、易泛油饮片的储存与养护

1. 饮片泛油现象　指因中药饮片中含挥发油、油脂、糖类等，在受热或受潮时其表面返软、发黏、色泽加深、呈现油状物质，并发出哈喇气味的现象，又称走油。

2. 饮片泛油的原因

（1）饮片的成分：含有油脂、挥发油、黏液质或糖分较多的饮片在外界因素的影响易发生泛油现象。

（2）保管不当：饮片在温度较高、湿度较大的条件下储存，易发生泛油现象。

（3）储藏时间长：饮片在长时间储存的过程中，某些成分会发生变质、泛油现象。

3. 易泛油的饮片 常见易泛油的饮片有：根及根茎类的独活、云木香、当归、怀牛膝、前胡、川芎、白术、苍术；果实及种子类的火麻仁、核桃仁、龙眼肉、橘核、杏仁、榧子、千金子；动物类的狗肾、九香虫、刺猬皮、蛤士油、紫河车、蝼蛄等。

4. 检查方法 易泛油的饮片可以通过眼看、手摸、鼻闻的方法进行判断。

（1）眼看：主要通过观察饮片色泽的变化，表面是否有油质物溢出，有无干枯、粘连等情况来判断。

（2）手摸：主要通过感觉饮片的松软程度，有无油腻感等来判定。如蛤蚧尾部松软、色泽变黄，即可确定已经泛油；肉桂质地变糠也是泛油的征兆等。

（3）鼻闻：通过饮片产生的哈喇味或其他不正常的刺激性气味，也可判断其是否泛油。

若外观较难观察，可借助折断、剖开等手段观察其内部情况。

5. 储存养护措施 易泛油的饮片应储存在阴凉、干燥的库房内，堆码不宜过高、过大。已发生泛油的饮片，目前尚无有效的处理方法，因此应以预防为主，通过密封、吸潮、晾晒等措施来避免泛油现象的发生。

四、易变色饮片的储存与养护

1. 饮片变色现象 指中药饮片在外界条件（如温度、湿度、日光、酶）的影响下，自身固有色泽改变的现象。色泽变化不仅改变饮片的外观，也影响其内在质量，是饮片检查的主要质量标志之一。饮片在储存过程中有的色泽由浅变深，如泽泻、白芷、山药、天花粉等；有的由深变浅，如黄芪、黄柏等；有的由鲜艳变为暗淡，如红花、菊花、金银花、腊梅花等。

2. 饮片变色的原因

（1）日光和空气：含有色素的饮片，在空气中长期受到日光的照射，会导致其氧化、分解，从而褪色或颜色变暗。通常温度高、湿度大，则变色速度会加快。

（2）酶的作用：饮片中若含有生色基团，如酚羟基、黄酮苷类、羟基蒽醌类及鞣质类成分等，在酶作用下，经氧化、聚合，会形成有色的大分子化合物，导致变色。

（3）其他因素：当饮片受到某些化学成分的影响，也会导致其变色，如利用硫黄熏蒸仓库时，会产生二氧化硫，其遇水后生成亚硫酸，具有较强还原作用，可使饮片褪色。

3. 易变色的饮片 常见的易变色饮片有：根及根茎类的大黄；果实及种子类的橘络、佛手、枸杞子；茎木类的通草；全草类的麻黄；花类的玫瑰花、梅花、款冬花、菊花、红花、金银花、扁豆花、月季花、山茶花等。

4. 储存养护措施 易变色的饮片应储存在阴凉、干燥、避光处。储存时间不宜过长，同时，更应该注意做到“先进先出”，确保色泽的鲜艳。常用的养护方法有密封法、吸潮法、晾晒法。

五、易气味散失饮片的储存与养护

1. 饮片气味散失现象 指中药饮片固有的气味在外界因素的影响下，或长期贮藏，气味散失或变淡薄的现象。易气味散失的饮片多含有挥发性成分。

2. 饮片气味散失的原因 中药饮片在储存过程中受潮、受热、密封不严时，其所含有的挥发性成分就易散失，通常温度越高、湿度越大、储存时间越长，气味散失越严重。霉变、变色、泛油等质量变化也能引起气味散失。此外，一些饮片在粉碎后气味也会逐渐散失，如豆蔻、砂仁等。

3. 易气味散失的饮片　常见的易气味散失饮片有：根及根茎类的厚朴、独活、当归；果实及种子类的花椒、吴茱萸、八角茴香；全草类的藿香、香薷、紫苏、薄荷、佩兰、荆芥、细辛；茎木及皮类的檀香、沉香、肉桂；花类的月季花、玫瑰花、丁香等。

4. 储存养护措施　应选择阴凉、干燥、避光处储存易气味散失的饮片，相对湿度以70%~75%为宜。不宜过多地通风，不应与易吸潮、含水分较大、易生虫以及有特殊气味的饮片混合堆放。常见的养护方法有密闭法、防潮法等。

六、易风化饮片的储存与养护

1. 饮片风化现象　指含结晶水的饮片，如无机盐类药物，在干燥空气中，逐渐失去部分或全部结晶水，变为非结晶、粉末状物质的质量变异现象。风化后的药物不仅影响饮片的外观，还会使其质量减轻，影响用药量的准确性，同时药性也会随之改变。

2. 饮片风化的原因　含有结晶水的饮片在温度较高、湿度较低情况下，与空气直接接触，会出现风化的现象。

3. 易风化的饮片　常见的易风化饮片有矿物类的硼砂、白矾、绿矾、芒硝、胆矾等。

4. 储存养护措施　库房应选择阴凉、避风、避光处，相对湿度70%~75%，不宜堆通风垛及放在易受风吹的地方。包装物应牢固、防潮、不通风。检查时，大垛应从上下两处取样，重点货垛必须拆包开箱检查，在干燥季节应增加检查频次。常用的养护方法有密封法、晾晒法等。

七、易潮解饮片的储存与养护

1. 饮片潮解现象　指固体饮片在一定的温度、湿度的影响下，吸收空气中的水分，表面逐渐溶解的现象，又称返潮、回潮。易发生潮解的饮片，多含有可溶性糖、无机盐等极易溶解的成分。潮解的饮片易发生黏附，更不易保存。

2. 饮片潮解的原因　空气中水汽较大、湿度较高。

3. 易潮解的饮片　常见易潮解的饮片有：根及根茎类的盐附子；动物类的全蝎；矿物类的芒硝、火青盐、绿矾、胆矾、硼砂、咸秋石；藻菌地衣类的海藻、昆布等。

4. 储存养护措施　易潮解的饮片应密封保存在阴凉、干燥处，若湿度较大，应采用生石灰、干木炭、氯化钙、稻糠等吸潮。货垛与其他货垛保持一定的间隔距离，以防潮解融化后，影响其他药材。货垛的垫木应垫高到40cm，垫木上应铺隔潮物，货垛四周围最好能加上防潮的苫布或油毛毡，以减少外界自然因素的影响。

八、易软化、融化饮片的储存与养护

1. 饮片软化、融化现象　指某些熔点较低的固体饮片，因受热或受潮软化、发黏、连结、融化等现象。

2. 饮片软化、融化的原因　某些饮片因其耐热性能差、吸湿性强或纯度较低，会发生融化、软化等。

3. 易软化、融化的饮片　常见易软化、融化的饮片有松香、乳香、没药、苏合香、阿魏、白胶香、安息香、芦荟、猪胆膏、柿霜等。

4. 储存养护措施 该类饮片应盛装在坚实、密闭的容器中，储存在阴凉、干燥处，避免潮湿和通风。在储存过程中，应对这类中药饮片进行定期和不定期检查，主要注意库房的温湿度和光照情况，货垛是否出现受压、垛底是否出现渗漏等状况，饮片有无变形、粘连或融化、挥发等现象。

扫码“练一练”

九、特殊中药饮片的储存与养护

详见本书第十六章“特殊中药储存与养护技术”。

第十五章

中成药储存与养护技术

扫码"学一学"

学习目标

知识目标

1. 掌握中成药养护规范及其操作细则。
2. 熟悉中成药储存与养护工作人员资质要求及职责；中成药储存管理制度。

技能目标

1. 能根据中成药的质量特性进行分类储存。
2. 能正确处理库藏中成药在储存养护过程中出现的问题。

案例分析

双黄连注射液再次发生重大不良反应事件。2010 年 9 月 18 日，国家食品药品监督管理局和卫生部同时发布通报称，标示为黑龙江多多药业有限公司生产的双黄连注射液，在使用中出现严重不良事件，要求有关药品经营企业和各级各类医疗机构立即停止销售和使用。国家食品药品监督管理局和卫生部对该事件发生的原因进行调查发现，多个药业生产的规格为 20ml、多批次双黄连注射液就被抽检不合格，原因是该产品中有肉眼就能观察到的异物。中药注射液在生产、储存与养护过程中容易产生不溶物而引起严重不良反应的报道日渐增多，已引起药检部门的高度重视。

思考：

1. 如何才能保证药品质量和患者用药安全、有效？
2. 中成药的储存养护过程中应注意哪些问题？本案例对你有何启示？

第一节　中成药的分类检验与储存

一、概述

中成药是以中药材、中药饮片为原料按药品质量标准依法生产的成品药，组方与工艺固定，功能主治、用法用量、临床疗效确切。在祖国医药学发展史上，中成药具有重要地位，广泛应用于御病强身、疗病康复诸方面。

二、中成药的质量标准

《中国药典》通常采用剂型对中成药进行分类，一般中成药按制剂类型分为如下几种：

（一）丸剂的质量标准

丸剂系指饮片细粉或提取物加适宜的黏合剂或其他辅料制成的球形或类球形制剂，分为蜜丸、水蜜丸、水丸、糊丸、蜡丸和浓缩丸等类型。

1. 丸剂的分类

（1）蜜丸：系指饮片细粉以蜂蜜为黏合剂制成的丸剂。其中每丸重量在0.5g（含0.5g）以上的称大蜜丸，每丸重量在0.5g以下的称小蜜丸。

（2）水蜜丸：系指饮片细粉以蜂蜜和水为黏合剂制成的丸剂。水丸系指饮片细粉以水（或根据制法用黄酒、醋、稀药汁、糖液等）为黏合剂制成的丸剂。

（3）糊丸：系指饮片细粉以米粉、米糊或面糊等为黏合剂制成的丸剂。

（4）蜡丸：系指饮片细粉以蜂蜡为黏合剂制成的丸剂。

（5）浓缩丸：系指饮片或部分饮片提取浓缩后，与适宜的辅料或其余饮片细粉，以水、蜂蜜或蜂蜜和水为黏合剂制成的丸剂。根据所用黏合剂的不同，分为浓缩水丸、浓缩蜜丸和浓缩水蜜丸。

2. 丸剂的生产与储藏　丸剂在生产与储藏期间应符合下列有关规定：

（1）除另有规定外，供制丸剂用的药粉应为细粉或最细粉。

（2）蜜丸所用蜂蜜须经炼制后使用，按炼蜜程度分为嫩蜜、中蜜和老蜜，制备蜜丸时可根据品种、气候等具体情况选用。除另有规定外，用塑制法制备蜜丸时，炼蜜应趁热加入药粉中，混合均匀；处方中有树脂类、胶类及含挥发性成分的药味时，炼蜜应在60℃左右加入；用泛制法制备水蜜丸时，炼蜜应用沸水稀释后使用。

（3）浓缩丸所用提取物应按制法规定，采用一定的方法提取、浓缩制成。

（4）除另有规定外，水蜜丸、水丸、浓缩水蜜丸和浓缩水丸均应在80℃以下干燥；含挥发性成分或淀粉较多的丸剂（包括糊丸）应在60℃以下干燥；不宜加热干燥的丸剂应采用其他适宜的方法干燥。

（5）制备蜡丸所用的蜂蜡应符合2015年版《中国药典》该饮片项下的规定。制备时，将蜂蜡加热熔化，待冷却至60℃左右时按比例加入药粉，混合均匀，趁热按塑制法制丸，并注意保温。

（6）凡需包衣和打光的丸剂，应使用各品种制法项下规定的包衣材料进行包衣和打光。

（7）丸剂外观应圆整均匀、色泽一致。蜜丸应细腻滋润，软硬适中。蜡丸表面应光滑无裂纹，丸内不得有蜡点和颗粒。

3. 丸剂的检查　除另有规定外，丸剂应进行以下相应检查：

（1）水分：按照水分测定法（2015年版《中国药典》）测定。除另有规定外，蜜丸和浓缩蜜丸中所含水分不得过15.0%，水蜜丸和浓缩水蜜丸不得过12.0%；水丸、糊丸和浓缩水丸不得过9.0%。蜡丸不检查水分。

（2）重量差异：除另有规定外，丸剂照下述方法检查，应符合规定。检查法：以10丸为1份（丸重1.5g及1.5g以上的以1丸为1份），取供试品10份，分别称定重量，再与每份标示重量（每丸标示量×称取丸数）相比较（无标示重量的丸剂，与平均重量比较），按

表 15-1 的规定，超出重量差异限度的不得多于 2 份，并不得有 1 份超出限度 1 倍。

表 15-1　丸剂重量差异检查

标示总量	重量差异限度
0.05g 或 0.05g 以下	±12%
0.05g 以上至 0.1g	±11%
0.1g 以上至 0.3g	±10%
0.3g 以上至 1.5g	±9%
1.5g 以上至 3g	±8%
3g 以上至 6g	±7%
6g 以上至 9g	±6%
9g 以上	±5%

包糖衣丸剂应检查丸芯的重量差异并符合规定，包糖衣后不再检查重量差异，其他包衣丸剂应在包衣后检查重量差异并符合规定；凡进行装量差异检查的单剂量包装丸剂，不再进行重量差异检查。

（3）装量差异：单剂量包装的丸剂，照下述方法检查，应符合规定。检查法：取供试品 10 袋（瓶），分别称定每袋（瓶）内容物的重量，每袋（瓶）装量与标示装量相比较，按表 15-2 的规定，超出装量差异限度的不得多于 2 袋（瓶），并不得有 1 袋（瓶）超出限度 1 倍。

表 15-2　丸剂标示装量检查

每袋（瓶）的标示总量	重量差异限度
0.5g 或 0.5g 以下	±12%
0.5g 以上至 0.1g	±11%
1g 以上至 2g	±10%
2g 以上至 3g	±8%
3g 以上至 6g	±6%
6g 以上至 9g	±5%
9g 以上	±4%

（4）装量：装量以重量标示的多剂量包装丸剂，照最低装量检查法（《中国药典》）检查，应符合规定。以丸数标示的多剂量包装丸剂，不检查装量。

（5）溶散时限：除另有规定外，取供试品 6 丸，选择适当孔径筛网的吊篮（丸剂直径在 2.5mm 以下的用孔径约 0.42mm 的筛网；2.5～3.5mm 的用孔径约 1.0mm 的筛网；3.5mm 以上的用孔径约 2.0mm 的筛网），照崩解时限检查法（《中国药典》）片剂项下的方法加挡板进行检查。除另有规定外，小蜜丸、水蜜丸和水丸应在 1 小时内全部溶散；浓缩丸和糊丸应在 2 小时内全部溶散。操作过程中如供试品黏附挡板妨碍检查时，应另取供试品 6 丸，以不加挡板进行检查。上述检查，应在规定时间内全部通过筛网。如有细小颗粒状物未通过筛网，但已软化且无硬芯者可按符合规定论。蜡丸照崩解时限检查法（《中国药典》）片剂项下的肠溶衣片检查法检查，应符合规定。除另有规定外，大蜜丸及研碎、嚼碎等或用开水、黄酒等分散后服用的丸剂不检查溶散时限。

（6）微生物限度：照微生物限度检查法（《中国药典》）检查，应符合规定。

（二）散剂的质量标准

散剂系指饮片或提取物经粉碎、均匀混合制成的粉末状制剂，分为内服散剂和外用散剂。

1. 散剂的生产与储藏　散剂在生产与储藏期间应符合下列有关规定：

（1）供制散剂的饮片、提取物均应粉碎。除另有规定外，内服散剂应为细粉；儿科用及外用散剂应为最细粉。

（2）散剂应干燥、疏松、混合均匀、色泽一致。制备含有毒性药、贵重药或药物剂量小的散剂时，应采用配研法混匀并过筛。

（3）多剂量包装的散剂应附分剂量的用具；含有毒性药的内服散剂应单剂量包装。

（4）除另有规定外，散剂应密闭储存，含挥发性药物或易吸潮药物的散剂应密封储存。

2. 散剂的检查　除另有规定外，散剂应进行以下相应检查：

（1）粒度：用于烧伤或严重创伤的外用散剂，照粒度测定法（《中国药典》单筛分法）测定，应符合规定。除另有规定外，通过六号筛的粉末重量，不得少于95%。

（2）外观均匀度：取供试品适量，置光滑纸上，平铺约5cm^2，将其表面压平，在明亮处观察，应色泽均匀，无花纹与色斑。

（3）水分：照水分测定法（《中国药典》）测定，除另有规定外，不得过9.0%。

（4）装量差异：单剂量包装的散剂，照下述方法检查，应符合规定。检查法：取供试品10袋（瓶），分别称定每袋（瓶）内容物的重量，每袋（瓶）装量与标示装量相比较，按表15-3中的规定，超出装量差异限度的散剂不得多于2袋（瓶），并不得有1袋（瓶）超出限度1倍。

表15-3　散剂的装量差异

装量	装量差异限度
0.1g或0.1g以下	±15.0%
0.1g以上至0.5g	±10.0%
0.5g以上至1.5g	±8%
1.5g以上至6g	±7%
6g以上	±5%

（5）装量：多剂量包装的散剂，照最低装量检查法（《中国药典》）检查，应符合规定。

（6）无菌：用于烧伤或严重创伤的外用散剂，照无菌检查法（《中国药典》）检查，应符合规定。

（7）微生物限度：除另有规定外，照微生物限度检查法（《中国药典》）检查，应符合规定。

（三）颗粒剂的质量标准

颗粒剂系指提取物与适宜的辅料或饮片细粉制成的具有一定粒度的颗粒状制剂，分为可溶颗粒、混悬颗粒和泡腾颗粒。

1. 颗粒剂的生产与储藏 颗粒剂在生产与储藏期间应符合下列有关规定：

（1）除另有规定外，饮片应按各品种项下规定的方法提取、纯化、浓缩成规定相对密度的清膏，采用适宜的方法干燥，并制成细粉，加适量辅料或饮片细粉，混匀并制成颗粒；也可将清膏加适量辅料或饮片细粉，混匀并制成颗粒。应控制辅料用量，一般前者不超过干膏量的 2 倍，后者不超过清膏量的 5 倍。

（2）除另有规定外，挥发油应均匀喷入干燥颗粒中，密闭至规定时间或用倍他环糊精包合后加入。

（3）制备颗粒剂时可加入矫味剂和芳香剂；为防潮、掩盖药物的不良气味也可包薄膜衣。必要时，对包衣颗粒剂应检查残留溶剂。

（4）颗粒剂应干燥，颗粒均匀，色泽一致，无吸潮、结块、潮解等现象。

（5）除另有规定外，颗粒剂应密封，在干燥处储存，防止受潮。

2. 颗粒剂的检查 除另有规定外，颗粒剂应进行以下相应检查：

（1）粒度：除另有规定外，照粒度测定法（《中国药典》，双筛分法）测定，不能通过一号筛与能通过五号筛的总和，不得过 15%。

（2）水分：照水分测定法（《中国药典》）测定，除另有规定外，不得过 6.0%。

（3）溶化性：取供试品 1 袋（多剂量包装取 10g），加热水 200ml，搅拌 5 分钟，立即观察，应全部溶化或呈混悬状。可溶颗粒应全部溶化，允许有轻微浑浊；混悬颗粒应能混悬均匀。泡腾颗粒检查法是取供试品 3 袋，分别置盛有 200ml 水的烧杯中，水温为 15~25℃，应迅速产生气体而呈泡腾状，5 分钟内颗粒均应完全分散或溶解在水中。颗粒剂按上述方法检查，均不得有焦屑等。

（4）装量差异：单剂量包装的颗粒剂，照下述方法检查，应符合规定。检查法：取供试品 10 袋，分别称定每袋内容物的重量，每袋装量与标示装量相比较，按表 15-4 中的规定，超出装量差异限度的颗粒剂不得多于 2 袋，并不得有 1 袋超出限度 1 倍。

表 15-4 颗粒剂标示装量

平均装量	装量差异限度
1. g 或 1. 0g 以下	±10%
1. 0g 以下至 1. 5g	±8%
1. 5g 以上至 6. 0g	±7%
6. 0g 以上	±5%

（5）装量：多剂量包装的颗粒剂，照最低装量检查法（《中国药典》）检查，应符合规定。

（6）微生物限度：照微生物限度检查法（《中国药典》）检查，应符合规定。

（四）片剂的质量标准

片剂系指提取物、提取物加饮片细粉或饮片细粉与适宜辅料混匀压制或用其他适宜方法制成的圆片状或异形片状的制剂，有浸膏片、半浸膏片和全粉片等。片剂以口服普通片为主，另有含片、咀嚼片、泡腾片、阴道片、阴道泡腾片和肠溶片等。

1. 片剂的分类

（1）含片：系指含于口腔中缓慢溶化，产生局部或全身作用的片剂。

（2）咀嚼片：系指于口腔中咀嚼后吞服的片剂。

（3）泡腾片：系指含有碳酸氢钠和有机酸，遇水可产生气体而呈泡腾状的片剂。

（4）阴道片与阴道泡腾片：系指置于阴道内使用的片剂。

（5）肠溶片：系指用肠溶性包衣材料进行包衣的片剂。

2. 片剂的生产与储藏 片剂在生产与储藏期间应符合下列有关规定：

（1）用于制片的药粉（膏）与辅料应混合均匀。含药量小的或含有毒性药的片剂，应根据药物的性质用适宜的方法使药物分散均匀。

（2）凡属挥发性或遇热不稳定的药物，在制片过程中应避免受热损失。

（3）压片前的颗粒应控制水分，以适应制片工艺的需要，并防止成品在储存期间发霉、变质。

（4）根据需要，可加入矫味剂、芳香剂和着色剂等附加剂。

（5）为增加稳定性、掩盖药物不良臭味或改善片剂外观等，可对制成的药片包糖衣或薄膜衣。对一些遇胃液易被破坏、刺激胃黏膜或需要在肠道内释放的口服药片，可包肠溶衣。必要时，对薄膜包衣片剂应检查残留溶剂。

片剂外观应完整光洁、色泽均匀，有适宜的硬度，以免在包装、储运过程中发生磨损或破碎。

（6）除另有规定外，片剂应密封储存。

3. 片剂的检查 除另有规定外，片剂应进行以下相应检查：

（1）外观：取检品100片，平铺于白纸或白瓷盘上，距自然光亮25cm处检视半分钟。在规定的时间内将盘倾斜，使包衣侧立，以检查边缘。检查结果应符合以下要求：

1）色泽：同一批号包衣颜应均匀。

2）黑点、斑点、异物：最大直径在200μm以下的不计，大于200μm的总数不超过5%，不得有大于500μm的。

3）花斑不得超过5%。

4）小珠头（直径为2~3mm）：总数不超过2%。

5）瘪片（包括凸凹不平）、异型片：总数不超过2%。

6）龟裂、爆裂各不得超过3%；脱壳不得超过2%；掉皮不得超过2%（肠溶衣片不得掉皮）。以上四项总和不得超过5%。

7）不应有膨胀、吸潮、溶化、粘连现象。

8）片芯检查：对主药性质不稳定及中药浸膏的包衣片必要时可切开，观察片芯断面，不应有变色及变软现象。

9）装量检查：同片剂。

10）包装检查：同片剂。

以上各项检查结果超过规定时应加位复验，复验结果不超过规定时，仍按合格判断。

（2）重量差异：片剂照下述方法检查，应符合规定。检查法：取供试品20片，精密称定总重量，求得平均片重后，再分别精密称定每片的重量，每片重量与标示片重相比较（无标示片重的片剂，与平均片重比较），按表15-5中的规定，超出重量差异限度的不得多于2片，并不得有1片超出限度1倍。糖衣片的片芯应检查重量差异并符合规定，包糖衣后不再检查重量差异。除另有规定外，其他包衣片应在包衣后检查重量差异并符合规定。

表 15-5　片剂的重量差异检查

平均重量	重量差异限度
0.3g 以下	±7.5%
0.3g 或 0.3g 以上	±5.0%

（3）崩解时限：除另有规定外，照崩解时限检查法（《中国药典》）检查，应符合规定。阴道片照融变时限检查法（《中国药典》）检查，应符合规定。含片、咀嚼片不检查崩解时限。

（4）发泡量：阴道泡腾片照下述方法检查，应符合规定。检查法：除另有规定外，取 25ml 具塞刻度试管（内径 1.5cm）10 支，各精密加水 2ml，置 37℃±1℃水浴中 5 分钟后，各管中分别投入供试品 1 片，密塞，20 分钟内观察最大发泡量的体积，平均发泡体积应不少于 6ml，且少于 4ml 的不得超过 2 片。

（5）微生物限度：照微生物限度检查法（《中国药典》）检查，应符合规定。

知识链接

1. 麻面：片面粗糙不光滑。
2. 裂片：片剂受到震动或经放置时从腰间裂开或顶部脱落一层的现象称为裂片。
3. 飞边：药片的边缘高过片面而突出，形成不整齐的薄边。
4. 毛边：药片边缘有缺口。
5. 花斑：片面呈现较明显的斑点。
6. 龟裂与爆裂：片面或边缘发生裂纹甚至部分包衣裂掉。
7. 暗斑：系指片面若隐若现的斑点。
8. 松片：将药片放在中指与食指间，用拇指轻轻压即行碎裂。

（五）锭剂的质量标准

锭剂系指饮片细粉与适宜黏合剂（或利用药材本身的黏性）制成不同形状的固体制剂。

1. 锭剂的生产与储藏　锭剂在生产与储藏期间应符合下列有关规定：

（1）作为锭剂黏合剂使用的蜂蜜、糯米粉等应按规定方法进行处理。

（2）制备时，应用各品种制法项下规定的黏合剂或利用药材本身的黏性合坨，以模制法或捏搓法成型，整修，阴干。也可用泛制法制备锭剂。

（3）需包衣或打光的锭剂，应用各品种制法项下规定的包衣材料进行包衣或打光。

（4）锭剂应平整光滑、色泽一致，无皱缩、飞边、裂隙、变形及空心。

（5）除另有规定外，锭剂应密闭，置阴凉干燥处储存。

2. 锭剂的检查　除另有规定外，锭剂应进行以下相应检查：

（1）重量差异　除另有规定外，照丸剂重量差异项下方法检查（《中国药典》），应符合规定。

（2）微生物限度　照微生物限度检查法（《中国药典》）检查，应符合规定。

（六）煎膏剂（膏滋）的质量标准

煎膏剂系指饮片用水煎煮，取煎煮液浓缩，加炼蜜或糖（或转化糖）制成的半流体制剂。

1. 煎膏剂的生产与储藏 煎膏剂在生产与储藏期间应符合下列有关规定：

（1）饮片按各品种项下规定的方法煎煮、滤过，滤液浓缩至规定的相对密度，即得清膏。

（2）如需加入药粉，除另有规定外，一般应加入细粉。

（3）清膏按规定量加入炼蜜或糖（或转化糖）收膏；若需加饮片细粉，待冷却后加入，搅拌混匀。除另有规定外，加炼蜜或糖（或转化糖）的量，一般不超过清膏量的3倍。

（4）煎膏剂应无焦臭、异味，无糖的结晶析出。

（5）除另有规定外，煎膏剂应密封，置阴凉处储存。

2. 煎膏剂的检查 除另有规定外，煎膏剂应进行以下相应检查：

（1）相对密度：除另有规定外，取供试品适量，精密称定，加水约2倍，糟密称定，混匀，作为供试品溶液。照相对密度测定法（《中国药典》）测定，按下式计算，应符合各品种项下的有关规定。供试品相对密度 $=(W_1-W_1\times f)/(W_2-W_1\times f)$。式中，$W_1$为比重瓶内供试品溶液的重量（g）；$W_2$为比重瓶内水的重量（g）；$f$为加入供试品中的水重量/（供试品重量+加入供试品中的水重量）。凡加饮片细粉的煎膏剂，不检查相对密度。

（2）不溶物：取供试品5g，加热水200ml，搅拌使其溶化，放置3分钟后观察，不得有焦屑等异物。加饮片细粉的煎膏剂，应在未加入药粉前检查，符合规定后方可加入药粉。加入药粉后不再检查不溶物。

（3）装量：照最低装量检查法（《中国药典》）检查，应符合规定。

（4）微生物限度：照微生物限度检查（《中国药典》）检查，应符合规定。

（七）胶剂的质量标准

胶剂系指动物皮、骨、甲或角用水煎取胶质，浓缩成稠胶状，经干燥后制成的固体块状内服制剂。

1. 胶剂的生产与储藏 胶剂在生产与储藏期间应符合下列有关规定：

（1）胶剂所用原料应用水漂洗或浸漂，除去非药用部分，切成小块或锯成小段，再漂净。

（2）加水煎煮数次至煎煮液清淡为度，合并煎煮液，静置，滤过，浓缩。浓缩后的胶液在常温下应能凝固。

（3）胶凝前，可按各品种制法项下规定加入适量辅料（如黄酒、冰糖、食用植物油等）。

（4）胶凝后，按规定重量切成块状，阴干。

（5）胶剂应为色泽均匀、无异常臭味的半透明固体。

（6）一般应检查总灰分、重金属、砷盐等。

（7）胶剂应密闭储存，防止受潮。

2. 胶剂的检查 除另有规定外，胶剂应进行以下相应检查：

（1）水分：取供试品1g，置扁形称量瓶中，精密称定，加水2ml，置水浴上加热使溶解后再干燥，使厚度不超过2mm，照水分测定法（《中国药典》）测定，不得过15.0%。

（2）微生物限度：照微生物限度检查法（《中国药典》）检查，应符合规定。

（八）糖浆剂的质量标准

糖浆剂系指含有提取物的浓蔗糖水溶液。

1. 糖浆剂的生产与储藏 糖浆剂与生产与储藏期间应符合下列有关规定：

（1）含蔗糖量应不低于45%（g/ml）。

（2）饮片应按各品种项下规定的方法提取、纯化、浓缩至一定体积，或将药物用新煮沸过的水溶解，加入单糖浆；如直接加入蔗糖配制，则需煮沸，必要时滤过，并自滤器上添加适量新煮沸过的水至处方规定量。

（3）根据需要可加入适宜的附加剂。如需加入防腐剂，山梨酸和苯甲酸的用量不得超过0.3%（其钾盐、钠盐的用量分别按酸计），羚苯酯类的用量不得超过0.05%；如需加入其他附加剂，其品种与用量应符合国家标准的有关规定，不影响成品的稳定性，并应避免对检验产生干扰。必要时可加入适量的乙醇、甘油或其他多元醇。

（4）除另有规定外，糖浆剂应澄清。在储存期间不得有发霉、酸败、产生气体或其他变质现象，允许有少量摇之易散的沉淀。

（5）一般应检查相对密度、pH值等。

（6）除另有规定外，糖浆剂应密封，置阴凉处储存。

2. 糖浆剂的检查 除另有规定外，糖浆剂应密封，置阴凉处储存。除另有规定外，糖浆剂应进行以下相应检查：

（1）装量：单剂量灌装的糖浆剂，照下述方法检查应符合规定。检查法：取供试品5支，将内容物分别倒入经标准化的量入式量筒内，尽量倾净。在室温下检视，每支装量与标示装量相比较，少于标示装量的不得多于1支，并不得少于标示装量的95%。多剂量灌装的糖浆剂，照最低装量检查法（《中国药典》）检查，应符合规定。

（2）微生物限度：照微生物限度检查法（《中国药典》）检查，应符合规定。

（九）胶囊剂的质量标准

胶囊剂系指将饮片用适宜方法加工后，加入适宜辅料填充于空心胶囊或密封于软质囊材中的制剂，可分为硬胶囊、软胶囊（胶丸）和肠溶胶囊等，主要供口服用。

硬胶囊：系指将提取物、提取物加饮片细粉或饮片细粉与适宜辅料制成的均匀粉末、细小颗粒、小丸、半固体或液体等，填充于空心胶囊中的胶囊剂。

软胶囊：系指将提取物、液体药物或与适宜辅料混匀后用滴制法或压制法密封于软质囊材中的胶囊剂。

肠溶胶囊：系指不溶于胃液，但能在肠液中崩解或释放的胶囊剂。

1. 胶囊剂的生产与储藏 胶囊剂在生产与储藏期间应符合下列有关规定：

（1）饮片应按各品种项下规定的方法制成填充物料，其不得引起囊壳变质。

（2）小剂量药物应用适宜的稀释剂稀释，并混合均匀。

（3）胶囊剂应整洁，不得有黏结、变形、渗漏或囊壳破裂现象，并应无异臭。

（4）除另有规定外，胶囊剂应密封储存。

2. 胶囊剂的检查 除另有规定外，胶囊剂应进行以下相应检查：

（1）水分：硬胶囊应做水分检查。取供试品内容物，照水分测定法（2015年版《中国药典》）测定，除另有规定外，不得过9.0%。硬胶囊内容物为液体或半固体者不检查水分。

（2）装量差异：除另有规定外，取供试品10粒，分别精密称定重量，倾出内容物（不得损失囊壳），硬胶囊囊壳用小刷或其他适宜的用具拭净；软胶囊或内容物为半固体或液体的硬胶囊囊壳用乙醚等易挥发性溶剂洗净，置通风处使溶剂挥尽，再分别精密称定囊壳重量，求出每粒内容物的装量。每粒装量与标示装量相比较（无标示装量的胶囊剂，与平均装量比较），装量差异限度应在标示装量（或平均装量）的±10%以内，超出装量差异限度的不得多于2粒，并不得有1粒超出限度1倍。

（3）崩解时限：除另有规定外，照崩解时限检查法（2015年版《中国药典》）检查，应符合规定。

（4）微生物限度：照微生物限度检查法（2015年版《中国药典》）检查，应符合规定。

（十）酒剂的质量标准

酒剂系指饮片用蒸馏酒提取制成的澄清液体制剂。

1. 酒剂的生产与储藏 酒剂在生产与储藏期间应符合下列有关规定：

（1）生产酒剂所用的饮片，一般应适当粉碎。

（2）生产内服酒剂应以谷类酒为原料。

（3）可用浸渍法、渗漉法或其他适宜方法制备。蒸馏酒的浓度及用量、浸渍温度和时间、渗漉速度，均应符合各品种制法项下的要求。

（4）可加入适量的糖或蜂蜜调味。

（5）配制后的酒剂须静置澄清，滤过后分装于洁净的容器中。在储存期间允许有少量摇之易散的沉淀。

（6）酒剂应检查乙醇量。

除另有规定外，酒剂应密封，置阴凉处储存。

2. 酒剂的检查 除另有规定外，酒剂应进行以下相应检查：

（1）总固体：含糖、蜂蜜的酒剂照第一法检查，不含糖、蜂蜜的酒剂照第二法检查，应符合规定。

第一法 精密量取供试品上清液50ml，置蒸发皿中，水浴上蒸至稠膏状，除另有规定外，加无水乙醇搅拌提取4次，每次10ml，滤过，合并滤液，置已干燥至恒重的蒸发皿中，蒸至近干，精密加入硅藻土1g（经105℃干燥3小时、移置干燥器中冷却30分钟），搅匀，在105℃干燥3小时，移置干燥器中，冷却30分钟，迅速精密称定重量，扣除加入的硅藻土量，遗留残渣应符合各品种项下的有关规定。

第二法 精密量取供试品上清液50ml，置已干燥至恒重的蒸发皿中，水浴上蒸干，在105℃干燥3小时，移置干燥器中，冷却30分钟，迅速精密称定重量，遗留残渣应符合各品种项下的有关规定。

（2）甲醇量：照甲醇量检查法（2015年版《中国药典》）检查，应符合规定。

（3）装量：照最低装量检查法（2015年版《中国药典》）检查，应符合规定。

（4）微生物限度：照微生物限度检查法（2015年版《中国药典》）检查，除细菌数每1ml不得过500cfu，霉菌和酵母菌数每1ml不得过100cfu外，其他应符合规定。

（十一）软膏剂的质量标准

软膏剂系指提取物、饮片细粉与适宜基质均匀混合制成的半固体外用制剂。常用基质分为油脂性、水溶性和乳剂型基质，其中用乳剂型基质制成的软膏又称为乳膏剂；按基质的不同，可分为水包油型乳膏剂与油包水型乳膏剂；

1. 软膏剂的生产与储藏 软膏剂在生产与储藏期间应符合下列有关规定：

（1）供制备软膏剂用的固体药物，除能溶解或相互共溶于某一组分者外，应预先用适宜的方法制成细粉。

（2）软膏剂应均匀、细腻、具有适当的黏稠性，易涂布于皮肤或黏膜上并无刺激性。

（3）油脂性基质常用的有凡士林、石蜡、液状石蜡、硅油、蜂蜡、硬脂酸等；水溶性基质主要有聚乙二醇；乳剂型基质常用的有钠皂、三乙醇胺皂类、脂肪醇硫酸（酯）钠类（十二烷基硫酸钠）、聚山梨酯、羊毛脂、单甘油酯、脂肪醇等。必要时可加入保湿剂、防腐剂、抗氧剂或透皮促进剂。

（4）软膏剂应无酸败、变色、变硬、融化、油水分离等变质现象。

除另有规定外，软膏剂应遮光，密闭储存。

2. 软膏剂的检查 除另有规定外，软膏剂应进行以下相应检查：

（1）粒度：除另有规定外，含细粉的软膏剂照下述方法检查，应符合规定。检查法：取供试品适量，置于载玻片上，涂成薄层，覆以盖玻片，共涂3片，照粒度测定法（2015年版《中国药典》）测定，均不得检出大于180μm的粒子。

（2）装量：照最低装量检查法（2015年版《中国药典》）检查，应符合规定。

（3）无菌：用于烧伤或严重创伤的软膏剂，照无菌检查法（2015年版《中国药典》）检查，应符合规定。

（4）微生物限度：除另有规定外，照微生物限度检查法（2015年版《中国药典》）检查，应符合规定。

（十二）茶剂的质量标准

茶剂系指饮片或提取物（液）与茶叶或其他辅料混合制成的内服制剂，可分为块状茶剂、袋装茶剂和煎煮茶剂。

块状茶剂：可分为不含糖块状茶剂和含糖块状茶剂。不含糖块状茶剂系指饮片粗粉、碎片与茶叶或适宜的黏合剂压制成块状的茶剂；含糖块状茶剂系指提取物、饮片细粉与蔗糖等辅料压制成块状的茶剂。

袋装茶剂：系指茶叶、饮片粗粉或部分饮片粗粉吸收提取液经干燥后，装入袋的茶剂，其中装入饮用茶袋的又称袋泡茶剂。

煎煮茶剂：系指将饮片适当碎断后，装入袋中，供煎服的茶剂。

1. 茶剂的生产与储藏 茶剂在生产与储藏期间应符合下列有关规定：

（1）饮片应按规定适当粉碎，并混合均匀。凡喷洒提取液的，应喷洒均匀。饮片及提取物在加入黏合剂或蔗糖等辅料时，应混合均匀。

（2）一般应在80℃以下干燥；含挥发性成分较多的应在60℃以下干燥；不宜加热干燥的应选用适宜的方法进行干燥。

（3）茶叶和饮用茶袋均应符合饮用茶标准的有关要求。

（4）茶剂应密闭储存；含挥发性及易吸潮药物的茶剂应密封储存。

2. 茶剂的检查 除另有规定外，茶剂应进行以下相应检查：

（1）水分

不含糖块状茶剂：取供试品，研碎，照水分测定法（2015年版《中国药典》）测定，除另有规定外，不得过12.0%。

含糖块状茶剂：取供试品，破碎成直径约 3mm 的颗粒，照水分测定法（2015 年版《中国药典》）测定，除另有规定外，不得过 3.0%。

袋装茶剂与煎煮茶剂：照水分测定法（2015 年版《中国药典》）测定，除另有规定外，不得过 12.0%。

（2）溶化性：含糖块状茶剂照下述方法检查，应符合规定。检查法：取供试品 1 块，加 20 倍量的热水，搅拌 5 分钟，应全部溶化，可有轻微浑浊，不得有焦屑等。

（3）重量差异：块状茶剂照下述方法检查，应符合规定。检查法：取供试品 10 块，分别称定重量，每块的重量与标示重量相比较，不含糖块状茶剂按表 15-6、含糖块状茶剂按表 15-7 的规定，超出重量差异限度的不得多于 2 块，并不得有 1 块超出限度 1 倍。

表 15-6　袋装茶剂装量差异要求表

标示重量或标示装量	重量或装量差异限度
2g 及 2g 以下	±15%
2g 以上至 5g	±12%
5g 以上至 10g	±10%
10g 以上至 20g	±6%
20g 以上至 40g	±5%
40g 以上	±4%

表 15-7　煎煮茶剂装量差异检查表

标示重量	重量差异限度
6g 及 6g 以下	±7%
6g 以上	±5%

（4）装量差异：除另有规定外，袋装茶剂与煎煮茶剂照下述方法检查，应符合规定。检查法：取供试品 10 袋（盒），分别称定每袋（盒）内容物的重量，每袋（盒）装量与标示装量相比较，超出装量差异限度的不得多于 2 袋（盒），并不得有 1 袋（盒）超出限度 1 倍。

（5）微生物限度：除煎煮茶剂外，照微生物限度检查法（2015 年版《中国药典》）检查，应符合规定。

（十三）注射剂的质量标准

注射剂系指饮片经提取、纯化后制成的供注入体内的溶液、乳状液及供临用前配制成溶液的粉末或浓溶液的无菌制剂。注射剂可分为注射液、注射用无菌粉末和注射用浓溶液。

注射液：包括溶液型或乳状液型注射液。可用于肌内注射、静脉注射或静脉滴注等。其中，供静脉滴注用的大体积（除另有规定外，一般不小于 100ml）注射液也称静脉输液。

注射用无菌粉末：系指供临用前用适宜的无菌溶液配制成溶液的无菌粉末或无菌块状物。可用适宜的注射用溶剂配制后注射，也可用静脉输液配制后静脉滴注。无菌粉末用冷冻干燥法或喷雾干燥法制得；无菌块状物用冷冻干燥法制得。

注射用浓溶液：系指临用前稀释供静脉滴注用的无菌浓溶液。

1. 注射剂的生产与储藏　注射剂在生产与储藏期间应符合下列有关规定：

（1）除另有规定外，饮片应按各品种项下规定的方法提取、纯化、制成半成品，以半成品投料配制成品。

（2）溶液型注射剂应澄明。乳状液型注射剂应稳定，不得有相互分离现象，不得用于椎管注射；静脉用乳状液型注射液中乳滴的粒度90%应在1μm以下，不得有大于5μm的乳滴。除另有规定外，静脉输液应尽可能与血液等渗。

（3）注射剂所用的原辅料应从来源及工艺等生产环节进行严格控制并应符合注射用的质量要求。注射剂所用溶剂必须安全无害，并不得影响疗效和药品质量，一般分为水性溶剂和非水性溶剂。水性溶剂最常用的为注射用水，也可用0.9%氯化钠溶液或其他适宜的水溶液。非水性溶剂常用的为植物油，主要为供注射用的大豆油，其他还有乙醇、丙二醇、聚乙二醇等溶剂。供注射用的非水性溶剂，应严格限制其用量，并应在品种项下进行相应的检查。

（4）配制注射剂时，可根据药物的性质加入适宜的附加剂。如渗透压调节剂、pH值调节剂、增溶剂、抗氧剂、抑菌剂、乳化剂等。所用附加剂应不影响药物疗效，避免对检验产生干扰，使用浓度不得引起毒性或明显的刺激。常用的抗氧剂有亚硫酸钠、亚硫酸氢钠和焦亚硫酸钠，一般浓度为0.1%~0.2%；常用抑菌剂为0.5%苯酚、0.3%甲酚、0.5%三氯叔丁醇等。多剂量包装的注射液可加适宜的抑菌剂，抑菌剂的用量应能抑制注射液中微生物的生长，加有抑菌剂的注射液，仍应采用适宜的方法灭菌，静脉输液与脑池内、硬膜外、椎管内用的注射液均不得加抑菌剂。除另有规定外，一次注射量超过15ml的注射液，不得加抑菌剂。

（5）注射剂常用容器有玻璃安瓿、玻璃瓶、塑料安瓿、塑料瓶（袋）等。容器的密封性，须用适宜的方法确证。除另有规定外，容器应符合有关注射用玻璃容器和塑料容器的国家标准规定。容器用胶塞特别是多剂量包装注射剂用的胶塞应有足够的弹性和稳定性，其质量应符合国家有关标准规定。除另有规定外，容器应足够透明，以便对内容物进行检视。

（6）生产过程中应尽可能缩短注射剂的配制时间，防止微生物与热原的污染及药物变质。对静脉输液的配制过程更应严格控制。制备乳状液型注射液过程中，应采取必要的措施，保证粒子大小符合质量标准的要求。注射用无菌粉末应按无菌操作制备。必要时应对注射剂进行相应的安全性检查，如异常毒性、过敏反应、溶血与凝聚、降压物质、热原或细菌内毒素等，均应符合要求。

（7）灌装标示装量不大于50ml的注射剂，应按表15-8适当增加装量。

表15-8　多剂量包装的注射剂检查表

标示装量（ml）	增加量（ml）	
	易流动液	黏稠液
0.5	0.10	0.12
1	0.10	0.15
2	0.15	0.25
5	0.30	0.50
10	0.50	0.70
20	0.60	0.90
50	1.0	1.5

（8）除另有规定外，多剂量包装的注射剂，每一容器的装量不得超过10次注射量，增加装量应能保证每次注射用量。

接触空气易变质的药物，在灌装过程中，应排出容器内空气，可填充二氧化碳或氮等气体，立即熔封或严封。

（8）熔封或严封后，一般应根据药物性质选用适宜的方法和条件及时灭菌，以保证制成品无菌。注射剂在灭菌时或灭菌后，应采用减压法或其他适宜的方法进行容器检漏。

（9）除另有规定外，注射剂应遮光储存。

（10）注射剂所用辅料，在标签或说明书中应标明其名称，抑菌剂还应标明浓度；注射用无菌粉末应标明注射用溶剂。

（11）用于配制注射剂前的半成品，应检查重金属、砷盐，除另有规定外，含重金属不得过百万分之十（2015年版《中国药典》），含砷盐不得过百万分之二（2015年版《中国药典》）。本检查需进行有机破坏。

2. 注射剂的检查　除另有规定外，注射剂应进行以下相应检查：

（1）装量：注射液和注射用浓溶液照下述方法检查，应符合规定。检查法：标示装量不大于2ml者取供试品5支，2ml以上至50ml者取供试品3支，开启时注意避免损失，将内容物分别用相应体积的干燥注射器及注射针头抽尽，然后注入经标准化的量入式量筒内（量筒的大小应使待测体积至少占其额定体积的40%），在室温下检视。测定油溶液的装量时，应先加温摇匀，再用干燥注射器及注射针头抽尽后，同前法操作，放冷，检视。每支的装量均不得少于其标示量。

标示装量为50ml以上的注射液及注射用浓溶液照最低装量检查法（2015年版《中国药典》）检查，应符合规定。

（2）装量差异：除另有规定外，注射用无菌粉末照下述方法检查，应符合规定。检查法：取供试品5瓶（支），除去标签、铝盖，容器外壁用乙醇擦净，干燥，开启时注意避免玻璃屑等异物落入容器中，分别迅速精密称定，倾出内容物，容器用水或乙醇洗净，在适宜条件下干燥后，再分别精密称定每一容器的重量，求出每瓶（支）的装量与平均装量。每瓶（支）装量与平均装量相比较，应符合表15-9中的规定。如有1瓶（支）不符合规定，应另取10瓶（支）复试，均应符合规定。凡规定检查含量均匀度的注射用无菌粉末，一般不再进行装量差异检查。

表15-9　注射用无菌粉末装量差异检查表

平均装量	装量差异限度
0.05g及0.05g以下	±15%
0.05g以上至0.15g	±10%
0.15g以上至0.50g	±7%
0.50g以上	±5%

（3）渗透压摩尔浓度：除另有规定外，静脉输液及椎管注射用注射液按各品种项下的规定，照渗透压摩尔浓度测定法（2015年版《中国药典》）检查，应符合规定。

（4）可见异物：除另有规定外，照可见异物检查法（2015年版《中国药典》）检查，应符合规定。

（5）不溶性微粒：除另有规定外，溶液型静脉用注射液、溶液型静脉用注射用无菌粉末及注射用浓溶液照不溶性微粒检查法（2015 年版《中国药典》）检查，应符合规定。

（6）有关物质：按各品种项下规定，照注射剂有关物质检查法（2015 年版《中国药典》）检查，应符合规定。

（7）重金属及有害元素残留量：除另有规定外，照铅、镉、砷、汞、铜测定法（2015 年版《中国药典》）检查，应符合规定。按各品种项下每日最大使用量计算，铅不得超过 12μg，镉不得超过 3μg，砷不得超过 6μg，汞不得超过 2μg，铜不得超过 150μg。

（8）无菌：照无菌检查法（2015 年版《中国药典》）检查，应符合规定。

（9）热原或细菌内毒素：除另有规定外，静脉用注射剂按各品种项下的规定，照热原检查法（2015 年版《中国药典》）或细菌内毒素检查法（2015 年版《中国药典》）检查，应符合规定。

知识拓展

1. 白点与白块的区分：

白块：系指用规定的检查方法，能看到有明显的平面或棱角的白色物质。

白点：不能辨清平面或棱角的按白点计。但有的白色物虽不易看清平面、棱角（如球形），但与上述白块同等大小或更大者，应作白块论。在检查中见似有似无或若隐若现的微细物，不作白点计数。

2. 微量白点：50ml 以下中小针剂，在规定检查时间内仅见到 3 个或 3 个以下的白点时，作为微量白点；100ml 以上大型针剂，在规定检查时间内仅见到 5 个或 5 个以下的白点时，作为微量白点。

3. 少量白点：药液澄明，白点数量比微量白点较多，在规定检查时间内较难准确计数者。

4. 异物：包括玻璃、纤维、色点、色块及其他外来异物。

5. 微量沉积物：指某些生化制剂或高分子化合物制剂，静置后有微小的质点沉积，轻轻倒转时有烟雾状细线浮起，轻摇即散失者。

（十四）气雾剂、喷雾剂的质量标准

气雾剂系指提取物、饮片细粉与适宜的抛射剂共同封装在具有特制阀门装置的耐压容器中，使用时借助抛射剂的压力将内容物喷出呈雾状、泡沫状或其他形态的制剂。其中以泡沫形态喷出的可称泡沫剂。不含抛射剂，借助手动泵的压力或其他方法将内容物以雾状等形态喷出的制剂称为喷雾剂。气雾剂和喷雾剂按内容物组成分为溶液型、乳状液型或混悬型。可用于呼吸道吸入、皮肤、黏膜或腔道给药等。

1. 气雾剂、喷雾剂的生产与储藏　气雾剂、喷雾剂在生产与储藏期间应符合下列有关规定：

（1）饮片应按各品种项下规定的方法进行提取、纯化、浓缩，制成药液。

（2）气雾剂、喷雾剂应在要求的洁净度环境中配制，及时灌封于灭菌的洁净干燥容器中。

（3）可按药物的性质添加适宜的溶剂、增溶剂、抗氧剂、表面活性剂、防腐剂等附加剂，所加附加剂对呼吸道、皮肤或黏膜应无刺激性。

（4）气雾剂常用的抛射剂为适宜的低沸点液态气体。根据气雾剂所需压力，可将两种或几种抛射剂以适宜比例混合使用。

（5）溶液型气雾剂和喷雾剂的药液应澄清；乳状液型气雾剂和喷雾剂的液滴在液体介质中应分散均匀；混悬型气雾剂和喷雾剂应将药物细粉和附加剂充分混匀、研细，制成稳定的混悬液。在制备过程中，必要时应严格控制水分，防止水分混入，以免影响成品的稳定性。吸入用气雾剂和喷雾剂的药粉粒径应控制在 10μm 以下，其中大多数应为 5μm 以下，一般不使用饮片细粉。

（6）气雾剂的容器应能耐受气雾剂所需的压力，阀门各部件的尺寸精度和溶胀性必须符合要求，并不得与药物或附加剂发生理化反应。

（7）除另有规定外，气雾剂和喷雾剂应能喷出均匀的雾滴（粒）。定量阀门气雾剂每揿压一次应喷出准确的剂量。非定量阀门气雾剂喷射时应能持续喷出均匀的剂量。喷雾剂每次揿压时应能均匀地喷出一定的剂量。

（8）气雾剂和喷雾剂应标明每瓶的装量和主药含量或药液、提取物的重量，具定量阀门的气雾剂还应标明每瓶的总揿次和每揿喷量或主药含量。

（9）气雾剂须用适宜方法进行泄漏和压力检查，以确保使用安全。

（10）除另有规定外，气雾剂和喷雾剂应置凉暗处储存，并避免曝晒、受热、撞击。

2. 气雾剂、喷雾剂的检查　除另有规定外，气雾剂、喷雾剂应进行以下相应检查：

（1）喷射速率：非定量阀门气雾剂照下述方法检查，应符合规定。检查法：取供试品 4 瓶，除去帽盖，分别揿压阀门喷射数秒钟后，擦净，精密称定，将其浸入恒温水浴（25℃±1℃）中 30 分钟，取出，擦干。除另有规定外，揿压阀门持续准确喷射 5 秒钟，擦净，分别精密称定，然后再放入恒温水浴（25℃±1℃）中，按上法重复操作 3 次，计算每瓶的平均喷射速率（g/s），均应符合各品种项下的规定。

（2）喷出总量：非定量阀门气雾剂照下述方法检查，应符合规定。检查法：取供试品 4 瓶，除去帽盖，精密称定，在通风橱内，分别揿压阀门连续喷射于已加入适量吸收液的容器中，直至喷尽为止，擦净，分别精密称定。每瓶喷出量均不得少于标示装量的 85%。

除另有规定外，定量阀门气雾剂应进行每瓶总揿次、每揿喷量或每揿主药含量检查。

（3）每瓶总揿次：取供试品 4 瓶，除去帽盖，充分振摇，在通风橱内，分别揿压阀门连续喷射于已加入适量吸收液的容器内（注意每次喷射间隔 5 秒并缓缓振摇），直至喷尽为止，分别计算喷射次数，每瓶总揿次均不得少于其标示总揿次。

（4）每揿喷量：取供试品 4 瓶，除去帽盖，分别揿压阀门试喷数次后，擦净，精密称定，揿压阀门喷射 1 次，擦净，再精密称定。前后两次重量之差为 1 个喷量。按上法连续测出 3 个喷量；不计重量揿压阀门连续喷射 10 次；再按上法连续测出 3 个喷量；再不计重量揿压阀门连续喷射 10 次；最后再按上法测出 4 个喷量。计算每瓶 10 个喷量的平均值。除另有规定外，应为标示喷量的 80%～120%。

凡进行每揿主药含量检查的气雾剂，不再进行每揿喷量检查。

（5）每揿主药含量：取供试品 1 瓶，充分振摇，除去帽盖，试喷 5 次，用溶剂洗净套口，充分干燥后，倒置药瓶于加入一定量吸收液的适宜烧杯中，将套口浸入吸收液面下（至少 2.5cm），除另有规定外，喷射 10 次或 20 次（注意每次喷射间隔 5 秒并缓缓振摇），取出药瓶，用吸收液洗净套口内外，合并吸收液，按各品种含量测定项下的方法测定，所得结果除以取样喷射次数，即为平均每揿主药含量，应符合各品种项下的有关规定。

（6）粒度：除另有规定外，吸入用混悬型气雾剂和喷雾剂应做粒度检查。取供试品1瓶，充分振摇，除去帽盖，试喷数次，擦干，取清洁干燥的载玻片一块，置距喷嘴垂直方向5cm处喷射一次，用约2ml四氯化碳小心冲洗载玻片上的喷射物，吸干多余的四氯化碳，待干燥，盖上盖玻片，移置具有测微尺的400倍显微镜下检视，上下左右移动，检查25个视野，计数，药物粒径应在5μm以下，粒径大于10μm的药物粒不得超过10粒。

（7）喷射试验：除另有规定外，喷雾剂照下述方法检查。检查法：取供试品4瓶，除去帽盖，分别揿压试喷数次后，擦净，精密称定，除另有规定外，揿压喷射5次，擦净，分别精密称定，按上法重复操作3次，计算每瓶每揿平均喷射量，均应符合各品种项下的规定。

（8）装量：除另有规定外，喷雾剂照最低装量检查法（2015年版《中国药典》）检查，应符合规定。

（9）无菌：用于烧伤或严重创伤的气雾剂、喷雾剂照无菌检查法（2015年版《中国药典》）检查，应符合规定。

（10）微生物限度：除另有规定外，照微生物限度检查法（2015年版《中国药典》）检查，应符合规定。

（十五）眼用制剂的质量标准

眼用制剂系指由提取物、饮片制成的直接用于眼部发挥治疗作用的无菌制剂。眼用制剂可分为眼用液体制剂（滴眼剂）、眼用半固体制剂（眼膏剂）等。眼用液体制剂也有以固态药物形式包装，另备溶剂，临用前配成溶液或混悬液的制剂。

1. 眼用制剂的生产与储藏 眼用制剂在生产与储藏期间应符合下列有关规定：

（1）饮片应按各品种项下规定的方法提取、纯化或用适宜的方法粉碎成规定粒度的粉末。

（2）滴眼剂中可加入调节渗透压、pH值、黏度以及增加药物溶解度和制剂稳定性的辅料，并可加适宜浓度的抑菌剂和抗氧剂。所用辅料不应降低药效或产生局部刺激。滴眼剂应与泪液等渗，应检查pH值，除另有规定外，每个容器的装量应不超过10ml。包装容器的透明度应不影响可见异物检查。

（3）眼膏剂的基质应均匀、细腻、无刺激性，并易涂布于眼部，便于药物分散和吸收。基质在配制前应滤过并灭菌。除另有规定外，每个容器的装量应不超过5g。

（4）眼用制剂还应符合相应剂型通则项下的有关规定。

2. 眼用制剂的检查 除另有规定外，眼用制剂应遮光密封，置阴凉处储存。除另有规定外，眼用制剂应进行以下相应检查：

（1）可见异物：除另有规定外，滴眼剂照可见异物检查法（2015年版《中国药典》）检查，应符合规定。

（2）粒度：除另有规定外，含原粉的眼用制剂照下述方法检查，应符合规定。

混悬型滴眼剂检查法：取供试品强烈振摇，立即量取适量，置于载玻片上，照粒度测定法（2015年版《中国药典》）检查，不得检出大于90μm的粒子。

混悬型眼用半固体制剂检查法：取供试品10支，将内容物全部挤于合适的容器中，搅拌均匀，取适量，置于载玻片上，涂成薄层，覆以盖玻片，共涂3片，照粒度测定法（2015年版《中国药典》）检查，不得检出大于90μm的粒子。

（3）金属性异物：除另有规定外，眼用半固体制剂照下述方法检查，应符合规定。检查法：取供试品10支，分别将全部内容物置于底部平整光滑、无可见异物和气泡、直径为6cm的培养皿中，加盖。除另有规定外，在85℃保温2小时，使供试品融化，摊布均匀，室温放至凝固后，倒置于适宜的显微镜台上，用聚光灯以45°角的入射光从上方向皿底照明，放大30倍，检视供试品不小于50μm、具有光泽的金属性异物数。10支中每支内含金属性异物超过8粒者不得过1支，且其总数不得过50粒；如有超过，应复试20支。初试、复试结果合并计算时，30支中每支内含金属性异物超过8粒者不得过3支，且其总数不得过150粒。

（4）装量：除另有规定外，照最低装量检查法（2015年版《中国药典》）检查，应符合规定。

（5）渗透压摩尔浓度：除另有规定外，水溶液型滴眼剂按各品种项下的规定，照渗透压摩尔浓度测定法（2015年版《中国药典》）检查，应符合规定。

（6）无菌：除另有规定外，照无菌检查法（2015年版《中国药典》）检查，应符合规定。

（十六）鼻用制剂的质量标准

鼻用制剂系指提取物、饮片或与化学药物制成的直接用于鼻腔，发挥局部或全身治疗作用的制剂。鼻用制剂可分为鼻用液体制剂（滴鼻剂、洗鼻剂、鼻用喷雾剂）、鼻用半固体制剂（鼻用软膏剂、鼻用乳膏剂）和鼻用固体制剂（鼻用散剂）。

1. 鼻用制剂的生产与储藏 鼻用制剂在生产与储藏期间应符合下列有关规定：

（1）饮片应按各品种项下规定的方法进行提取、纯化或用适宜的方法粉碎成规定粒度的粉末。

（2）鼻用制剂可根据主药的性质和剂型要求选用适宜的辅料。鼻用液体制剂常用溶剂有水、甘油、液状石蜡、植物油等。鼻用半固体制剂常用基质有凡士林、羊毛脂等油脂性基质；肥皂、聚山梨酯等乳剂型基质；聚乙二醇、泊洛沙姆等水溶性基质。必要时可加入增溶剂、助悬剂、乳化剂、防腐剂等。

（3）鼻用制剂应无刺激性，对鼻黏膜及其纤毛不应产生副作用。如为水性溶液应调节pH值与渗透压，渗透压应与鼻腔黏液等渗。

（4）溶液型鼻用液体制剂应澄清，不得有沉淀和异物；混悬型鼻用液体制剂中的颗粒应均匀分散，若出现沉淀物，经振摇应易分散。乳状液型鼻用液体制剂应分布均匀，若出现分层，振摇后应易恢复成乳状液；鼻用半固体制剂应柔软细腻，易涂布。

（5）鼻用制剂还应符合各相应剂型通则项下的有关规定。

（6）除另有规定外，每一容器的装量应不超过10ml或5g。

（7）除另有规定外，鼻用制剂应密闭储存。

2. 鼻用制剂的检查 除另有规定外，鼻用制剂应进行以下相应检查：

（1）装量：除另有规定外，照最低装量检查法（2015年版《中国药典》）检查，应符合规定。

（2）无菌：用于严重创伤的鼻用制剂，照无菌检查法（2015 年版《中国药典》）检查，应符合规定。

（3）微生物限度：除另有规定外，照微生物限度检查法（2015 年版《中国药典》）检查，应符合规定。

（十七）栓剂的质量标准

栓剂系指提取物或饮片细粉与适宜基质制成供腔道给药的固体制剂。栓剂因施用腔道的不同，分为直肠栓、阴道栓和尿道栓。直肠栓为鱼雷形、圆锥形或圆柱形等；阴道栓为鸭嘴形、球形或卵形等；尿道栓一般为棒状。

1. 栓剂的生产与储藏　栓剂在生产与储藏期间应符合下列有关规定：

（1）栓剂常用基质为半合成脂肪酸甘油酯、可可豆脂、聚氧乙烯硬脂酸酯、氢化植物油、甘油明胶、聚乙二醇类或其他适宜基质。必要时，可加入表面活性剂使药物易于释放和被机体吸收。

（2）供制栓剂用的固体药物，除另有规定外，应预先用适宜方法制成细粉或最细粉。可根据腔道和使用需要，制成适宜的形状。

（3）栓剂中的药物与基质应混合均匀，其外形应完整光滑，塞入腔道后应无刺激性，应能融化、软化或溶化，并与分泌液混合，逐渐释放出药物，产生局部或全身作用；并应有适宜的硬度，以免在包装或储存时变形。

（4）除另有规定外，栓剂应在 30℃ 以下密闭储存，防止因受热、受潮而变形、发霉、变质。

2. 栓剂的检查　除另有规定外，栓剂应进行以下相应检查：

（1）重量差异：照下述方法检查，应符合规定。检查法：取供试品 10 粒，精密称定总重量，求得平均粒重后，再分别精密称定各粒的重量，每粒重量与标示粒重相比较（无标示粒重的栓剂，与平均粒重比较），按表 15-10 中的规定，超出重量差异限度的不得多于 1 粒，并不得超出限度 1 倍。

表 15-10　栓剂重量差异检查表

标示粒重或平均粒重	重量差异限度
1g 及 1g 以下	±10%
1g 以上至 3g	±7.5%
3g 以上	±5%

（2）融变时限：除另有规定外，照融变时限检查法（2015 年版《中国药典》）检查，应符合规定。

（3）微生物限度：照微生物限度检查法（2015 年版《中国药典》）检查，应符合规定。

三、中成药的验收检查要点

中成药除进行包装、标签、说明书的检查，批准文号、生产批号的检查外，还需进行外观检查、内在质量检查。验收要点见表 15-11。

表 15-11 中成药验收要点

剂型	外观要求	内在质量检查
丸剂	圆整均匀、色泽一致。蜜丸应细腻滋润，软硬适中。蜡丸表面应光滑无裂纹，丸内不得有蜡点和颗粒	水分、重量差异、装量差异、装量、溶散时限、微生物限度等
散剂	干燥、疏松、混合均匀，色泽一致	粒度、外观均匀度、水分、装量差异、微生物限度等
颗粒剂	干燥、均匀、色泽一致，无吸潮、结块、潮解等现象	粒度、水分、溶化性、装量差异、装量、微生物限度等
片剂	完整光洁、色泽均匀，有适宜的硬度	重量差异、崩解时限、发泡量、微生物限度等
煎膏剂（膏滋）	无焦臭、无异味、无糖结晶析出	相对密度、不溶物、装量、微生物限度等
胶剂	色泽均匀，无异臭味的半透明固体	水分、微生物限度等
糖浆剂	澄清，在储存期间不得有发霉、酸败、产气或其他变质现象	装量、微生物限度等
合剂（口服液）	澄清，不得有发霉、酸败、异物、变色、产气或其他变质现象，允许有少量摇之易散的沉淀	相对密度、pH 值、装量、微生物限度等
胶囊剂	整洁，不得有黏结、变形、渗漏或外壳破裂现象，并应无异臭	水分、装量差异、崩解时限、微生物限度等
酒剂	须静置澄清，允许有少量摇之易散的沉淀	总固体、甲醇量、装量、微生物限度等
膏药	油润细腻、光亮、老嫩适度，摊涂均匀，无飞边缺口，加温后能粘贴于皮肤上且不移动。其中黑膏药应乌黑、无红斑；白膏药应无白点	软化点、重量差异等
注射剂	注射液主要检查色泽、结晶析出、浑浊沉淀、生霉、可见异物，冷爆、瓶裂、封口漏气、瓶盖松动及安瓿印字等 注射用无菌粉末主要检查色泽、黏瓶、吸潮、结块、溶化、黑点、异物、溶解后澄明度、装量、冷爆、裂瓶、松盖等	
栓剂	外形应完整光滑，能融化、软化或溶化，有适宜的硬度	重量差异、融变时限、微生物限度等

四、中成药的分类储存

（一）按剂型性质、特点分类

实际工作中，一般按剂型结合药物自身特性要求，根据内服、外用药分开的原则，尽可能将性质相同的药物储存在一起，然后根据具体储存条件，选择每一类中成药最适合的储存地点，详见表 15-12。

表 15-12 中成药的分类储存

剂型	易变质原因	储存要求	常见类型或品种
液体及半固体中成药	怕热、怕光、易酸败、发酵	应储存于阴凉干燥、避免阳光直晒的处所。此外，这类中成药包装体积大、分量重，宜储存于低层库房，以便于进出仓库	药酒、糖浆、露剂、口服液、煎膏剂等

续表

剂型	易变质原因	储存要求	常见类型或品种
一般固体中成药	易受潮、散气、结块、发霉、虫蛀等，其中丸剂、片剂久储易失润、干枯、开裂	宜储存于密封库房，防吸潮、防霉变，并控制温度在25℃以下，相对湿度在75%以下	丸剂、片剂、散剂、颗粒剂等
水针剂类中成药	怕热、怕光，易产生沉淀、变色等澄明度不合格	宜储存于20℃以下的阴凉库中，置通风避光处。货件堆垛不宜过高，避免重压	黄芪注射液、脉络宁、复方丹参注射液、生脉饮等
胶、黏剂类中成药	变软、黏结；易流失、挥发散气	宜将内服、外用及不同性质的中成药分别储存于凉爽、密封较好的小室库房或容器内	阿胶、龟板胶、麝香壮骨膏等

（二）中成药的储存区位划定

为进出及管理方便，可把储存地点划分若干区，每个区又划分若干货位，依次编号。

1. 分区　指按中成药类型、储存的数量，结合仓库建筑和设备将仓库划分若干个货区，并规定某些货区存放某类药品。

2. 分类　是根据中药商品所需要的储存条件，按类型堆码，如酒剂一般包装比较笨重，多存放于一楼，便于进出货方便。

3. 货位编号　将仓库划分为若干货区，每货区又划分若干排，把每排划若干货位并标明号数，设立货位卡。卡、货、账对应，便于科学管理，防止差错发生，从而保证药品的质量。

第二节　中成药易变品种的养护

常用中成药易变品种的养护在药品生产、经营、使用企业的储存养护过程中非常重要，内外各种因素有时均可以引起中成药变质，导致经济损失和药品不良反应，外部环境的光度、温度、湿度和药物自身的因素是导致药品变质的主要原因。常用剂型的变质因素和防护原则总结详见表15-13。

表15-13　常用中成药剂型变质原因和防护原则

剂型	变质原因	防护原则
丸剂	蜜丸易吸水而发生霉变、虫蛀；放置过久或库房干燥，又易干枯、失润、变硬。尤其是蜜丸内含有地黄、党参、山药等成分时，更易吸潮、霉蛀。水丸颗粒较疏松，易吸收空气中的水分而霉变、虫蛀或碎散。糊丸、浓缩丸、微丸、蜡丸，除易吸潮、霉变外，又有变软、性脆、易碎等特点	应注意储存于干燥处，防潮、防霉、防蛀，密闭储存。尤其在夏末秋初梅雨季节，空气湿度大、温度高，应经常检查包装的完整性和库房的温湿度。少量丸剂可储存于缸内并加有生石灰等干燥剂，量大的包装存于阴凉库内，并注重采用防潮、防蛀、降温的有效措施，如放吸潮剂或安装空调等
散剂	散剂表面积大，极易吸潮、结块。尤其是富含淀粉或含挥发性成分的这类散剂，又极易虫蛀、霉变或成分挥发	本类药品防潮、防结块、防霉蛀是关键，储存期间注意检查包装及对库房通风降潮。对含挥发性药物或吸潮性较强的散剂，要注意密封置干燥处保存

续表

剂型	变质原因	防护原则
颗粒剂	多含有中药浸膏及糊精、糖粉等辅料，储存保管不当极易吸潮、结块、霉变、虫蛀等	在库储存应注重防潮，定期检查包装有无漏气、破损。密封储存于室内阴凉干燥处
片剂	多含有药材粉末或浸膏，储存保管不当，受温湿度、空气的影响，易出现吸潮、发霉、松裂片、黏结等现象	应置玻璃瓶或用塑料袋、铝箔包装，密封储存，置室内凉爽、通风、干燥、避光处保存
煎膏剂	除含有中药浓缩膏外，还加有蜂蜜、蔗糖等营养性物质。若药液浓度过稀或储存温度过高、时间过长，极易滋生霉菌或出现发酵、变酸、糖晶析出等现象	应保证容器洁净符合卫生标准。宜置阴凉处保存，防日光直射和库房温度、湿度过高
胶剂	多为动物的皮、甲、角加水煎取浓缩胶质制成稠胶状干燥的块状内服制剂。此类制剂营养较丰富，遇热或遇湿易软化、黏结甚至发霉	采用防潮材料如油纸、玻璃纸包装，置阴凉干燥处保存。盛夏高温多雨季节，可储存于石灰缸内或采用糠壳埋藏法储存
糖浆剂	主要含中药浓缩提取液和浓蔗糖水溶液，极易被霉菌、酵母菌等微生物污染，致糖浆分解酸败、混浊	《中国药典》2015年版要求，含蔗糖量应不低于45%（g/ml）。盛装容器应清洁、干燥，采用棕色瓶。储存于阴凉处并防止日光直晒
胶囊剂	易吸收水分出现膨胀、表面浑浊；严重时可霉变、粘连。库房过于干燥或温度过低，胶囊又易破壳、漏油、漏粉。温度过高，胶囊遇热又易融化、黏结	注意防潮、防高温、防冻。储存温度应控制在10～20℃，相对湿度控制在45%～75%。密封储存于库内阴凉干燥处
酒剂（药酒）	酒剂按《中国药典》规定属澄清液体制剂，一般不易变质。若包装不严，易挥发、散失气味。高温、光照、储存过久可发生酸败变味、沉淀等	注意检查包装瓶塞有无破损漏气。应密封置阴凉处储存，不宜久置阳光照射处储存。在《中国药典》2015年版中规定，储存期间允许有少量轻摇易散的沉淀
膏药	易受热外渗黏附包装；若受冻、受潮又会致黏性降低，贴敷时易脱落。含樟脑、冰片、麝香、桉叶油等挥发性成分时，包装不严、温度过高会致有效成分散失	储存于密闭容器内，置于阴凉处储存
口服液	成分及制备工艺较复杂，实践中许多口服液如果储存保管不当，容器清洁消毒不严，瓶盖松动，加之温度过高或日光直射过久，口服液常会发霉、酸败产气、变色等变质现象	在入库、储存期间应认真检查有无漏气、破损。置20℃以下阴凉处保存。《中国药典》规定允许有少量摇之易散的沉淀
注射剂	注射剂若储存保管不当，极易受到光、热等不利因素的影响，发生变色、沉淀等可见异物不合格；温度过低易“破瓶”或结冰。其中，冻干粉针又易出现吸潮、变色、结块等变质现象	应密封于中性硬质玻璃安瓿中，遮光、避免日光直晒，防沉淀、防冻结、防吸潮、防结块、防高热等。置库房内阴凉干燥处，以室温10～20℃为宜
栓剂	基质为可可豆脂或甘油明胶一类低熔点的物质，受温、湿度影响较大，高温或遇热后栓剂易软化、变形；低温时则变硬，湿度较大时又易霉变，空气过于干燥又会“干化”	储存时以蜡纸、油纸包装，注意不要挤压，置于坚固、防潮的容器内，储存于阴凉、干燥库房内。《中国药典》2015年版规定，除另有规定外，应在30℃以下密闭保存，防止因受热、受潮而变形、发霉、变质
茶剂	为药材和药材提取物与茶叶或其他辅料混合制成的内服制剂，分为块状茶剂、袋装茶剂和煎煮茶剂等。储存保管不当易受潮、霉变、虫蛀、散失茶香味	定时检查包装有否破损，密闭储存。防止与空气接触而吸潮、生霉、走味，防止串味。含挥发性及易吸潮药物的茶剂应密封储存

扫码“练一练”

第十六章

特殊中药储存与养护技术

扫码"学一学"

学习目标

知识目标

1. 掌握特殊中药分类及各类常见品种；各类特殊中药的储存与养护技术及要点。
2. 熟悉各类特殊中药的性质特点、注意事项；各类特殊中药的入库、检查要点。
3. 了解各类特殊中药常见品种的储存养护。

技能目标

1. 能根据各类特殊中药的性质特点进行分类储存。
2. 能正确处理各类特殊中药在储存养护过程中出现的问题。

特殊中药系指性质特殊，需专人专职保管的中药品种。具体可分为毒麻中药、易燃中药、细贵中药、鲜活中药、盐腌中药五大类。毒麻中药具有使用和保管的危险性；易燃中药具有自燃、易燃的特性；细贵中药具有高昂的经济价值；鲜活中药具有保持鲜活、易发霉腐烂的特性；盐腌中药具有多盐易潮解的特性。

第一节　毒麻中药的储存与养护

案例分析

砒霜误作滑石粉发货

河北某药品批发企业中药仓库管理员小张，未按照毒性中药管理规定要求，擅自将砒霜与滑石粉储存在同一个库房，后误将砒霜当滑石粉发货，所幸在出库检查时，及时发现问题，否则后果不堪设想。

砒霜为剧毒中药，是最古老的毒物之一，成分三氧化二砷，无臭无味，外观为白色霜状粉末，故称砒霜，外观与滑石粉类似。口服5~50mg即可中毒，60~100mg即可致死。砒霜作为毒性中药，必须实行专库或专柜分类存放，专人管理，双人双锁，双人验收，双人发货、复核，专用称量工具，专账记录，做到账物相符。

思考：

1. 毒性中药在仓库中如何存放？
2. 如何才能保证毒性中药的在库安全？
3. 毒性中药在入库和出库时该如何处理？本案例对你有何启示？

毒性中药和麻醉中药均属《中华人民共和国药品管理法》规定“实行特殊管理办法”的药品。毒性中药是指毒性剧烈、治疗量与中毒量相近、使用不当会致人中毒或死亡的一类中药。大部分为中药材，也包括少数加工品及成药。麻醉中药系指连续使用后易产生依赖性、成瘾性的中药。

一、毒麻中药管理品种

我国卫计委和国家食品药品监督管理总局规定毒麻中药的管理品种包括毒性中药 28 种和麻醉中药 1 种。毒性中药为砒石（红砒、白砒）、砒霜、水银、生马钱子、生川乌、生草乌、生白附子、生附子、生半夏、生天南星、生巴豆、斑蝥、青娘虫、红娘虫、生甘遂、生狼毒、生藤黄、生千金子、生天仙子、闹阳花、雪上一枝蒿、红升丹、白降丹、蟾酥、洋金花、红粉、轻粉、雄黄。按管理权限，有的省（市、自治区）又有各自补充规定，如四川省增加了三分三；上海市增加了吕宋果、六轴子、生硫黄等品种。麻醉中药是指罂粟壳。

二、毒麻中药储存与养护

国家规定，毒麻中药材实行专库或专柜分类存放，专人管理，双人双锁，双人验收，双人发货、复核，专用称量工具，专账记录，账物相符。毒麻中药的保管须由熟悉中药药性的专职人员负责管理，并定期组织保管员及有关人员学习关于毒性药材的储存、管理及操作防护知识，确保万无一失。如需调动工作，应办理交接手续，并由部门负责人确认无误后才可调离。

毒麻中药的储存养护流程：入库验收→分类储存→在库养护→出库复核。

（一）毒麻中药入库验收

毒麻中药入库，首先检查药材与采购计划单是否一致，凭有效入库通知单，货到即验，至少双人开箱验收，认真核对品种名称、规格、产地或生产单位、批号、发货单位、发货日期等，再检查件数是否相符，数量验收清点到最小包装，检查包装是否严密，有无损坏现象，包装上是否有明显的国家规定标志，然后开箱或启包检查，并逐件称量其净重。检查合格后方可办理入库，填报入库凭证，分送有关部门或人员登记。入库验收应当采用专用账册记录，记录的内容包括日期、凭证号、品名、剂型、规格、单位、数量、批号、有效期、生产单位、供货单位质量情况、验收结论、验收人员双人签字等。在验收中发现缺少、缺损的毒麻中药应当双人清点登记，报企业负责人批准并加盖公章后向供货单位查询、处理。专用账册的保存期限应当自药品有效期期满之日起不少于 5 年。

毒麻中药的检验：参照国家药品标准，明确检验指标，然后按中药性状、显微、理化等指标进行检验。性状指标是宏观检查药材形态、质地、断面、色泽、气味等，显微检验主要是借助放大镜或显微镜观察药材的组织构造、内含物特征、粉末特征等；理化检验则是检查成分、含量、浸出物、pH 值以及杂质等理化指标。保管人员应配合检验人员完成此项工作。

检验人员在检验过程中，中途不应离开现场，以防事故发生。在储存过程中，还要定期或不定期进行抽查，注意包装物有无破损。在检验毒性中药时，检验人员不得用口尝或鼻嗅，必要时戴上口罩和手套等以防中毒。

（二）毒麻中药分类存储

根据入库毒麻药材数量、性质，专库存储，结合储位条件确定堆码层数、堆码方式，进行堆码操作或选择货架进行上架操作，设置货位卡，对货垛或货架堆放药品进行标识、记录入库信息、记账保管，专人保管，库房加锁。

入库后，按不同品种、类别、产地、规格、批号等分类分区置码放于洁净的垫板上，已经拆开包装或分装好的毒性中药也应单独存放，每件包装上须有“毒”或“麻”的明显标识，不得与其他药材混杂。在库检查时注意包装有无损坏，封条是否完整，有无质量变异现象，同时也要注意周围环境是否会对药材质量造成影响。库存温度一般不得超过 30℃，湿度不得超过 75%，并做好库房的温湿度观察和记录工作。

（三）毒麻中药在库养护

毒麻中药的养护应根据品种来源、理化性质、变异现象及其原因，结合库存量的多少来采取相应养护措施。毒麻中药除少数品种外，常规储存数量较少。从来源上看，一般分为动、植物药材和矿物及其加工制品，其养护方法可根据不同的来源进行选用。

1. 动、植物类毒麻中药的养护　代表中药有：红娘虫、青娘虫、斑蝥、蟾酥、生甘遂、生半夏、生狼毒、天南星、雪上一枝蒿、生藤黄生、生白附子、生川乌、生草乌、生附子、生马钱子、生千金子、生天仙子、生巴豆、闹阳花、洋金花。

库存量少的此类品种，多采用密封法储存，使用密封袋、罐、缸、箱等。若药材水分含量较高，可能会出现霉蛀现象，应先曝晒或烘干，除去水分后再密封储存或加人吸潮剂密封同储。

库存量较多的此类品种，可采用密封法、吸潮法、低温法、气调法养护。用塑料薄膜罩帐、密闭库、冷藏库等密封存放。若药材水分含量较高，应曝晒或烘干，或者加强除湿吸潮措施。密封性能好的库房，可用空气抽湿机吸潮；具一般密封性能的库房，可用吸湿剂吸潮。

2. 矿物及其制品类毒麻中药的养护　代表中药有：矿物类是砒石（红砒、白砒）、雄黄、砒霜、水银，矿物制品类是红升丹、白降丹、红粉、轻粉。本类品种储存量一般较少，主要是防止氧化、温度、湿度等因素引起变质。一般可采用容器密封法进行养护，使用密封袋、罐、盒、箱等密封存放，注意防潮、防高温。

（四）毒麻中药出库复核

按出库单证进行拣单操作，所拣出药材实行双人复核，复核记录内容包括日期、凭证号、收货单位或部门、品名、剂型、规格、单位、数量、批号、有效期、生产单位（或供货单位）、拣单人、复核人等，做到账、物、卡相符。专用账册的保存期限应当自药品有效期期满之日起不少于 5 年。

三、毒麻中药储存与养护实例

斑蝥的储存与养护：将斑蝥储存于干燥容器内，密闭，置通风干燥处，以防蛀。斑蝥的保管、验收、领发、核对等均必须严格按照医疗用毒性药品管理办法执行，严防收假、发错，严禁与其他药品混杂。做到入库有验收有复核、出库有发药有复核，划定仓间或仓位，专柜加锁保管，有专人专账管理，并在包装容器上印有毒药标志。在运输过程中，应当采取有效措施，防止发生事故。

第二节　易燃中药的储存与养护

易燃中药的易燃性属于氧化范围，在热和光的作用下，当达到本身的燃点时，即引起燃烧。此外，一些植物类中药，其组成中的一些有机物质在水分存在并在一定条件下会发生一些诸如发酵、水解等化学反应，而这些反应中不少是放热反应，如果将大量的中药材长期地堆积存放，其内部就极可能产生热量而又无法及时逸出，尤其对于一些含挥发油的药材诸如苏子、苍术等，存放久了，会有走油现象发生，而挥发油的燃点又低，受热后容易发生自燃。

一、易燃中药管理品种

常见易燃药材有火硝、硫黄、磷、生松香、干漆、樟脑、海金沙等。这些药材在光和热的作用下，到达本身燃点时，就会引起燃烧，不仅财物损失，甚至造成人员伤亡。因此易燃中药必须实行严格的保管制度，要与整个中药仓库分开，选择安全区，设立专门仓库储存。

二、易燃中药储存与养护

（一）易燃中药入库、检验和管理

此类药材入库时，除检验药材质量和有无杂质外，还应特别注意有无受潮、密封不严等现象。如海金沙孢子呈粉末状，棕黄色，质轻体滑，撒在水上应浮于水面，下沉则表明掺有杂质，用火点燃，易产生爆鸣及闪光，不留残渣，若翻动时不松散则表明受潮未干；硫黄、干漆、松香若底层有水珠，则表明受潮、水分过多；对干漆、松香还须检查有否受热粘连、融化现象。日常检查应注意有无受潮热，特别是炎热的夏季，更要经常检查库内温度、湿度变化，注意库内外有无火源，避免事故发生。

（二）易燃中药在库养护

此类中药一般不易虫蛀和霉烂，但遇火即燃。因而库存量较多的品种，应置危险品仓库储存，库存量较少的，也应选择与其他仓库有适当距离的库房单独存放，并且远离电源、火源，最好用油篓或缸、罐等盛装后整件密封，不能用塑料袋或麻袋盛装。在存放位置附近应放置适量灭火器、沙箱、沙袋等消防设备，另外，库内堆垛不宜过高，一般以不超过3m为宜，特别是干漆、火硝不宜重压，干漆更不宜受阳光直射，否则易引起燃烧。库内温湿度要适宜，库内以温度不超过20℃、相对湿度60%~75%为宜。温度过高会使海药材自燃，湿度过低、太干燥，有发生火灾危险，但湿度也不能太大，湿度过高，会发生放热反应导致燃烧。不同品种的垛与垛之间要保持1m以上距离，以免在搬取时相互碰撞摩擦而发生事故，或用缸、坛等密封储存。

防止火灾的发生，要抓住要害整治。贯彻“预防为主、防消结合”的方针，在库内采用防烁照明器材，仓库内无明线、无开关也是杜绝火灾的有效措施。

三、易燃中药储存与养护实例

易燃固体硫黄的储存与养护：硫黄属易燃固体，除遵循一般药材的入库验收、储存、保管、养护程序与工作要求外，还要根据易燃中药特殊管理的要求，做好安全储运工作。硫黄应储存于阴凉、通风的库房内，仓库内不能与卤素、磷、金属粉末、氧化剂等物混储，否则易引起剧烈反应。因此储存时应定期查仓温、查混储、查潮湿。储存仓库内的电器照明、风机要防爆，开关应设在仓库外，必须配备砂土和消防灭火器材。硫黄储运时应远离火源、热源，以免燃烧，并且不能与氧化剂和磷等物品混储、混运，以防止发生爆炸。运输过程中，应防止散包，以免硫黄粉末与空气形成爆炸性混合物。液体硫黄应储存在带保温功能的密封储罐中。搬运时轻装轻卸，以免损坏包装而散包。

第三节 细贵中药的储存与养护

细贵中药又称名贵药材、参茸贵细、细料药材等，原是指来之不易、物稀量少、疗效卓著、价值高贵的中药材，是中药材的精品。近年来人们常将一些药食兼用，且具有保健功能的中药材也列入其中，故业内又称这类药材为“土杂贵细”。

一、细贵中药管理品种

本类中药多源于动、植物，代表品种有鹿茸、麝香、牛黄、羚羊角、海马、海龙、冬虫夏草、猴枣、熊胆、燕窝、蛤蟆油、珍珠、西红花、人参、西洋参、三七等。

二、细贵中药储存与养护

（一）细贵中药入库验收

入库时应两人以上在场实施检验，先检验原包装有无损坏、受潮或其他变异，封条是否完整，并核对现货与发货单上的数量是否相符，再逐件检验及复核包装重量，计算出正确的中药净重，如发现毛重不符，须及时向相关职能部门书面通报，并与发货方联系，取得同意后方可拆箱（件），以便分清职责。

验收时，除对每个品种的真伪、品质、规格、数量等进行检查外。还应针对易变异品种和易变异部位进行细致的检查。

常见细贵中药验收要点如下：

（1）原装人参，发现纸盒、木盒或铁盒有裂缝或钉眼孔洞时，应即开盒检验，往往会出现虫蛀、发霉、返潮、泛糖的现象。

（2）一般情况下，生晒参、红参容易在主根上部（粗壮部位）及残茎（芦头）处虫蛀，有时表面发现虫孔内部已蛀空；发霉时，可见白色毛点，严重时则变为黑色斑点；整把参须，易在扎把处或粗壮部位生霉、虫蛀；红参受潮热还易泛油、变色，外表有油渗出，色泽呈红褐或红黑，香气散失；糖参泛糖时表面糖质不干，且变色、发黏。

（3）三七多在支根折断处生虫，蛀孔很小，须仔细检查才能看出，也要防止用小头三七黏合成大头三七买高价情况。

（4）在检验西红花时，应注意有无变色及失油；正常的西红花颜色深红而鲜艳，体质濡润而气浓，否则即是陈货。

（5）冬虫夏草受潮易霉；虫蛀后多有虫粪粉末，蛀蚀严重者多只剩空皮外壳。此外市场上经常出现用牙签或铁线连接折断的冬虫夏草，验收时要格外小心。

（6）鹿茸往往在茸尖皮层外或槽内处出现虫蛀，蛀成孔洞，严重者则蛀蚀到内部疏松处，但锯口处及已骨化部位则不易生虫。

（7）检验熊胆时须视胆囊有无虫蛀（易蛀部位在囊皮处），净胆受热易融，受潮囊皮处易发霉。

（8）天然牛黄体松质脆，易碎裂、剥落；如体实带有韧性，颜色暗黄，用手剥落碎片时发声不响则表明已受潮，容易发霉变色。

（9）天然毛壳麝香易生虫，蛀蚀毛壳；麝香仁受潮容易发霉、香气散失；麝香仁过于干燥则会失润硬化。检验毛壳麝香时，可用手指按囊皮处，如无弹性并感到内部软绵不实则表明受潮有水分渗入；麝香仁生霉初期可见白点，严重者则失去芳香气味而带有霉味。

（10）蛤蟆油极易吸水受潮，如发现颜色加深、没有光泽或表面黏性大，都是返潮现象，应立即干燥，以防止发霉。

（11）海马、海龙的蛀虫很细小，常蛀入体内，尤易在其腹部生虫，检验时须经敲击后才能掉出蛀粉、虫粪或蛀虫；潮软也易发霉，尤以小海马外表带皮更易霉变；此外，市场上的海马肚子里面容易塞进异物增加重量，验收时捏一下肚子，一般好的海马肚子是空的，比较软，手捏易陷，但有些藏得很深，必要时也要剪开肚子检查；一些颜色变得很暗黄，没有腥味，开裂破损的海马大多属于陈货或是二次使用，验收时一定要注意区别。

（12）燕窝受潮后容易发霉，检验时，如若手感柔软或取两盏互相碰击无声则表示已经受潮。

（13）其他如羚羊角、珍珠、猴枣、马宝、狗宝等在检验其真伪优劣的同时，也应注意检验其包装是否牢固以及有无变色现象等。

（二）细贵中药在库养护

细贵中药必须储存在安全库房，专人加锁保管，严防失窃及其他事故发生。一般应用坚固的箱、柜、缸、坛等密封后，储存于干燥阴凉不易受潮热之处，库内温度 30℃以内，相对湿度 70% 以下。在储存中，应定期检查，对于山参、猴枣、燕窝、牛黄等质脆易碎品种，在操作时要特别注意，轻拿轻放防止残损。

细贵中药因其性质、成分各不同，在储存期间可产生各种变质。如人参、海马、海龙、三七、蛤蟆油、冬虫夏草、麝香、燕窝等受潮容易发霉、虫蛀；西红花则容易失润、变色或干枯；羚羊角受热或过于干燥容易开裂；熊胆受热容易变软或融化；麝香容易挥散失味；鹿茸未干透容易腐烂发臭；人参因加工方法及规格不同，可发生多种变质，糖参容易虫蛀、发霉、泛糖、变色，生晒参容易虫蛀、发霉、变色、香气散失，红参容易虫蛀、发霉、变色；猴枣、珍珠如储存不当也容易变色。对此可采取以下几种常用养护方法：

1. 细贵中药密封（密闭）储存法 细贵药材都可以采取此法储存。采用密封或密闭养护的目的是使饮片及其炮制品与外界的温度、湿度、空气、光线、细菌、害虫等隔离，尽量减少这些因素对药材的影响，以防变质，保持原有质量。但在密封前应确保药材的水分不超过安全值，且无变质现象，否则反而会促进霉变虫蛀的发生。一般根据库存量的多少，可选用密封袋、罐、盒、箱、缸、坛、柜、铁桶或小间仓室等密封，储存于阴凉干燥处。如密封前库内湿度较高或因密封、密闭不严，外界潮气会不断侵入，则可加入木炭、硅胶、生石灰等吸湿剂，这样密封和吸湿结合，可取得较好的养护效果，传统经验还可用干沙、稻糠和白糖作为吸湿剂。现有密封性能更高的新材料塑料薄膜帐、袋，以及密封库、密封小室等密封养护技术，更能增强干燥防霉、防虫的效果。当气温逐渐升高，空气中相对湿度增大或在各种霉菌、害虫繁殖生长旺季时，宜采用密封法。在密封储存的同时，在容器内经常加入乙醇、细辛、花椒等对药材进行对抗同储。储存量少的最好采用无菌真空密封。

譬如储存鹿茸，可将其装入内部用纸裱糊严密的木箱或铁木双层箱内密封储存。密封前鹿茸含水量应正常，无变质现象，如不装箱密封，往往容易受热或受潮。受热后茸皮容易破裂，受潮后则容易变色泛黑或长白斑发霉。锯茸的锯口，最好用纸封住，这样更利于储存。容器四周放适量用纸包住的花椒、细辛同储，封存后，储存在阴凉干燥处。这样不仅可以防止虫蛀发霉和风干破裂，而且还能保持鹿茸皮、毛的光泽。鹿茸片及鹿鞭、鹿胎等，亦可照此法密封储存。

红参和生晒参通常用乙醇对抗同储法进行储存。先把木箱内部用纸裱糊严密，使之不漏气，箱底再横放一根多孔的细竹筒，筒内放适量的脱脂棉花，筒口对准预先在箱侧开好的小孔，然后将人参依次放入箱内密封，把药用酒精或50度普通白酒（每50kg人参用酒精500ml）从箱孔注入竹筒内，让棉花吸收酒精或白酒，然后封闭小孔，放置于阴凉干燥处储存。这样既能使人参不生虫、不发霉，还能保持其原有的颜色、气味和重量。但注意用酒量不宜过多，否则会降低人参质量。如果用敞口的坛子，按上法将人参与酒精同放在坛内加以密封，也有同样效果。

为防止糖参返潮，可将其存放在低温干燥处或与适量用纸包住的吸湿剂（常用无水氯化钙）同放在缸（罐）内密封保存。用无水氯化钙密封时，可先在大缸内放一只小瓮，然后将块状无水氯化钙2~3kg放入小瓮内，瓮上再放一竹篾或木架，糖参用纸包好（每包1~5kg）放在上面，将缸盖封严。经数天后，应开缸（罐）检查吸湿剂情况，如无水氯化钙已融化，须取出晒干或烘干后再重复使用；如无水氯化钙不融化，则说明缸内干燥，可继续使用。

蛤蟆油密封时，可用缸、坛做装盛容器，在底部先铺一层柴草灰，灰上放一碗白酒，上面再放一张铺纸的竹篦子，然后将蛤蟆油放入，封好缸口即可。此外，也可喷以适量的白酒后，随即装入缸、坛等容器内进行密封。如果能预先分做小包，装入双层塑料袋内（每袋装0.5kg），再放入大容器内密封储存，效果更好。这样既能防止发霉，又能保持原有的色泽。

一般将西红花原包装置于容器或瓷罐内，严实密封，放置于阴凉干燥处。麝香仁宜用瓷瓶或玻璃瓶盛装，再用石蜡封口，放置于阴凉干燥处储存，并且要经常摇动容器，以免麝香仁挤压结块、沤坏变色。

2. 细贵中药防潮法　细贵中药遇梅雨季节为防潮，可用吸湿剂（亦有称之为干燥剂、吸潮剂）吸湿。常用无水氯化钙、生石灰、硅胶、木炭、稻糠、草木灰等。生晒参、山参、红参、燕窝细贵中药材等均可采取此法，但须注意药材不能和吸湿剂接触，以防污染。至于吸湿剂的用量，可根据空气湿度、药材水分及具体品种来确定，一般每平方米用吸湿剂2.5~5kg，但也不宜过多，过多会使细贵中药过分干燥而碎裂，造成损耗。此外，用干燥稻糠埋藏上述药材，也能达到防潮的效果。其具体方法是：在容器内先铺一层稻糠，然后将药材分层放入，放一层药材铺一层稻糠，最后再将容器密封严实，放在阴凉干燥处储存。但这一方法只能防潮，平时仍须注意加强检查，防止生虫。此外，小的密封仓间或密封货垛可使用抽湿机或空调抽湿。在梅雨季节要经常检查，应每5天检查一次，并详细记录备查。

3. 细贵中药冷藏法 采用低温储存药材，不仅能有效地预防生虫、发霉、变色、走油等变质现象发生，而且不影响药材品质。由于此法需要一定的设备，费用较大，故主要用于贵重药材或库存量不多的药材，特别是容易霉蛀的药材以及无其他较好办法保管的药材。麝香、人参、燕窝、蛤蟆油等适宜采取冷藏的方法储存，冷藏时最好梅雨季节前进行，并且过了梅雨季节才能出库，冷藏温度一般以2~10℃为宜，温度不低于2℃，以免因受冻降低质量。进入冷库的中药含水量必须在安全标准范围内，包装须密封，最好用干燥木箱盛装，此箱可用猪血密封箱缝，内衬牛皮纸或沥青纸，以防湿气和细菌侵入，导致发霉腐烂变质。

4. 细贵中药气调养护法 此种方法成本费用较大，一般适用于库存量较多的细贵药材，可以有效地防虫蛀、防发霉腐烂、防返潮。具体做法是用塑料膜做成罩帐密闭或放入密闭库，人为降氧进行气调养护；储存量少的可直接用塑料袋密封。

5. 细贵中药对抗同储养护法 对抗同储也称异性对抗驱虫养护，是利用不同品种的中药所散发的特殊气味、吸潮性能或特有驱虫去霉化学成分的性质，来防止另一种中药发生虫、霉变质等现象的一种储藏养护方法。简而言之，即是利用不同性能的中药具有相互制约虫害的作用来进行中药储藏保管的一种养护方法。这实际上也相当于现代生物防治中类似以虫治虫、以药（药材）治药（药材“病”）的一种形式。

本法一般适用于数量不多的药物，采用与特殊气味的物品密封同储，如山苍子油、花椒、樟脑、大蒜、白酒等，可达到良好的防虫、防霉效果。如动物昆虫类炮制品乌梢蛇、地龙、蛤蚧等，含糖饮片如枸杞子、龙眼肉、黄芪、大枣等，含挥发油类饮片如当归、川芎、瓜蒌等，贵重饮片如冬虫夏草、鹿茸等，均可采用喷洒少量95%药用乙醇或50度左右的白酒密封养护，可达到良好的防蛀、防霉效果。利用这些药材、植物等物品来防治仓储害虫的使用方法，一般有混入同储法、层积共藏法、垫底覆盖包围法、拌入密闭储藏法和喷雾撒粉法等。无论采用哪一种对抗同储法来防治仓虫（霉），一定要实施于药材被虫蛀发霉以前，而不宜在其后进行，这样才能收到良好的防虫效果。

（1）西红花防冬虫夏草生虫：西红花与冬虫夏草同储于低温干燥的地方，可使冬虫夏草久储不坏。此外，冬虫夏草在装箱时，先于箱内底端置放用纸包好的木炭，再放些碎丹皮，然后在其上放冬虫夏草并密封，即可防止霉蛀的发生。如果能在装箱前，先将冬虫夏草按0.5kg分件用纸封包，再将包件层层堆叠装箱，并于每一堆层之间撒上一薄层石灰粉，直至箱满，最顶一层同样覆撒石灰粉盖严密封，其防潮、防虫的效果更好。

（2）细辛、花椒养护鹿茸：鹿茸虽为传统贵重中药，但易生虫、难保管。若在锯茸后将细辛碾末调成糊状，涂在锯口和有裂缝或边缘处，再烤干置于密闭的木箱内（尤以樟木箱最好），且在箱内撒些樟脑或细辛，盖严密封后置阴凉干燥处贮藏，如此保存的鹿茸则不会生虫。此外，花椒与鹿茸同储也能防虫。方法是取鹿茸装入盒子内，盒底铺一层花椒，封好盒盖存放，这样保管的鹿茸同样不生虫、不变颜色。

（3）当归防麝香走气变色：取麝香和当归各0.5～1.0kg分件用纸一起包好，然后一件一件地按顺序装入瓷罐内，盖口密封好，置干燥处保存。这样贮藏的麝香既不变色也不走香气。此法忌用火烤日晒，以防变色和失去香气。

6. 细贵中药化学药物防治法　目前应用的各种防霉剂和杀虫剂较多，但是适用于中药的防霉杀虫剂很少。因为中药是供人内服的药物，所应用的防霉杀虫剂必须是对人类无害的，而且必须是毒性小、效力高、价格低廉、防霉效果持久的药物，才能普遍应用于大量的中药。化学药物防治法用于库存量较多时，但是容易造成黏附残留，尽量少用。

总之，中药与细贵中药的储存养护要讲究科学的方法，要掌握规律，尤其注重“勤”“早”两字，要科学管护，勤以检查早处置。

三、细贵中药储存与养护实例

1. 人参的储存与养护　人参富含淀粉、糖类、氨基酸等多种营养成分，故易出现生霉、虫蛀、泛糖、变色等变质现象。尤以糖参最容易在吸潮或高温下出现泛糖现象。人参一般采用密封法或乙醇对抗法储存（大缸底盛95%乙醇溶液500ml能保持1年）。对于水分含量超过安全范围，但尚未变质的，宜采用吸潮法储存；对于已发霉的，先用毛刷沾温开水将霉斑刷干净后再干燥；对于已虫蛀的，可采取热能干燥或气调法杀虫，再除去虫体，然后用密封法或乙醇对抗同储法，使之不再继续变质；对于已泛糖的糖参，可用温水将浮糖泡去后再浸一次糖汁，晒干或用炭火烤干即可。此外，也可把糖参通风晾晒后，用小木匣封装，再放入大木箱内储存，但在木箱底部应铺上12～15cm厚的柴草灰，小木匣周围及上面也用柴草灰埋严，然后密封存放在阴凉干燥处，这样，既可保色，又不易吸潮发霉。

小批量人参还可采取白糖包埋法储存。选用可密封的玻璃或搪瓷容器，将其洗净、干燥，将干燥、无结块的白砂糖铺于容器底部2～3cm厚，上面平列一层人参，用白糖覆盖使超过人参面1～2cm，糖面又置一层人参，再覆以白砂糖。如此一层层排列，最后用白砂糖铺面，加盖密封，置阴凉处。使用时可按需要量取用，然后加盖密封即可，此法适用于新开河参、高丽参、普通红参、西洋参、一般生晒参。

此外，根据中药药性十八反，人参反藜芦，故人参不能与藜芦混储，也不宜用氯化苦、磷化氢等化学药剂养护，否则，残留的化学药剂会引起人参变色、变味等。西洋参、党参、太子参等的性质与本品类似，其储存养护可参考上述方法。

2. 西红花的储存与养护　西红花含苷类和挥发油成分，颜色深红而鲜艳，容易吸潮水解变为泛油状态，在光照、氧气和酶的作用下颜色变深至黑，同时易发霉和虫蛀，故储存的关键在于遮光、密闭、冷藏。一般宜采用密封法、吸潮法、对抗同储法或气调养护法储存。可装入棕色瓶或有盖瓷盅内，用石蜡封口后置阴凉干燥处，并注意防虫、防结串。如果储存量少，可用塑料密封袋充入氮气降低氧气含量，能保鲜且不变色，但接触空气后又容易发生变质，若密封袋内加入吸潮剂，就能保持西红花接触空气后的品质稳定。对于已受潮变色者，宜采用吸潮法养护，以阻止继续变质，但吸潮剂不宜过多，否则西红花容易失油变色并且干枯失去润泽。

3. 冬虫夏草的储存与养护 冬虫夏草富含蛋白质、脂肪等，容易虫蛀、发霉，因此储存的关键在于防蛀、防潮，必须密封置阴凉干燥处保存。冬虫夏草吸潮后质地变软，易发霉，且大多先从子座发生，然后蔓延至虫体。虫蛀一般先蛀虫体的头部，继而蛀入其他部位，有的将虫体蛀空，只余下其空壳；有的因害虫危害使虫体表面成片脱落，破坏表面土黄色或黄棕色色泽。为了防止这些变异，可采用乙醇对抗同储法养护，将冬虫夏草用95%酒精500~1000ml熏。将95%酒精盛入广口瓶中，放在装盛容器的下面，中间放一个筛网，上面放冬虫夏草，加盖封严6~7天以杀死虫体霉菌。也可以将冬虫夏草扎成把，用纸封包或用透明玻璃纸封固，盛于木箱内；散装者可置于缸中，下层盛有石灰块。为了防止虫蛀，冬虫夏草在装箱时，先在箱内底部放入用纸包好的木炭，再放少许碎丹皮，然后在其上放冬虫夏草，密封，可有效防止霉变、虫蛀的发生。利用生石灰、无水氯化钙、硅胶等吸湿剂进行吸潮，以减少药材吸入空气中的水分，可达到防止发霉、虫蛀的目的。装箱前，若先将冬虫夏草用纸封包（每包0.5kg），再将包层层堆码装箱，层间撒上薄薄的一层石灰粉，直至箱满，最上一层仍覆盖石灰粉，盖严封好，防虫、防潮效果更佳。大量时密封后置冷冻库储存。

此外也可采用花椒或丹皮对抗法，把虫草放进密封的玻璃瓶，里面再放一些花椒或丹皮，然后放置在冰箱中；如果需要保存半年以上，在储存冬虫夏草的旁边还要摆放干燥剂，以更好地防潮。一旦发现冬虫夏草受潮，应立即拿到太阳下曝晒。如果发现冬虫夏草已经长虫，可拿到炭火旁稍加烘焙，然后筛去虫屑。

冬虫夏草用化学药品养护后容易变色，采用乙醇对抗同储法时不可将乙醇直接喷洒药上，否则吸取乙醇中的水分后易生霉。由于冬虫夏草系贵重短缺中药，储存中须以防为主。

4. 麝香的储存与养护 麝香有毛壳麝香（原个麝香）及麝香仁（干燥香囊中的分泌物）之分，具有强烈的挥发性，容易发霉。无论是毛壳麝香还是麝香仁，均要干透后才入库，否则容易发霉。入库时一定要紧密严封，存放于阴凉处，避光、避热、防潮、防霉。

在保管养护过程中，如发现麝香霉变，可用刷子刷掉霉菌或把被污染部分剔除，切忌曝晒或烘焙。在分装麝香仁入小玻璃瓶时，除分装场地及包装物要合乎GSP要求外，特别要注意分装室内空气不要对流，否则麝香仁会随风而挥发损耗。另外，要控制相对湿度，否则在分装过程中麝香仁吸入空气中的水分，装入小玻璃瓶后，即使用蜡熔封，当室温高于20℃，麝香仁也会发霉。由于麝香酮的挥发性强，在空气中容易被人吸入，故孕妇不宜直接参与分装工作。

5. 蛤蟆油的储存与养护 蛤蟆油储存的关键在于防潮，吸湿后的蛤蟆油不适宜用曝晒、烘焙等高温法去除水分，可在发生泛油、发霉之前，用干毛巾把蛤蟆油包好，外加塑料袋密封后放入冷库或雪柜内，让蛤蟆油内的水分直接被干毛巾吸收，然后换取吸收水分的毛巾，反复多次，直到合格后，用吸水纸包好，外加塑料袋密封后放入冷库（柜）内保存。冷库（柜）内温度不应过低，以2℃~10℃为宜。当把蛤蟆油从冷库（柜）取出时，应有一个温度变化的缓冲过程，可用大毛巾将其包住，让毛巾吸收空气中的湿气（被冷却的水分），待其温度接近室温时，才拆开取用。

如暂无冷库（柜），可结合密封法和乙醇对抗同储法。用瓷碗盛满95%乙醇溶液或50度的白酒放于缸底，任其挥发。碗上放竹篾，竹篾上放吸水纸，把干洁的蛤蟆油铺在吸水纸上，可铺多层，最后密封缸顶，放于阴凉处。这样，既不泛油，又不发霉，可保其色泽与质量。亦可用吸潮法，先用吸水纸包好干洁的蛤蟆油，用纸盒装好，外加塑料袋密封，然后放入存有吸湿物（如硅胶、无水氯化钙、生石灰、竹炭等）的大容器内密封存放于阴凉处。

6. 鹿茸的储存与养护　鹿茸易虫蛀、吸潮生霉，并老化和变色。在高温失水后，茸角断面端裂口，茸皮裂纹并可脱落。鹿茸宜采用密封法、乙醇（或用花椒、细辛）对抗同储法、气调养护法储存。对已生霉、虫蛀品，可先采取干燥法杀虫去霉，再密封或用乙醇对抗同储法储存。储存量少也可采取真空包装保存。

鹿茸不宜用化学药剂养护，以防变色和加速老化而使品质变劣。若用樟脑对抗储存，容易发生串味，不宜提倡。

7. 阿胶的储存与养护　阿胶易吸潮生霉，高温熔化，失水龟裂或失去表面光泽，宜放置于阴凉干燥处储存。若发现生霉品，须采取吸潮养护；量少者可采用清洁的纱布沾白酒将霉擦去，再入容器内，加纱布包硅胶适当吸潮，密封可防止继续变质。

8. 沉香的储存与养护　沉香所含挥发成分易随温度的上升而加速失去，从而气味散失，品质下降，疗效损失。同时，在高温条件下，尚可出现轻度的泛油。在阴凉干燥处储存，可以减缓变质的速度，以冷藏的效果最好。沉香储存时间不宜过长，否则降低疗效。与沉香性质类似的檀香、降香等，可参考此种储存养护方法。

9. 海马、海龙、海参、海星、燕窝的储存与养护　此五味海药易变潮、生虫、发霉或日久空壳。故宜将晒干或烘干的海马、海龙、海参、海星、燕窝装入有盖瓷盅内，密封后置阴凉干燥处，定时检查。海产品含钠盐，潮湿即晾晒。防虫可加几粒八角或花椒，防霉加干燥剂如硅胶、炒米、无水氯化钙等。

10. 田七、天麻的储存与养护　两味药易遭虫蛀和霉变，可装入干燥玻璃瓶或搪瓷盅内，加入炒米面及八角以防霉、防虫，加盖封口存之。春夏梅雨天气候湿热，应做到勤检查，若受潮、发霉、虫蛀，可置于阳光下曝晒，敲、撞、刷以消虫除霉，而切制成薄片的天麻则不宜采用以上方法。

第四节　鲜活中药的储存与养护

一、鲜活中药管理品种

常用鲜活中药有鲜茅根、鲜生姜、鲜紫苏、鲜石斛、鲜地黄、鲜何首乌、鲜藿香、鲜佩兰、鲜荷叶、鲜骨碎补、鲜石菖蒲等。

二、鲜活中药储存与养护

鲜活中药主要变异现象是腐烂、干枯，起始是表皮或折损处出现白色霉毛或黑斑，继而逐渐腐烂。其变异原因有的是土壤水分过多，中药根部在土内被水浸泡腐烂而致死亡；有的系土壤过于干燥，中药得不到足够水分而干枯。

防止鲜活中药腐烂和干枯，养护的关键是保持一定的湿度，既不能太干燥而枯死，又要防止过于潮湿而腐烂；此外，养护过程中还应注意防虫，冬季尚须防寒、防冻。鲜地黄、鲜何首乌入库时，应先将黑斑或霉烂拣出，腐烂处用刀切去，晒干切口，俗称“封口”；如新采挖的，应摊晾3~5天，至表皮稍干时，用较湿润河砂埋藏；冬季储存应不低于5℃，以防冻伤。鲜芦根、鲜茅根入库，宜置阴凉通风处，每天洒水1~2次，再置容器内，上盖湿布，以保持新鲜。鲜藿香、鲜佩兰为夏季时令中药，一般6~8月使用量较大。宜先将鲜药修整、去净枯枝烂叶，然后置阴凉处，用湿布遮盖。其他品种也可视其性质用假植或埋藏法养护。

三、鲜活中药储存与养护实例

鲜石斛的储存与养护：鲜石斛入库时，先将腐烂、干枯以及有破损部位的挑选出来，再将根浸于净水中12~24小时后取出，置竹篓内沥干水分，再将其根展开，假植于砂土箱内。每天洒水2次，经3~5天后出芽时，可隔30天洒水1次，约10天生叶，待茎枝肥壮时，将嫩叶一并掐去，以后每3天洒水1次。冬季应存放在10~15℃以上的地窖内，以保持新鲜。

第五节　盐腌中药的储存与养护

一、盐腌中药管理品种

盐腌药材主要有盐肉苁蓉、盐附子、全蝎等。这几种药材都是经盐腌过或用高浓度盐水煮过，具有较多的盐分。因此当空气干燥时，其外表易结晶起盐霜；而当空气潮湿时，又易吸潮使盐霜融化，如果长期受潮，即易变软、发霉或腐烂。其中，全蝎受潮后不仅易发霉、变色，而且还会脱尾和生虫。此外在储存中，同时还应防止鼠害。

二、盐腌中药储存与养护

（一）盐腌中药入库验收

检验盐腌药材时，首先应注意包装的上下和四角部分有无盐水痕迹，然后拆件取样，观察有无泛盐流水及生霉腐烂等情况。如质地坚实，一般不易变质；如质地柔软，说明不宜久储。检查盐肉苁蓉、盐附子时，还可用刀切开，观察其内部是否滋润和有无盐分。

（二）盐腌中药在库养护

盐腌药材必须放在阴凉通风库房内储存。库内的温度最好保持在30℃以内。除了用缸或坛装后盖严密封，存放在阴凉处以外，盐肉苁蓉、盐附子也可采取整垛密封办法，但垛底应垫高40cm以上，以免受潮。全蝎可用木箱整件密封，但整垛和整件密封都不如装缸、坛密封效果好。如果在采取缸、坛密封时，能在缸、坛内底层放适量的生石灰，并将一瓶白酒敞开瓶口立放在缸、坛内，还可保持全蝎头尾不致脱落。

在储存中，也要经常注意检查，一般每半个月应检查一次，特别是梅雨季节，此时有条件的还可放入冷库内储存，但也必须注意将包装封严，以免受潮。一般在5℃以内不会发生变异。

三、盐腌中药储存与养护实例

全蝎的储存与养护：全蝎由于加工中带盐，易潮解，以及色泽变淡。全蝎宜密封储存，用纱布包硅胶放入容器内即可。量少时还可用大蒜头对抗储存，已潮解品可吸潮养护。

目标检测

一、单项选择题

1. 通常我们根据中药材的药用部位来分类，一般将其分为（　　）

A. 果实种子类、花叶类、皮类、全草类

B. 植物类、动物类、矿物类、菌类

C. 植物类、动物类、矿物类、其他类

D. 植物类、动物类、矿物类、全草类

E. 果实种子类、花叶类、动物类

2. 山药的入药部位是（　　）

A. 根　B. 块茎　C. 块根

D. 根茎　E. 根及根茎

3. 下列中药材具有"怀中抱月"之称的是（　　）

A. 松贝　B. 青贝　C. 炉贝

D. 伊贝　E. 平贝母

4. 黄芩最常见的变异现象是（　　）

A. 霉变　B. 泛油　C. 气味散失

D. 粘连　E. 虫蛀

5. 西红花的入药部位是（　　）

A. 柱头　B. 完整的花　C. 花序

D. 未开放的花蕾　E. 花粉粒

6. 下列最易变色的中药材是（　　）

A. 根及根茎类药材　B. 皮类药材

C. 叶类药材　D. 果实种子类药材

E. 花类药材

7. 在一定的温度、湿度影响下，固体饮片吸收空气中的水分，表面逐渐溶解的现象是（　　）

A. 风化　B. 虫蛀　C. 潮解

D. 霉变　E. 泛油

8. 宜与泽泻同储的是（　　）

A. 冰片　B. 丹皮　C. 细辛

D. 花椒　E. 大黄

9. 阿胶受热后易发生（　　）

A. 风化　B. 潮解　C. 升华

D. 粘连　E. 变色

10. 以下属于特殊管理中药的是（　　）

A. 麻黄　　B. 薄荷　　C. 甘遂
D. 黄芪　　E. 牵牛子

11. 以下不属于特殊管理中药的是（　　）
A. 党参　　B. 人参　　C. 全蝎
D. 硫黄　　E. 罂粟壳

12. 以下被纳入国家管理的医疗用毒性中药的是（　　）
A. 生牵牛子　　B. 朱砂　　C. 吴茱萸
D. 高良姜　　E. 生半夏

13. 以下属于细贵中药的是（　　）
A. 金银花　　B. 西红花　　C. 红花
D. 款冬花　　E. 洋金花

14. 以下不属于细贵中药的是（　　）
A. 牛黄　　B. 红花　　C. 西红花
D. 鹿茸　　E. 猴枣

15. 密封法经常加入硅胶的作用是（　　）
A. 防腐　　B. 防止振动　　C. 吸湿
D. 防虫　　E. 抗氧化

16. 鲜活类中药养护的关键是（　　）
A. 降低含氧量　　B. 防虫　　C. 保持一定的湿度
D. 维持一定的温度　　E. 防霉

17. 盐腌类中药垛底垫高的目的是（　　）
A. 美观　　B. 防虫　　C. 防霉
D. 防潮　　E. 防火

18. 盐腌类中药垛底一般垫高（　　）
A. 30cm　　B. 40cm　　C. 50cm
D. 60cm　　E. 70cm

二、配伍选择题

（1~5 题共用选项）

A. 金银花、红花、菊花　　B. 蛤蚧、全蝎
C. 党参、黄精、天冬　　D. 柏子仁、苦杏仁
E. 砂仁、肉桂

1. 易产生气味散失的中药材是（　　）
2. 变质后易产生强烈“哈喇”味的中药材是（　　）
3. 易变色的中药材是（　　）
4. 变质后有泛油现象，但无油哈气的中药材是（　　）
5. 含有较多脂肪油，易回潮、发霉、虫蛀的中药材是（　　）

（6~10 题共用选项）

A. 当归　　B. 麝香　　C. 冰片
D. 砂仁　　E. 儿茶

6. 来源于姜科植物，含挥发油的中药材是（ ）
7. 含挥发油的根类药材是（ ）
8. 含有易挥发性成分的动物类中药材是（ ）
9. 含易挥发性成分的其他类中药材是（ ）
10. 受潮热易粘连结块的中药材是（ ）

三、多项选择题

1. 大黄的正品原植物为蓼科（ ）
   A. 掌叶大黄　B. 天山大黄　C. 土大黄
   D. 唐古特大黄　E. 药用大黄
2. 含有挥发油的植物主要为（ ）
   A. 伞形科　B. 毛茛科　C. 木兰科
   D. 樟科　E. 芸香科
3. 以花蕾入药的中药材有（ ）
   A. 辛夷　B. 金银花　C. 菊花
   D. 芫花　E. 西红花
4. 以种子入药的中药材有（ ）
   A. 五味子　B. 枸杞子　C. 砂仁
   D. 柏子仁　E. 苦杏仁
5. 下列需在特殊中药仓库中储存的中药材有（ ）
   A. 贵重药材　B. 含挥发性成分的中药材
   C. 易燃性中药材　D. 剧毒性中药材
   E. 易潮解中药材
6. 中药水分测定的方法有（ ）
   A. 甲苯法　B. 烘干法　C. 晒干法
   D. 减压干燥法　E. 气相色谱法
7. 不适合花类饮片的养护措施是（ ）
   A. 曝晒　B. 火烤　C. 阴干
   D. 重压　E. 硫黄熏仓
8. 下列属于中药饮片储存与养护原则的有（ ）
   A. 三色五区　B. 三个一致　C. 六分存
   D. 先进先出　E. 以防为主、防治结合
9. 中药饮片若霉变不严重，可以采用的处理方法有（ ）
   A. 撞刷法　B. 淘洗法　C. 醋洗法
   D. 油擦法　E. 酒洗
10. 以下属于特殊管理中药的是（ ）
    A. 矿物中药　B. 易燃中药　C. 盐腌中药
    D. 细贵中药　E. 毒麻中药
11. 以下被纳入国家管理的医疗用毒性中药的有（ ）
    A. 生狼毒　B. 雄黄　C. 生附子

D. 轻粉　　E. 硫黄

12. 以下属于细贵中药的是（　　）

A. 党参　　B. 羚羊角　　C. 西红花

D. 鹿茸　　E. 红花

13. 以下属于盐腌类中药的是（　　）

A. 盐牛膝　　B. 盐蝎子　　C. 盐巴戟天

D. 盐肉苁蓉　　E. 盐附子

四、简答题

1. 说出医疗机构常用的各种中成药养护方法的技术要点。
2. 医疗机构中药库管员和养护员的主要工作内容有哪些?
3. 细贵中药养护方法有哪些?
4. 对抗养护同储法有哪些?
5. 细贵中药有哪些?
6. 中药饮片分类储存的基本原则是什么?
7. 列举 5 种中药饮片易发生的质量变异现象。
8. 易虫蛀饮片的养护措施有哪些?

扫码“练一练”

第五篇

中药储存与养护的标准规定、法规文件和技术规范

第十七章

中药质量标准及中药储存的标准规定

扫码“学一学”

学习目标

知识目标

1. 掌握中药储存的标准规定。
2. 了解中药质量标准分类及其内容。

技能目标

能对比分析中药储存的标准规定中各储存方法的异同点。

第一节 中药质量标准

一、中药质量标准的内容

《中国药典》是国家对药品质量标准及检验方法所做的技术规定，由一系列反映药品特征的技术参数和技术指标组成，是药品生产、经营、使用、管理部门必须共同遵循的法定依据。中药质量标准是国家对中药的质量规格和检验方法所做的技术规定，是中药生产、销售、使用和检验单位共同遵守的法定依据。

国家药品标准内容包括药品名称、来源、成分或处方组成、制剂的辅料、性状、鉴别、检查及含量测定的检验方法、允许的杂质及其限量、限度、作用类别、适应证或功能与主治、用法与用量、注意事项、禁忌、不良反应、储藏等。为保证中药质量标准所设定的方法与指标基本能控制中药质量，国家药典委员会制定了中药质量标准技术指标组成和要求。

（一）中药材（饮片）质量标准内容

中药材（饮片）质量标准内容包括：名称（中文名、汉语拼音及拉丁名）、来源、性状、鉴别、检查、含量测定、炮制、性味与归经、功能与主治、用法与用量、注意、储藏等。

单列饮片的标准内容，基本上同药材标准，但来源简化为“本品为××的炮制加工品”，并增加“制法”项，收载相应的炮制工艺。饮片的“性味归经”和“功能主治”有改变时，则收载炮制品的性能。

列在药材“炮制”项下的饮片，不同于药材的项目，应逐项列出，如制法、性状、含量测定等，并须明确规定饮片相应项目的限度。

（二）植物油脂和提取物质量标准内容

植物油脂和提取物质量标准内容包括：名称、来源、制法、性状、鉴别、检查、含量测定、稳定性研究、包装与储藏等。

植物油脂和提取物系指从中药材或饮片及其他药用植物中制得的挥发油和油脂、粗提物、有效部位或组分提取物和有效成分。

（三）中药成方制剂质量标准内容

中药成方制剂质量标准正文按名称、处方、制法、性状、鉴别、检查、含量测定、功能与主治、用法与用量、注意、规格、储藏等顺序编写。

二、现行中药质量标准

（一）国家药品标准

国家药品标准，是指国家为保证药品质量所制定的质量指标、检验方法以及生产工艺等的技术要求。由国家食品药品监督管理局批准颁布，并对其所批准颁布的药品标准有解释、修订、废止的权力。

根据《中华人民共和国标准化法》规定："保障人体健康，人身、财产安全的标准和法律是强制性标准。"为此，符合国家标准的药品才是合格药品，才可销售、使用。对中药饮片和部分中药材比较特殊，实施批准文号管理。

国家药品标准包括《中华人民共和国药典》(简称《中国药典》)、《中华人民共和国卫生部药品标准》(简称《部颁药品标准》)和《国家食品药品监督管理局药品标准》(简称《局颁药品标准》)。

1.《中国药典》 《中国药典》是国家监督管理药品质量的法定技术标准。它规定了药品的来源、质量要求和检验方法，是全国药品生产、供应、使用和检验等单位都必须遵照执行的法定依据。《中国药典》一经颁布实施，其同品种的上版标准或其原国家标准即同时停止使用。

《中国药典》2015 年版，分为一部、二部、三部和四部。一部收载了中药材、中药饮片、植物油脂和提取物，中药成方制剂和单味制剂。

2. 局（部）颁药品标准 《部颁药品标准》也由国家药典委员会编纂出版，是补充在同时期该版药典中未收载的品种或内容。1998 年成立了国家食品药品监督管理局，此后由国家食品药品监督管理总局颁布的药品标准，称为《局颁药品标准》。列入药品标准的品种要求必须是国家食品药品监督管理总局审核批准的药品，包括新药、仿制药品和特殊管理的药品等，或上版药典收载而现行版药典未列入的，疗效肯定，国内几省仍生产、使用并需修订的药品。局（部）颁药品标准与《中国药典》同属国家药品标准，也是全国各有关单位必须遵照执行的法定药品标准。

中药局（部）颁药品标准主要有：

（1）中药材部颁标准：主要有《中华人民共和国卫生部药品标准》（中药材第一册），载药 101 种，1991 年颁布；《中华人民共和国卫生部药品标准》（藏药第一册），载药 136 种，1995 年颁布；《中华人民共和国卫生部药品标准》（蒙药分册），载药 57 种，1998 年颁布；《中华人民共和国卫生部药品标准》（维吾尔药分册），载药 202 种，1999 年颁布等。

（2）进口药材局颁标准：我国常用的进口药材约50种，现行版为2004年再次根据药典品种的变化进行修订并执行的《儿茶等43种进口药材质量标准》。

（3）中成药局颁标准：《国家药品监督管理局中成药标准（试行）》（1~13册），载药约1400种，2002年颁布。

3. 药品注册标准 药品注册标准是指国家食品药品监督管理局批准给申请人特定药品的标准，生产该药品的生产企业必须执行该注册标准。为遵循中医药研究规律，体现中药注册特点，规范中药注册行为，促进中医药和民族医药事业发展，根据《药品注册管理办法》的有关规定，国家食品药品监督管理局于2008年1月7日发布了《中药注册管理补充规定》。

根据《标准化法》规定和国际惯例，国家标准是市场准入的最低标准，原则上行业标准高于国家标准，企业标准应高于行业标准。所以，药品注册标准不得低于《中国药典》的规定。

（二）其他药品标准

1. 各省、自治区、直辖市中药材标准 各省、自治区、直辖市制定的中药材标准，收载的药材多为国家药品标准未收载的品种而为各省、自治区或直辖市的地区性习惯用药，该地区的药品生产、供应、使用、检验和管理部门必须遵照执行，而对其他省区无法定约束力，但可作为参照执行的标准。

2. 各省、自治区、直辖市中药炮制规范 按《药品管理法》规定，中药饮片必须按照国家药品标准炮制，国家药品标准没有规定的，必须按照省、自治区、直辖市人民政府药品监督管理部门制定的炮制规范执行。省、自治区、直辖市人民政府药品监督管理部门制定的炮制规范应当报国务院药品监督管理部门备案。

第二节 中药储存的标准规定

药品贮藏是药品标准的有机组成部分。2015年版《中国药典》“制剂通则”和每个品种“贮藏”项关于药品贮藏的规定，是贮藏药品的法定依据，系为避免污染和降解而对药品储存与保管的基本要求，是《中国药典》作为国家标准指导药品贮藏的权威所在。

一、《中国药典》“贮藏”项下的规定

《中国药典》“贮藏”项下的规定系对药品储存与保管的基本要求，除矿物药应置干燥洁净处不做具体规定外，一般以下列名词术语表示：

1. 遮光 系指用不透光的容器包装，例如棕色容器或黑色包装材料包裹的无色透明、半透明容器。

2. 密闭 系指将容器密闭，以防止尘土及异物进入。

3. 密封 系指将容器密封，以防止风化、吸潮、挥发或异物进入。

4. 熔封或严封 系指将容器熔封或用适宜的材料严封，以防止空气与水分的侵入并防止污染。

5. 阴凉处 系指不超过20℃。

6. 凉暗处 系指避光并不超过20℃。

7. 冷处 系指2~10℃。

8. 常温　系指10~30℃，除另有规定外，“贮藏”项未规定储存温度时一般系指常温。

二、《中国药典》中药材与饮片贮藏的标准规定

2015年版《中国药典》一部收载的中药材与饮片贮藏方法，按库储存主要分为常温储存、阴凉储存和阴凉保湿储存三类。

1. 常温储存　2015年版《中国药典》一部收载的未规定储存温度（系指常温储存）的中药材与饮片，详见表17-1。

表17-1　中药材与饮片的贮藏方法（常温储存）

储存方法	中药材或饮片
避光，置通风干燥处	番泻叶
密闭	龟甲胶、阿胶、珍珠、鹿角胶、滑石粉
密闭，在30℃以下保存，防风化	芒硝
密闭，遮光，防潮，防压，室温保存	体外培育牛黄
密闭，置干燥处	马钱子粉、天竺黄
密闭保存，防火	干漆
密封，防潮	玄明粉
密封，置干燥处	西瓜霜
遮光，密闭，置干燥处	轻粉
置干燥处	一枝黄花、丁公藤、九里香、三颗针、土荆皮、大腹皮、山豆根、山楂叶、山慈菇、川射干、广金钱草、女贞子、小叶莲、小驳骨、小通草、飞扬草、马钱子、马兜铃、马鞭草、王不留行、天仙藤、木贼、木鳖子、瓦楞子、丹参、水红花子、功劳木、石吊兰、石决明、石膏、煅石膏、布渣叶、龙胆、北刘寄奴、北豆根、四季青、白茅根、白矾、冬瓜皮、冬凌草、冬葵果、半边莲、半枝莲、丝瓜络、地枫皮、地骨皮、亚乎奴（锡生藤）、西河柳、当药、朱砂、朱砂根、自然铜、血余炭、决明子、灯芯草、灯盏细辛、花蕊石、苍耳子、苏木、杜仲叶、杠板归、连翘、牡蛎、伸筋草、皂角刺、诃子、补骨脂、忍冬藤、鸡骨草、青风藤、青葙子、青礞石、青黛、苦木、苦玄参、苦地丁、苦参、枇杷叶、昆布、垂盆草、侧柏叶、金沸草、金钱草、金铁锁、金礞石、卷柏、炉甘石、贯叶金丝桃、茜草、草乌叶、胡芦巴、胡黄连、枸骨叶、威灵仙、牵牛子、鸦胆子、韭菜子、骨碎补、钟乳石、钩藤、禹余粮、急性子、首乌藤、穿山龙、穿山甲、穿心莲、络石藤、桃枝、夏枯草、积雪草、射干、拳参、海金沙、海螵蛸、海藻、通关藤、通草、桑叶、桑枝、黄蜀葵花、救必应、蛇床子、麻黄根、鹿角、鹿角霜、淡竹叶、葶苈子、萹蓄、棕榈、紫石英、紫花地丁、紫苏梗、紫草、紫萁贯众、蛤壳、滑石、路路通、滇鸡血藤、榼藤子、磁石、蕤仁、颠茄草、覆盆子、芦根、益母草、鱼腥草
置干燥处，防潮，防蛀	两面针、槐花、藕节
置干燥处，防潮	儿茶、木香、赤石脂、松花粉、闹羊花、茯苓、茯苓皮、浙贝母、鹿仙草、旋覆花、断血流、蟾酥、黑顺片、白附片
置干燥处，防尘，防蛀	蜘蛛香
置干燥处，防尘	珍珠母
置干燥处，防火	硫黄

续表

储存方法	中药材或饮片
置干燥处，防霉，防蛀	五加皮、乌梢蛇、仙茅、玄参、竹茹、防己、灵芝、板蓝根、虎杖、罗汉果、金荞麦、金钱白花蛇、南板蓝根、厚朴花、胖大海、独活、洋金花、娑罗子、商陆、蜈蚣、蕲蛇、橘核
置干燥处，防霉	水牛角、石菖蒲、连钱草、莲房、蒺藜
置干燥处，防压	蝉蜕
置干燥处，防蛀	大皂角、大枣、山茱萸、天花粉、毛诃子、水蛭、白芍、白扁豆、延胡索（元胡）、全蝎、赤小豆、何首乌、制何首乌、龟甲、鸡内金、青果、郁金、金果榄、京大戟、泽泻、荔枝核、珠子参、莲子、莪术、蛇蜕、猪牙皂、续断、楮实子、罂粟壳、槲寄生、僵蚕、薤白、鳖甲
置干燥处，密闭	雄黄
置干燥处，遮光，密闭	红粉
置木箱内衬以油纸，防潮、防蛀	九香虫
置通风干燥处	土贝母、土茯苓、大叶紫株、大血藤、大蓟、山香圆叶、广东紫珠、小蓟、天仙子、云芝、木通、木棉花、木蝴蝶、车前草、瓦松、牛蒡子、升麻、石韦、龙脷叶、仙鹤草、白及、白头翁、白果、白屈菜、白前、白鲜皮、白薇、熟地黄、地锦草、百合、合欢皮、合欢花、远志、赤芍、花椒、杜仲、巫山淫羊藿、谷精草、沙苑子、鸡冠花、委陵菜、金龙胆草、肿节风、泽兰、茺蔚子、南鹤虱、栀子、焦栀子、厚朴、禹州漏芦、独一味、洪连、秦艽、秦皮、夏天无、高山辣根菜、粉萆薢、海风藤、预知子、黄山药、黄连、菥蓂、菝葜、菟丝子、常山、野木瓜、银杏叶、猪苓、淫羊藿、绵马贯众、绵马贯众炭、绵萆薢、紫珠叶、锁阳、鹅不食草、蓼大青叶、豨莶草、辣椒、漏芦、墨旱莲、藏菖蒲、翼首草、瞿麦
置通风干燥处，防潮，防蛀	太子参、龙眼肉、红芪、炙红芪、红景天、明党参、蛤蟆油、莲子心、桑白皮、黄芪、炙黄芪、蒲公英、蒲黄
置通风干燥处，防潮	大青盐、川木通、马齿苋、车前子、百部、关黄柏、芥子、苦楝皮、刺五加、知母、狗脊、铁皮石斛、凌霄花、浮萍、黄芩、黄柏、麻黄、密蒙花、暴马子皮、石斛
置通风干燥处，防霉，防蛀	天冬、天南星、制天南星、巴戟天、玉竹、地龙、芫花、沙棘、鸡血藤、使君子、黄精、甜瓜子、款冬花、生地黄
置通风干燥处，防霉	大青叶、五味子、南五味子、鸭跖草、黄藤
置通风干燥处，防压，防蛀	蜂房
置通风干燥处，防压	五倍子
置通风干燥处，防蛀	刀豆、三棱、土鳖虫、大豆黄卷、大黄、山药、山楂、川贝母、川乌、制川乌、川楝子、天麻、天葵子、甘草、炙甘草、甘遂、平贝母、北沙参、白附子、白蔹、瓜子金、半夏、法半夏、姜半夏、清半夏、地肤子、地榆、肉苁蓉、竹节参、华山参、伊贝母、麦芽、芡实、谷芽、金樱子、草乌、制草乌、南沙参、柿蒂、胆南星、莱菔子、荷叶、桔梗、柴胡、党参、狼毒、粉葛、桑寄生、桑葚、桑螵蛸、银柴胡、猫爪草、淡豆豉、斑蝥、葛根、紫苏子、黑芝麻、黑豆、湖北贝母、椿皮、槐角、锦灯笼、槟榔、焦槟榔、稻芽、薏苡仁

2. 阴凉储存 2015年版《中国药典》一部收载的规定阴凉储存的中药材与饮片，详见表17-2。

表17-2 中药材与饮片的贮藏方法（阴凉储存）

储存方法	中药材或饮片
密闭，避光，置阴凉干燥处	猪胆粉
密闭，置阴凉处	虫白蜡、枫香脂
密闭，置阴凉干燥处，防霉，防蛀	炒瓜蒌子
密闭，置阴凉干燥处，防蛀	豆蔻
密闭，置阴凉干燥处，遮光，防潮，防蛀	麝香
密闭，置阴凉干燥处	苏合香、沉香、阿魏、玫瑰花、胡椒、盐附子
密封，防潮，避光，置阴凉处	人工牛黄
密封，置阴凉处	天然冰片（右旋龙脑）、艾片（左旋龙脑）、冰片（合成龙脑）
遮光，密闭，置阴凉干燥处，防潮，防压	牛黄
置通风阴凉干燥处，避光，密闭	西红花
置阴凉处，防热	蜂蜡
置阴凉处	牡荆叶、蜂蜜
置阴凉干燥处	丁香、八角茴香、三白草、土木香、大蒜、大蓟炭、山柰、千年健、千里光、川木香、广枣、小茴香、天山雪莲、巴豆、巴豆霜、艾叶、石榴皮、母丁香、老鹳草、血竭、安息香、红大戟、红豆蔻、苍术、芦荟、两头尖、吴茱萸、牡丹皮、余甘子、辛夷、没药、青叶胆、青皮、青蒿、苘（qing）麻子、罗布麻叶、佩兰、乳香、油松节、降香、细辛、荆芥、荆芥炭、荆芥穗、荆芥穗炭、荜澄茄、草豆蔻、草果、砂仁、香加皮、香薷、姜黄、桂枝、臭灵丹草、徐长卿、高良姜、益智、菊苣、野马追、羚羊角、紫苏叶、黑种草子、筋骨草、蓍草、蓝不正、蓖麻子、雷丸、蜂胶、矮地茶、蔓荆子、鹤虱、薄荷、檀香
置阴凉干燥处，防潮，防尘	皂矾（绿矾）
置阴凉干燥处，防潮，防热	满山红
置阴凉干燥处，防潮，防蛀	山银花、木瓜、甘松、当归、红花、金银花、野菊花、藁本、翻白草
置阴凉干燥处，防潮	人参叶、三七、山麦冬、川牛膝、广藿香、牛膝、乌梅、麦冬、茵陈、黑顺片、白附片
置阴凉干燥处，防霉，防蛀	瓜蒌、瓜蒌子、瓜蒌皮、佛手、陈皮、香橼、前胡、梅花、紫花前胡
置阴凉干燥处，防霉	紫菀
置阴凉干燥处，防闷热，防潮，防蛀	枸杞子
置阴凉干燥处，防热，防蛀	火麻仁、柏子仁
置阴凉干燥处，防蛀，防压	月季花
置阴凉干燥处，防蛀	干姜、炮姜、千金子、千金子霜、川芎、片姜黄、化橘红、乌药、水飞蓟、白术、白芷、冬虫夏草、亚麻子、肉豆蔻、肉桂、防风、羌活、苦杏仁、郁李仁、荜茇、枳壳、枳实、香附、重楼、桃仁、核桃仁、海马、海龙、榧子、酸枣仁、橘红
置阴凉干燥处，密闭，防蛀	西洋参、红参、鹿茸
置阴凉干燥处，密闭，防霉，防蛀	菊花
置阴凉干燥处，密闭，防蛀	人参

3. 阴凉保湿储存 2015年版《中国药典》一部收载的规定阴凉保湿储存的中药材与饮片，详见表17-3。

表17-3 中药材与饮片的贮藏方法（阴凉保湿储存）

储存方法	中药材或饮片
置阴凉潮湿处，或埋入湿砂内，防冻	生姜
埋于湿砂中	鲜芦根
置阴凉潮湿处，防冻	鲜石斛
置阴凉潮湿处	鲜益母草、鲜鱼腥草
埋在砂土中，防冻	鲜地黄
用木箱严密封装，常用花椒拌存，置阴凉干燥处，防蛀	蛤蚧

三、《中国药典》主要中成药剂型贮藏的标准规定

2015年版《中国药典》一部收载的主要中成药剂型贮藏的方法，详见表17-4。

表17-4 主要中成药剂型的贮藏方法

剂型	贮藏要求
丸剂	除另有规定外，丸剂应密封贮藏。蜡丸应密封并置阴凉干燥处贮藏
滴丸剂	除另有规定外，滴丸剂应密封储存，防止受潮、发霉、变质
颗粒剂	除另有规定外，颗粒剂应密封，在干燥处储存，防止受潮
散剂	一般散剂应密闭贮藏，含挥发性药物或易吸潮药物的散剂应密封贮藏
胶囊剂	除另有规定外，胶囊剂应密封贮藏
片剂	除另有规定外，片剂应密封贮藏
茶剂	一般茶剂应密闭贮藏；含挥发性药物或易吸潮的茶剂应密封贮藏
胶剂	胶剂应密闭储存，防止受潮
栓剂	除另有规定外，应在30℃以下密闭保存，防止因受热、受潮而变形、发霉、变质
锭剂	除另有规定外，锭剂应密闭，置阴凉干燥外储存
膏药	除另有规定外，膏药应密闭，置阴凉处储存
贴膏剂	贴膏剂应密闭贮藏
软膏剂	除另有规定外，软膏剂应置密闭容器内遮光储存
糖浆剂	置阴凉处贮藏
合剂（口服液）	应密封，置阴凉处贮藏
煎膏剂（膏滋）	应密闭，置阴凉干燥处贮藏
酒剂	密封，置阴凉处贮藏
酊剂	酊剂应置遮光容器内密封，在阴凉处贮藏
露剂	除另有规定外，露剂应密封，置阴凉处储存
搽剂、洗剂、涂膜剂	应密封储存
眼用制剂	除另有规定外，眼用制剂应遮光密封，置阴凉处储存
鼻用制剂	除另有规定外，鼻用制剂应密闭储存
气雾剂、喷雾剂	除另有规定外，气雾剂和喷雾剂应置凉暗处储存
注射剂	遮光贮藏。另外，还应按说明书规定的条件贮藏

注：除以上要求外，均不得有虫螨，无发霉，固体制剂不得有吸潮、潮解、软化、结块，液体制剂无渗漏、外溢，均应包装完整，清洁。

扫码“练一练”

扫码“学一学”

第十八章

中药储存与养护的法律法规和部门规章

学习目标

知识目标

1. 掌握中药储存与养护的相关法律和行政法规。
2. 熟悉中药储存与养护的相关部门规章。

技能目标

能梳理出有关中药储存与养护的法规文件规定。

第一节　中药储存与养护的相关法律和行政法规

我国已经建立了一个完整的由法律、行政法规、部门规章以及其他规范性文件构成的药品管理法律体系。《药品管理法》中均对储存中药的环境、库区、仓库、设施和设备、储存条件、包装材料等作了具体的要求和规范。

一、关于对药品经营企业的仓储设施及保证所经营药品质量的规章制度的规定

第十五条　开办药品经营企业必须具备以下条件：

（1）具有依法经过资格认定的药学技术人员。

（2）具有与所经营药品相适应的营业场所、设备、仓储设施、卫生环境。

（3）具有与所经营药品相适应的质量管理机构或者人员。

（4）具有保证所经营药品质量的规章制度。

本条是关于开办药品经营企业必备条件的规定，主要包括四个方面的内容：第一，开办药品经营企业的人员条件。第二，开办药品经营企业的硬件条件。开办药品经营企业必须具有能够正常开展药品经营活动并保证药品经营质量的硬件设施，如与所经营药品相适应的营业场所、设备、仓储设施、卫生环境。第三，开办药品经营企业的质量保证组织条件。第四，开办药品经营企业的质量保证制度的要求。具有保证所经营药品质量的规章制度是开办药品经营企业并保证药品经营质量必要的软件条件。主要包括：业务经营质量管理制度；首营药品质量审核制度；药品质量验收、保管养护及出库复核制度；特殊药品和

贵重药品管理制度；效期药品管理制度；不合格药品管理制度；退回药品管理制度；药品质量事故报告制度；质量信息管理制度；质量否决权制度，等等。

二、关于对药品经营企业购进药品进行质量控制的规定

第十七条　药品经营企业购进药品，必须建立并执行进货检查验收制度，验明药品合格证明和其他标识；不符合规定要求的，不得购进。

该条包括三个方面的内容：

1. 药品经营企业购进药品，必须建立并执行进货检查验收制度，验明药品合格证明和其他标识　药品经营企业应设置药品质量管理、质量验收的组织，配备药品质量管理、质量验收的人员。检查验收的内容主要包括以下几项：

（1）首次经营的品种必须由业务部门填写经营审批表，征求企业质量部门意见并经企业法人代表或负责人批准。

（2）购进的原料药和制剂产品必须有注册商标、批准文号和生产批号。购进地道中药材、中药饮片应标明产地和生产单位。

（3）麻醉药品、精神药品、医疗用毒性药品和放射性药品的采购，必须按照国家有关特殊药品的管理规定进行。

（4）药品包装和标志必须符合有关规定和储运要求。

（5）工商、商商购销合同及进口药品合同上注明质量条款及标准。

（6）直接进口药品应有口岸药检所检验报告书。非直接进口药品有供货单位提供的口岸药检所检验报告书复印件，并加盖该单位红色印章。

（7）质量验收员要依据有关标准及合同条款对商品质量进行逐批验收，并有记录。对地道中药材要检查产地；中药饮片要检查产地、加工及调出单位，并予以记录。各项检查、验收记录应完整、规范。在验收合格药品的入库凭证、付款凭证上签章。

（8）从工厂购入的首批药品需做内在质量检测，除可自行检测的项目外，其他项目向工厂索取化验或测试报告。

2. 药品经营企业购进药品必须验明药品合格证明和其他标识　包括对药品供方必须确认其法定资格（具备《药品经营许可证》或《药品生产许可证》和工商执照）；索取所购进药品的检验合格报告单和质量标准，必要时应对药品和企业质量保证体系进行调查，签订质量保证协议；直接进口药品应有口岸药检所检验报告书，非直接进口药品应有供货方提供的口岸药检所检验报告书复印件，并加盖该单位红色印章。

3. 不符合规定要求的，不得购进　不得从不具备法定资格（无“证照”或“证照”不全）的药品经营企业和非法药品市场购进药品；对所购进药品经检查验收不符合要求的应进行妥善处理或退货；有重大质量缺陷，如无批准文号（国家另有规定的除外）、进口药品无口岸药检所检验报告书或经质量检测不合格的，除按规定的要求和程序上报，还应查明质量不合格的原因，分清质量责任，及时处理并制定预防措施。对不合格药品的报废、销毁应有记录，并对不合格药品处理情况进行汇总和分析。

三、对药品仓储管理方面的规定

第二十条　药品经营企业必须制定和执行药品保管制度，采取必要的冷藏、防冻、防

潮、防虫、防鼠等措施，保证药品质量。

药品入库和出库必须执行检查制度。

该条第一款包括两个方面内容：

1. 药品经营企业必须制定和执行药品保管制度 药品保管制度主要有：

（1）药品的质量验收制度。

（2）药品的保管养护制度。

（3）药品的入库、出库复核制度。

（4）特殊药品和贵重药品的管理制度。

（5）效期药品管理制度。

（6）不合格药品管理制度。

（7）退货药品管理制度。

（8）卫生管理制度等等。

2. 药品经营企业必须采取必要的冷藏、防冻、防潮、防虫、防鼠等措施，保证药品质量 具体要求为：

（1）仓库周围环境整洁，地势干燥；无粉尘、有害气体及污水等严重污染源。

（2）库区内不得种植易长虫的花草、树木，地面平坦、整洁、无积水、无垃圾、沟道畅通。

（3）仓库应分为：储存作业区（如库房、货场、保管员工作室）；辅助作业区（如办公室、质检室、养护室、分装室）；生活区（如办公室、宿舍、汽车库、食堂、厕所、浴室）。辅助作业区和生活区应与储存作业区保持一定距离或有隔离措施。

（4）库房内墙壁和顶棚表面光洁，地面平整、无缝隙，门窗结构严密。

（5）库与库之间有充分间距，装卸货物的货场应有顶棚。

（6）具备与经营规模相适应、符合药品性能要求的各类仓库或设备，其中冷库2~8℃，阴凉库<20℃，常温库0~30℃。仓库相对湿度一般应保持在45%~75%。

（7）麻醉药品、一类精神药品、毒性药品、放射性药品、贵细中药材和危险品有专用库和专门设施。指定双人双锁管理，专账记录。

（8）药品按其质量性能要求应有分类储仓间。

（9）仓库应划分以下专库（区）并设有明显标志（应实行色标管理）：待验库（区）、合格品库（区）、不合格品库（区）、发货库（区）、退货库（区）。

（10）仓库应有下列设备和设施，并保持完好：温湿度测定仪、冷库及阴凉库有温湿度调控设备、适当材料做成的底垫、避光设施、防虫防鼠设施，通风排水设施，符合安全要求的照明设施以及消防设施。

第二款是对药品入库和出库的具体要求。

1. 对药品入库的要求

（1）仓库验收养护室应有必要的防尘、防潮设施，应当达到规定面积。经营中药材、中药饮片的大、中型企业，有中药标本室。

（2）质量验收员要依据有关标准及合同条款对商品质量进行逐批验收，并有记录。对地道中药材要检查产地；中药饮片要检查产地、加工及调出单位，并予以记录。各项检查、验收记录应完整、规范。在验收合格药品的入库凭证、付款凭证上签章。

（3）从工厂购入的首批药品需做内在质量检测，除可自行检测的项目外，其他项目向工厂索取化验或测试报告。

（4）进口药品依据有关部门授权的口岸药检所检验报告书验收，有验收记录。

（5）制定并执行化验、检测制度。滴定液、精密仪器、计量器具设有管理台账，定期检定并有检定记录。

（6）化验有原始记录，符合数据准确、内容真实、字迹清楚等要求，并保存3年。

（7）建立药品质量档案，研究处理药品质量问题。

（8）保管员熟悉药品的质量性能及储存条件，凭验收员签章的入库凭证验收。对质量异常、包装不牢、标志模糊的药品应拒收。

（9）退回药品应专人保管、单独存放，有退货记录并保存3年；退回药品经检验合格后方能入合格品区。

2. 对药品出库的要求　依据出库凭证所列项目对药品进行出库复核并有记录，记录内容完整。内容包括：购货单位、品名、规格、数量、生产单位、生产批号、质量情况、发货日期、发货人及复核人签名。

四、关于医疗机构购进药品建立和执行检查验收方面的规定

第二十六条　医疗机构购进药品，必须建立并执行进货检查验收制度，验明药品合格证明和其他标识；不符合规定要求的，不得购进和使用。

医疗机构在购进药品时，对药品进行验收和检查，是保证药品安全有效的最后一关，对于提高临床用药质量，保证药品安全有效，维护患者的合法权益是非常必要的。建立和执行购进药品时的检查验收制度，是医疗机构的一项法律义务，也是保证患者使用合格药品的一项职责。

医疗机构要制定具体的检查验收办法，设置验收入库登记本，批批验收登记。对首次接触的供应商和首次购进的药品，审查时要索取上述证件，留存复印件，必要时验明副本。

医疗机构购进药品检查验收具体要做好以下几个方面工作：

1. 选择合法的购药渠道　医疗机构要选择具有《药品生产许可证》的生产企业，或者具有《药品经营企业许可证》的经营企业作为自己的供应商，除此之外的一些非法来源的药品要予以拒绝。选择合法的、信誉好的药品供应商，在发生药品质量事故时医疗机构可以顺利实现追索赔偿，药品监督管理部门可以追究到造成药品质量事故的最终责任者。反之，如果从非法的渠道购进药品，哪怕是购进质量合格的药品，都要追究法律责任。

2. 验明药品合格证明　合格的药品首先必须合法。按照《药品管理法》的规定，合法的药品必须是具有省级药品监督管理部门核发的《药品生产许可证》的企业生产的，具体品种必须获得国家药品批准文号。如是国家限期强制要求通过“GMP”认证的品种，还必须获得国家药品监督管理局的“GMP”认证证书。其次要有合格证明。药品出厂必须批批检验，购进医疗机构时要索取生产企业的质检合格报告书或合格证，或者生产企业所在地药检所的药品检验报告书。如是进口药品，要验明和核实进口药品注册证和口岸检验报告书。

3. 验明药品其他标识　即对药品的包装、说明书和外观性状进行检查。检查药品包装是否适合药品的运输和储存，有无破损，检查最小包装单位是否印有或附有说明书；对照

药品质量标准，检查药品名称是否和标准一致，说明书用法、用量，特别是禁忌和不良反应是否详细、准确标明；药品的外观、性状有无异常。进口药品还要有中文包装和说明书，特殊药品还要有特殊药品标识。

4. 验收不合格的，不得使用 本条款所指的不合格是一种广义上的不合格，它不仅指内在质量不符合药品质量标准，而且包括不符合如前面所述的规定。发现不合格的药品，应当拒收入库。发现药品有重大质量问题的或是可疑的，要向当地药品监督管理部门报告或送当地药检所检验。

五、关于医疗机构药品存储方面的管理规定

第二十八条 医疗机构必须制定和执行药品保管制度，采取必要的冷藏、防冻、防潮、防虫、防鼠等措施，保证药品质量。

药品质量是一个动态管理过程，药品生产、包装、检验、存储、运输、使用的每个环节都必须按照法律法规、规章制度、操作规程进行管理，任何一个环节的管理出现问题，都有可能影响药品的质量。医疗机构使用药品必须有一定的库存量以备用，同生产企业、经营企业一样，存储保管也必须加强管理，有必要对医疗机构的药品存储作法律上的义务规定，因此，新《药品管理法》增加了这一条。但是，医疗机构与生产企业、经营企业相比较，具有存储的周期短、品种多、存量少特点，这就决定了医疗机构药品存储仓库容量较小，管理更为简便，但同样必须具有适合各类药品存储要求的设施和条件。

1. 对软件的要求 医疗机构要制定药品存储管理的规章制度、入库验收、在库养护和出库复核。要明确医疗机构主管领导的职责，对所使用的药品负全部的法律责任和社会责任；要明确药剂科负责人的职责，对药品质量进行判断、指导、监督和裁决；要明确药品验收人员职责，对药品品名、规格、数量、批号、包装、效期按法律和合同规定进行验收；要明确药品保管人员的职责，按药品不同自然属性分类科学储存，防止差错、混淆、变质，做到账、卡、物相符；要建立入库验收台账，供货合同、发票备查；要建立出库台账，领用、分发要有记录；要建立退货、养护记录；要建立卫生管理制度。

2. 对硬件的要求 存储场所应宽敞、明亮、洁净，按用途（剂型）分类摆放，有明显标志；特殊药品（麻醉药品、一类精神药品、毒性药品、放射性药品）的存储要有专用的设施；按药品存储温度要求，要有专用的冷柜、冰箱、冷库（2~10℃）、阴凉库（<20℃）、常温库（0~30℃），库房内相对湿度一般应保持在 5%~75%。其他必要的设施包括调节温度、湿度的设施；避光、通风和排水设施；适当材料做成的药品底垫，保持药品与地面之间有一定距离的设施；货架防尘设施；符合安全用电的照明设施；防鼠、防虫设施；消防、安全、防盗设施等。

3. 对管理的要求 以临床用药需求为导向，“按需购药，择优采购”，注重库存的合理性、时效性，优化库存结构，控制库存总量，减少积压和损失；认真选择供应商及品种，依法签订合同，明确质量条款，划清供、需双方质量责任；严格内部管理，明确医疗机构主管领导、药剂科负责人、验收人、保管人的责任；对药品进、出流通应有按批号追踪的记录，原始记录应字迹清楚，项目填写完整，不能随意涂改，每个记录必须标明日期、记录人，以备检查，记录保存时间一般为 5 年；凡过期失效、霉烂变质的药品不得使用，集中销毁，并做好不合格药品处理记录；发现重大药品质量问题时要及时向当时药品监督管

理部门报告，各级药检所抽验情况及检验结果留单备查。

六、不按规定贮藏药品的违法认定

贮藏是药品标准的有机组成部分。《药品管理法》第三十二条第一款明确规定："药品必须符合国家药品标准"。国家药品标准对每一种药品，根据其性质的不同对其储存条件都做了相应的规定，并在《药品管理法》第二十条和第二十八条中分别明确要求，药品经营企业和医疗机构必须制定和执行药品保管制度，采取必要的冷藏、防冻、防潮、防虫、防鼠等措施，保证药品质量。

我国夏秋季节，南方气温普遍炎热，即使在北方白天气温也在20℃以上，药品生产、经营、使用单位如果不配备调温、冷藏等设备，对该采取冷藏的药品不冷藏，该阴凉贮藏的药品不阴凉贮藏，不按国家药品标准规定贮藏而直接销售、使用药品的行为，无疑违反了《药品管理法》的上述规定。

第二节　中药储存与养护的相关部门规章

GMP、GSP、GAP 中均对储存中药的环境、库区、仓库、设施和设备、储存条件、包装材料等做了具体的要求和规范，使得中药储存与养护向科学化、规范化发展。

一、GSP 中与中药储存养护相关的内容

（一）关于储存与养护的管理规定

药品储存是指药品从生产到消费领域的流通过程中经过多次停留而形成的储备，是药品流通经营管理过程中必不可少的重要环节。药品经营企业应根据药品的质量特性对药品进行分类储存管理，确保储存的各项环境条件符合 GSP 的规定。同时，可采取计算机管理系统对储存药品的效期和进出库进行强化管理。通过定期盘点等方式确保储存药品账货相符。药品养护是运用现代科学技术与方法，研究药品储存养护技术和储存药品质量变化规律，在此基础上根据药品的储存特性要求，采取科学、合理、经济、有效的手段和方法，通过控制、调节药品的储存条件，对药品储存质量进行定期检查，达到有效防止药品质量变异，确保用药安全、有效的目的。

《药品经营质量管理规范（2012年修订）》第二章第十节"储存与养护"共6条，对药品储存的定期盘点、效期管理、破损处理、储存要求、可疑药品控制、问题药品处理等方面做出了具体规定，同时细化了药品储存要求及养护的具体内容。

（二）关于冷藏、冷冻药品的储存与运输管理的规定

冷藏、冷冻药品属于温度敏感性药品，在药品质量控制中具有高风险、专业化程度高、操作标准严格、设施设备专业等特点。这类药品在收货、验收、储存、养护、运输等环节以及各环节的衔接上，稍有疏漏都会导致严重的质量问题，必须采用最细致的制度、最先进的技术和最严格的标准进行管理。

附录《冷藏、冷冻药品的储存与运输管理》共13条，是我国药品流通过程中第一个全面、系统、全供应链实施质量控制的管理标准，对冷链药品的物流过程做出了具体规定，对冷链药品的设施设备配置、人员条件、制度建设、质量追溯提出了具体的工作要求，明

确了冷库、冷藏车及冷藏箱的技术指标，细化了操作规程，强调了人员培训，是药品经营企业开展冷链药品储存、运输管理的基本准则和操作标准。

（三）关于温湿度自动监测的规定

温湿度控制是保证药品质量的基本条件，而温湿度自动监测以及数据的实时采集和记录，是做好温湿度控制的前提和保障。药品 GSP 对药品储存运输环境温湿度实施自动监测，是我国药品流通领域在药品储运过程的第一次应用，也是借鉴和学习国际先进、科学、有效的温湿度监测管理技术，确保温湿度控制的全程化、全天候及真实性的有效手段。这一技术的应用，将彻底改变我国药品经营企业普遍存在的库房空调不开、温度无控制、监测数据造假、药品质量无保障、运输过程无控制、冷链药品管理高风险的状况。

附录《温湿度自动监测》共 17 条，对药品储运温湿度自动监测系统的监测功能、数据安全管理、风险预警与应急、系统安装与操作等进行了具体规定，明确了系统的硬件组成、测点精度和布点密度，强调了系统的独立性，防止因断电等故障因素影响系统正常运行或造成数据丢失。对测点的安装位置、校准以及设施设备的维护也提出了具体的要求，确保了系统各项功能的有效实现和药品温湿度数据的有效追溯。

（四）关于药品收货与验收的规定

药品收货与验收活动是药品经营企业确保所采购的药品已经实际到达，检查到达药品的数量和质量，确保与交接手续有关的文件都已经登记并交给有关人员的工作过程，是控制实物药品质量的第一关，也是避免药品差错的重要环节。

附录《药品收货与验收》共 19 条，明确了到货验收时检查的具体内容，强调了冷藏、冷冻药品到货时应当检查的项目，明确了到货药品与采购记录不符等情况的处理办法，细化了退货药品的管理措施，对实施电子监管的药品及验收记录等内容也做了详细的规定，使企业在实际操作中，能更好地掌握和实施药品 GSP。

（五）关于验证管理的规定

验证是现代管理的重要手段，是保证各项设施设备及管理系统始终处于完好、适用状态的措施。药品储运冷链验证已经是国际上通行并成熟应用的强制管理标准，也是冷链药品储运质量管理的前提条件和基本保障，但在我国药品流通领域却是第一次引入。

附录《验证管理》共 12 条，对于验证的范围、参数标准、设备条件、实施项目、具体操作、数据分析、偏差处理及风险控制、质量控制文件编制、验证结果应用等都进行了具体规定。对于我国的药品经营企业来说，验证是一项全新的工作。该附录详细地提出了验证方案的制定、验证项目的确定、验证方案的实施等内容，并具体明确了冷库、冷藏车、冷藏箱（保温箱）和温湿度自动监测系统的验证项目。

二、GMP 中与中药储存养护相关的内容

《关于推进中药饮片等类别药品监督实施 GMP 工作的通知》（国食药监安〔2004〕514 号）中要求“所有中药饮片生产企业必须在符合 GMP 的条件下生产”。我国现行的 GMP 为《药品生产质量管理规范（2010 年修订）》。

（一）关于仓储区的管理规定

仓储区是药品生产企业的重要组成部分，是药品生产必不可少的厂房设施之一。仓储区的设置要根据生产实际及物料的物理和化学特性，科学设置，合理布局。储存空间，储

存条件，设施，设备及专业技术人员《药品生产质量管理规范（2010年修订）》第四章第三节“仓储区”共6条。对厂房与设施的仓储区的空间布局、设计和建造、仓储条件、储存条件（如温湿度、避光）和安全储存的要求等进行了具体规定。

（二）关于中药制剂的管理规定

中药制剂的质量与中药材和中药饮片的质量、中药材前处理和中药提取工艺密切相关。对中药材和中药饮片的质量以及中药材前处理、中药提取工艺严格控制，在中药材前处理以及中药提取、储存和运输过程中，采取措施控制微生物污染，防止变质，对保障中药制剂的质量具有重要意义。

附录《中药制剂》共44条，对机构与人员、厂房设施、物料、文件管理、生产管理、质量管理和委托生产等进行了规定。明确了中药饮片应当储存在单独设置的库房中，储存鲜活中药材应当有适当的设施（如冷藏设施）；毒性和易串味的中药材和中药饮片应当分别设置专库（柜）存放；明确了仓库内应当配备适当的设施，并采取有效措施，保证中药材和中药饮片、中药提取物以及中药制剂按照法定标准的规定储存，符合其温湿度或照度的特殊要求，并进行监控；明确储存的中药材和中药饮片应当定期养护管理，仓库应当保持空气流通，应当配备相应的设施或采取安全有效的养护方法，防止昆虫、鸟类或啮齿类动物等进入，防止任何动物随中药材和中药饮片带入仓储区而造成污染和交叉污染；明确在运输过程中，应当采取有效可靠的措施，防止中药材和中药饮片、中药提取物以及中药制剂发生变质。

（三）关于中药饮片的管理规定

中药饮片的质量与中药材质量、炮制工艺密切相关，对中药材质量、炮制工艺应严格控制；在炮制、储存和运输过程中，采取措施控制污染，防止变质，避免交叉污染、混淆、差错，对保障中药饮片的质量具有重要意义。

附录《中药饮片》共56条，对人员、厂房与设施、设备、物料和产品、确认与验证、文件管理、生产管理、质量管理等进行了规定。其中明确了仓库应有足够空间，面积与生产规模相适应；明确了中药材与中药饮片应分库存放，毒性中药材和饮片等有特殊要求的中药材和中药饮片应当设置专库存放，并有相应的防盗及监控设施；明确了仓库内应当配备适当的设施，并采取有效措施，对温湿度进行监控，保证中药材和中药饮片按照规定条件储存，储存易串味、鲜活中药材应当有适当的设施（如专库、冷藏设施）；明确了中药材、中药饮片应按质量要求储存、养护，储存期间各种养护操作应当建立养护记录，养护方法应当安全有效，以免造成污染和交叉污染；明确了中药材和中药饮片质量管理文件至少应包含制定物料的购进、验收、储存、养护制度，并分类制定中药材和中药饮片的养护操作规程等内容。

三、GAP中与中药储存养护相关的内容

中药材是中药饮片、中成药生产的基础原料。实施《中药材生产质量管理规范》（简称GAP），对中药材生产全过程进行有效的质量控制，是保证中药材质量稳定、可控，保障中医临床用药安全有效的重要措施，对保证中药材、中药饮片和中成药质量具有十分重要的意义。

《中药材生产质量管理规范（试行）》共57条，第五章《采收与产地加工》第三十一

扫码“练一练”

条，明确了鲜用药材可采用冷藏、砂藏、罐贮、生物保鲜等适宜的保鲜方法，尽可能不使用保鲜剂和防腐剂。第六章《包装、运输与储藏》对中药材包装、运输与贮藏进行了规定。明确了在每件药材包装上，应注明品名、规格、产地、批号、包装日期、生产单位，并附有质量合格的标志；明确了药材批量运输时，不应与其他有毒、有害、易串味物质混装，运载容器应具有较好的通气性，以保持干燥，并应有防潮措施；明确了药材仓库应通风、干燥、避光，必要时安装空调及除湿设备，并具有防鼠、虫、禽畜的措施，地面应整洁、无缝隙、易清洁；明确了药材应存放在货架上，与墙壁保持足够距离，防止虫蛀、霉变、腐烂、泛油等现象发生，并定期检查；在应用传统贮藏方法的同时，应注意选用现代贮藏保管新技术、新设备。

扫码"学一学"

第十九章

中药储存与养护的行业标准和指导性技术文件

学习目标

知识目标

1. 熟悉中药储存与养护行业标准的通用技术规范。
2. 了解中药储存与养护行业标准的现状。

技能目标

能对比分析中药储存与养护行业标准和标准化指导性技术文件的异同点。

第一节　中药储存与养护的行业标准

标准是规范行业管理的有效手段。标准化是经济社会发展的技术支撑，是构成国家核心竞争力的基本要素，是国家综合实力的集中体现。

一、中医药标准

中医药标准，是指对中医药领域需要协调统一的事项制定的各类技术规定。中医药标准可以作为相关法律法规的完善和补充，成为政府推进依法行政、履行管理职能、加强市场监管、强化行业管理、提供优质高效的公共服务的依据。《中医药标准制定管理办法（试行）》（国中医药法监发［2012］45号）规定，对中医药行业特有的设备、器具的技术要求等需要统一的中医药技术要求，应当制定中医药标准。

按适用范围不同，中医药标准可分为五大类：国家标准、行业标准、行业组织标准、地方标准、企业单位标准。已制定的有关中医药的国家标准、行业标准、地方标准、医院/企业标准等，均为中医药行业的规范化发展打下了坚实的基础。

二、行业标准

行业标准是对没有国家标准而又需要在全国某个行业范围内统一的技术要求所制定的标准。我国《行业标准管理办法》规定：行业标准不得与有关国家标准相抵触；有关行业标准之间应保持协调、统一，不得重复；行业标准在相应的国家标准实施后，即行废止。

（一）行业标准制定范围

需要在行业范围内统一的下列技术要求，可以制定行业标准（含标准样品的制作）：

（1）技术术语、符号、代号（含代码）、文件格式、制图方法等通用技术语言。

（2）工、农业产品的品种、规格、性能参数、质量指标、试验方法以及安全、卫生要求。

（3）工、农业产品的设计、生产、检验、包装、储存、运输、使用、维修方法以及生产、储存、运输过程中的安全、卫生要求。

（4）通用零部件的技术要求。

（5）产品结构要素和互换配合要求。

（6）工程建设的勘察、规划、设计、施工及验收的技术要求和方法。

（7）信息、能源、资源、交通运输的技术要求及其管理技术等要求。

（二）行业标准分类

行业标准分为强制性标准和推荐性标准。下列标准属于强制性行业标准：

（1）药品行业标准、兽药行业标准、农药行业标准、食品卫生行业标准。

（2）工农业产品及产品生产、储运和使用中的安全、卫生行业标准。

（3）工程建设的质量、安全、卫生行业标准。

（4）重要的涉及技术衔接的技术术语、符号、代号（含代码）、文件格式和制图方法行业标准。

（5）互换配合行业标准。

（6）行业范围内需要控制的产品通用试验方法、检验方法和重要的工农业产品行业标准。

其他行业标准是推荐性行业标准。确定行业标准的强制性或推荐性，由全国专业标准化技术委员会或专业标准化技术归口单位提出意见，由行业标准归口部门审定。

（三）行业标准制定程序

行业标准的制定包括立项、起草、审查、报批、批准公布、出版、复审、修订修改等过程。

1. 立项　申请人提出制定行业标准立项申请，并填写《行业标准项目任务书》报行业标准立项申请归口单位标准化技术委员会或标准化技术归口院所（以下简称标准技术归口单位）受理，经标准技术归口单位审查后报送直管行业标准化机构，其对归口单位报送的行业标准立项申请进行审核协调后报送国家发展改革委/工业和信息化部。

2. 起草　行业标准由标准技术归口单位组织起草，行业标准起草单位应按申请人立项要求组织科研、生产、用户等方面的人员成立工作组共同起草。

3. 审查　行业标准送审稿由标准技术归口单位组织审查，审查形式分为会议审查和函审。

4. 报批　行业标准送审稿审查通过后，由起草单位整理成报批稿及有关附件，由标准技术归口单位报送直管行业标准化机构。

5. 批准公布　行业标准由直管行业标准化机构按规定进行编号，行业标准由国家发展改革委/工业和信息化部批准和公布。行业标准批准后，由直管行业标准化机构在15个工作日内到国家标准化管理委员会备案。

6. 出版　行业标准出版由直管行业标准化机构负责。行业标准出版单位必须是国家有关部门批准的正式出版机构。行业标准出版后，出版机构或直管行业标准化机构应将标准样书两份送国家发展改革委备案。

7. 复审　行业标准实施后，标准技术归口单位应根据科学技术发展和经济建设的需要定期进行复审，标准复审周期一般不超过 5 年。

8. 修订修改　行业标准执行中需要修订的，按照标准制定程序列入年度计划或补充计划。

三、中药储存与养护现状与行业标准出台背景

1. 当前中药材仓储、养护过程中存在的突出问题　主要表现在：多数中药材长期暴露在空气中，缺少科学、有效的储存养护方法与技术；传统储存养护方式落后、效果差，药材损耗严重；多采用化学药剂（如硫黄、磷化铝）进行杀虫、防霉处理，对药材品质造成严重危害，综合储存养护成本高；大部分中药材仓库不能满足中药材储存的需求，较多为陈旧落后的仓库、闲置的民宅、年久失修的平房等，标准化、规模化的中药材仓库较少，为数不多的中药材采用冷库、低温库仓储，仓储成本高、能耗高，中药材出库后变质现象严重。这些问题严重影响到中药材的质量与安全，直接威胁到人们的身体健康与生命安全，这种状况必须尽快改变，迫切需要有规范性的行业标准对中药材储存养护技术进行指导。

2. 中药储存与养护行业标准出台的背景与必要性　由于中医药标准化工作起步晚、基础薄，加上中医药学本身所具有的独特性，中医药标准化研究存在诸多问题。如标准适应性不强、系统性不够，对中医药临床、科研、教学、对外交流等没有起到足够的规范和促进作用；已制定的标准中中医方面较多而中药方面较少，相关标准的缺失已经影响到了中药材的出口，有的国家凭借其技术上的优势对我国造成较大威胁。

国家虽然对药品的生产、经营与物流的质量实施了比较严格的监管，对中药材种植与流通的管理也逐步加强，但是，对药品生产与经营普遍实施的 GMP、GSP 认证不能解决中药的原料即中药材的品质保障问题，对中药材的种植实施 GAP 认证也不能解决中药材流通中的质量问题，对中药材流通实施追溯系统，在一定程度上解决了质量责任的事后追究问题，但没有解决中药材流通的质量保障问题。中药储存与养护行业标准出台有助于解决中药流通中的系列问题。

3. 中药储存与养护行业标准现状　中药储存与养护相关行业标准至目前虽仍未正式发布，但相关工作已取得突破性进展。如中华人民共和国国内贸易行业标准《中药材仓储养护通用技术规范》（详见本章附录一）、《中药材仓库技术条件》（详见本章附录二）及《中药材气调储存养护技术规范》等，已完成征求意见稿，并于 2014 年面向社会征集意见。

四、中药储存与养护相关行业标准的制定

（一）行业标准的起草部门

中药储存与养护相关行业标准一般由中国仓储协会组织申报，商务部提出并归口，由商务部办公厅下达流通行业标准制定计划，由中国仓储协会、中国中药协会会同仓储、中药物流仓储及药材公司等相关企业组成标准起草小组并研究制定，并按国家标准 GB/T1. 1-2009《标准化工作导则》给出的规则起草。

（二）行业标准的主体内容

行业标准的主体内容应包括标准制定与实施的意义、标准的适用范围、标准主要内容与核心条款。

（三）行业标准的制定原则与要求

1. 行业标准《中药材仓储养护通用技术规范》的制定原则与要求

（1）标准制定的意义：应能通过规范中药材的仓储管理与养护通用技术，提高中药材仓储管理水平、养护的科学性，降低中药材损耗，保障中药材品质，以保证中药材的质量与安全及人们的身体健康与生命安全。

（2）标准的适用范围：应适用于中药材第三方仓储企业、兼营中药材仓储业务的中药材经营企业，储存中药材的常温库、阴凉库和低温库的仓储作业和中药材养护。

（3）标准的核心内容：应对中药材仓储管理的基本要求、管理方针、仓库及库区条件、中药材仓储管理规范、堆码作业、中药材仓储养护技术规范等进行规定。

1）中药材仓储管理的基本要求与管理方针，应定位于建立一套完整的仓储管理与养护管理规范体系并提供方法与依据。

2）仓库及库区条件，应规定中药材仓库及库区应该具备的条件。

3）中药材仓储管理规范，应以控制中药材质量、提高作业效率、降低差错率为目的，阐明中药材仓储作业从入库作业、在库管理、出库作业各环节需要操作的内容及具体要求。

4）堆码作业，应阐述中药材堆码的基本要求，列明中药材堆码的形式。

5）中药材仓储养护，应从水分控制、害虫防治、霉变控制、易泛油药材的养护、易变色药材的养护、易散气药材的养护、中药材品质保持等方面，分别规范养护的一般要求与养护的方法。

2. 行业标准《中药材仓库技术条件》的制定原则与要求

（1）标准制定的意义：应能指导企业在建设中药材仓库时通过一些技术参数减少外在因素对中药材的影响，从而使药材内在因素的主导作用不能充分发挥出来，达到稳定中药质量的目的。

（2）标准的适用范围：应适用于新建、改建、扩建中药材仓库的公共仓储企业、中药材经营企业、中药材饮片与制药企业。

（3）标准的核心内容：应对中药材仓库建设的基本要求、专业类型及适用地区与品种、建筑类型、通风换气规范与配套设施设备等进行规定。

1）中药材仓库建设的基本要求，应提出中药材仓库在规划建设中应考虑的因素。

2）中药材仓库的专业类型及适用地区与品种，应以保障中药材存储安全为目的，对各类型中药材仓库的温湿度要求与控制措施、气候条件不同的各个地区适宜建设的中药材仓库类型、各类型中药材仓库适于存放的药材品种等内容进行规定。

3）中药材仓库的建筑类型，应包含平房库、楼房库、立体库等类型。

4）中药材仓库的通风换气规范，应对通风口设置、库门、窗户设置、采光以及机械通风要求进行规定。应对中药材仓库的通风口、库门、窗户安装的位置、大小、通气量与功能进行严格的规定。

5）中药材仓库的配套设施设备，应对中药材常温库与阴凉库应配备的设施设备进行规定。

第二节　中药储存与养护的标准化指导性技术文件

一、标准化指导性技术文件的概念

标准化指导性技术文件是为仍处于技术发展过程中（如变化快的技术领域）的标准化工作提供指南或信息，供科研、设计、生产、使用和管理等有关人员参考使用而制定的标准文件。技术尚在发展中，需要有相应的标准文件引导其发展或具有标准化价值，对尚不能制定为标准的项目，可制定指导性技术文件。

二、标准化指导性技术文件的有关规定

（一）制定程序

制定程序包括编制项目计划、起草草案、征求意见、组织审查、批准、编号、发布等程序。

（二）制定依据

《中华人民共和国标准化法》规定，对没有国家标准和行业标准而又需要在省、自治区、直辖市范围内统一的工业产品的安全、卫生要求，可以制定地方标准。地方标准由省、自治区、直辖市人民政府标准化行政主管部门编制计划，组织草拟，统一审批、编号、发布，并报国务院标准化行政主管部门和国务院有关行政主管部门备案。

经济特区如深圳、厦门，为了加强对本市标准化指导性技术文件的管理，规范标准化指导性技术文件的制定和修订工作，提高标准化指导性技术文件的水平，参照《国家标准化指导性技术文件管理规定》的规定，结合本市实际，制定本市标准化指导性技术文件管理办法。规定对没有国家标准、行业标准和地方标准，技术尚在发展中又需要相应标准文件引导其发展的技术要求的项目，可以制定本市技术规范。

（1）制定指导性技术文件应遵循以下基本原则：

1）有利于防止欺诈行为，保护人体健康或人身财产安全，保护动物植物的生命和健康，保护环境。

2）符合本市产业政策，技术先进，经济合理，安全可靠。

3）有利于促进对外经济技术合作和对外贸易。

4）积极采用国际标准和国外先进标准。

5）有利于推动产业发展和技术升级。

（2）符合下列情况之一的项目，可以制定指导性技术文件：

1）没有国家标准、行业标准和地方标准，技术尚在发展中又需要相应标准文件引导其发展的某类技术要求的项目。

2）涉及为实现国家安全要求、防止欺诈行为、保护人体健康和人身财产安全、保护动植物生命和健康等方面需要统一实施的技术要求的项目。

3）本市重点控制和发展的产业及领域需要实施的有关技术要求的项目。

4）采用国际标准化组织、国际电工委员会及其他国际组织（包括区域性国际组织）

的技术报告的项目。

5）其他需要制定指导性技术文件的项目。

法律、法规另有规定的，按照法律、法规的规定执行。

三、中药储存与养护的标准化指导性技术文件

至目前，中药储存与养护尚无正式发布和实施的国家标准、行业标准和地方标准。鉴于当前这一实际，一些地市（如深圳）为规范本地区的中药养护管理，保障中药质量安全，由该市市场监督管理局会同市卫生和人口计划生育委员会组织制定本市标准化指导性技术文件。

深圳市标准化指导性技术文件《中药养护规范》（SZDB/Z 45-2011），于2011年发布并实施。这是国内地方中药养护标准化指导性技术文件的首次制定。详见本章附录三。

目标检测

一、单项选择题

1. 储存时需密闭、在30℃以下保存、防风化的中药是（　　）

A. 芒硝　　B. 马钱子粉　　C. 天竺黄

D. 珍珠　　E. 滑石粉

2. 储存时需密闭、避光、置阴凉干燥处的中药是（　　）

A. 沉香　　B. 猪胆粉　　C. 玫瑰花

D. 阿魏　　E. 苏合香

3. 储存时需密闭、置阴凉干燥处、防霉、防蛀的中药是（　　）

A. 虫白蜡　　B. 枫香脂　　C. 胡椒

D. 盐附子　　E. 炒瓜蒌子

4. 储存时需密封、防潮、避光、置阴凉处的中药是（　　）

A. 天然冰片（右旋龙脑）　　B. 艾片（左旋龙脑）

C. 冰片（合成龙脑）　　D. 人工牛黄

E. 牛黄

5. 储存时需置干燥处、防尘、防蛀的中药是（　　）

A. 蜘蛛香　　B. 断血流　　C. 蟾酥

D. 黑顺片　　E. 白附片

6. 储存时需置木箱内衬以油纸、防潮、防蛀的中药是（　　）

A. 蜈蚣　　B. 蕲蛇　　C. 乌梢蛇

D. 全蝎　　E. 九香虫

二、配伍选择题

（1~6题共用选项）

A. 菊花　　B. 蜘蛛香　　C. 蜂房

D. 槐花　　E. 红粉　　F. 蝉蜕

1. 储存条件为置干燥处、防潮、防蛀的是（　　）
2. 储存条件为置干燥处、防尘、防蛀的是（　　）
3. 储存条件为置干燥处、防压的是（　　）
4. 储存条件为置干燥处、遮光、密闭的是（　　）
5. 储存条件为置通风干燥处、防压、防蛀的是（　　）
6. 储存条件为置阴凉干燥处、密闭保存、防霉、防蛀的是（　　）菊花

三、多项选择题

1. 需置阴凉干燥处、密闭、防蛀储存的中药是（　　）

A. 西洋参　B. 红参　C. 鹿茸
D. 枳实　E. 香附

2. 需置阴凉干燥处、防热、防蛀储存的中药是（　　）

A. 羌活　B. 苦杏仁　C. 郁李仁
D. 火麻仁　E. 柏子仁

3. 需置通风干燥处、防霉储存的中药是（　　）

A. 大青叶　B. 五味子　C. 南五味子
D. 鸭跖草　E. 黄藤

4. 需密闭储存的中药是（　　）

A. 龟甲胶　B. 阿胶　C. 紫河车
D. 珍珠　E. 鹿角胶

5. 需阴凉保湿储存的中药是（　　）

A. 生姜　B. 鲜石斛　C. 鲜芦根
D. 鲜益母草　E. 鲜鱼腥草

四、简答题

1. 说出库管员、养护员的资质要求及工作职责。
2. 简述中药储存养护日常管理的要点。

扫码“练一练”

第六篇

中药储存与养护工作过程实训

实训一　中药的入库验收与出库验发技术

一、实训目的

通过本实训，学生能熟练地进行中药的入库验收和出库验发工作，熟练掌握药品的出入库验收手续及要求。

二、实训内容

（1）中药的入库验收。

（2）中药的出库验发。

三、实训准备

1. 场所　学校模拟中药库房，要求有储存货架、冷藏柜、常温库、阴凉库、密封容器等；具有避光、通风和排水设备，检测与调节温、湿度的设备，防尘、防潮、防霉、防污染以及防虫、防鼠、防鸟等设备，环境卫生整洁；库房其他条件符合 GSP 要求。

2. 物品　指定入库出库的品种（结合实际教学条件选取代表性品种）。

（1）中药材：党参、山药（50 件以上）、当归、艾叶、川贝母、红花（4 件）、薄荷等（50 件）。

（2）中药饮片：独活、大黄（50 件以上）、芒硝、前胡、枸杞（3 件）、茯苓（50 件）、蛤蚧等。

（3）中成药：小青龙合剂、大山楂丸（50 件）、冰硼散、板蓝根颗粒（50 件以上）、山菊降压片、益母草膏等（3 件）。

3. 人员　学生每 3 人一组，抽签确定储存养护的中药材、中药饮片、中成药各 3 种，每组合计 9 种。

四、实训步骤

1. 中药的入库验收　保管人员依据“中药购进记录”和“随货同行单”对照实物核对无误后收货，并在“中药购进记录”和供货单位收货单上签章。

（1）数量验收：应检查来货与单据上所列的中药名称、规格、批号及数量是否相符，如有短缺、破损应查明原因。

（2）包装、标识检查：中药包装必须印有或者贴有标签并附说明书，每个整件包装中，应有产品合格证。中药包装、标签或说明书应符合国家食品药品监督管理总局规定。验收首营品种应有生产企业出具的该批号的中药出厂检验合格报告书。特殊管理的中药、外用中药和非处方药包装的标签或说明书上，必须印有符合规定的标识。

（3）质量检验：中药质量的验收方法包括外观性状检查和抽样送检两种。外观性状检查由验收人员按照一般的业务知识进行感官检查，观察各种中药的外观性状是否符合规定标准；抽样送检由药检部门利用各种化学试剂、仪器等，对中药的成分、杂质、含量、效价等内在质量和微生物限度进行物理的、化学的和生物学方面的分析检验。要全面确定中药的质量情况，必须根据具体情况进行抽样送检。

抽样必须具有代表性和均匀性。抽取的数量为每批在 50 件以下（含 50 件）抽 2 件，50 件以上的每增加 50 件多抽 1 件，不足 50 件的以 50 件计。在每件中，以上、中、下 3 个不同部位进行抽样检查，如发现异常现象需复验时，应加倍抽样复查。

（4）填写验收记录：中药验收人员应认真填写中药验收记录，并按日或月顺序装订，保存至超过中药有效期 1 年，但不得少于 3 年。

2. 中药的出库验收

（1）核单：审核出库凭证所列中药名称、剂型、规格、件数。其目的在于审核凭证的真实性、出库品种的属性。特殊管理中药应双人操作。

（2）配货：按凭证所列中药名称、剂型、规格、件数从货位上拣出，在发货单上记录凭证所列内容，记录批号，若批号不同，应分别记录每一批号多少件，结码、签章、核销、保管卡片。出库中药堆放于发货区、标写收发货单位、调出日期和品名件数，填写好的出库凭证转保管人员复核。

（3）发货：即将中药交付客户的过程。交付形式可以由仓库运输部门统一配送，客户也可以带业务部门开具的出库存凭证自行到库提货，还可以通过交款方式提货，出库凭证上都应有规定的印鉴。

五、实训评价

1. 编制、填写中药的入库验收记录

到货日期：　　年　　月　　日

序号	名称	剂型	规格	批号	有效期	批准文号	生产厂家	生产日期	单位	应收数量	实收数量	供货单位	质量状况	验收结论

验收员：　　　　　　制单人：　　　　　　保管员：　　　　　　总页码：

2. 编制、填写中药的出库验发记录

日期	收货单位	品名规格	批号	数量	单位	复核情况	发票张数	发货人	复核人	备注

实训二 库房温湿度管理技术

一、实训目的

依据中药的分类储存原则及易变质原因，合理安排指定中药材的储存保管。并对常见易变质的中药采取养护措施，防止变质，保证质量，降低损耗。

二、实训内容

（1）中药的分类储存。

（2）中药的在库养护。

三、实训准备

1. 场所 学校模拟中药库房，要求有储存货架、冷藏柜、常温库、阴凉库、密封容器等；具有避光、通风和排水设备，检测与调节温、湿度的设备，防尘、防潮、防霉、防污染以及防虫、防鼠、防鸟等设备，环境卫生整洁；库房其他条件符合 GSP 要求。

2. 物品 温湿度测量设备。

3. 人员 学生每 3 人一组，抽签确定各功能库房。

四、实训步骤

1. 制订温湿度管理方案 小组成员对抽到的品种，进行温湿度管理分析，制订温湿度管理方案。限时 10 分钟。

2. 温湿度测定操作 小组成员对所抽到的分类库房，按制订的温湿度管理方案进行操作。限时 30 分钟。

3. 分库房测定温湿度 小组成员对所抽到的分类库房，选择温湿度标准，并将测定结果与之对比。限时 25 分钟。

五、实训评价

采取小组互评和教师综合点评的方式。限时 25 分钟。

学生姓名	温湿度管理方案（25 分）	普通库房温湿度操作（25 分）	特殊库房温湿度操作（25 分）	小组合作（10 分）	按时完成（10 分）	总分

实训三　中药储存常规检查

一、实训目的

依据变异中药，找出其变异现象及原因。并对中药进行储存常规检查，填写检查记录并建档，以便全面掌握储存中药的质量信息。

二、实训内容

（1）根据变异中药，找出变异中药的变异现象及原因。

（2）中药储存常规检查内容、方法，检查记录的填写及建档。

三、实训准备

1. 场所　学校模拟中药库房，要求有储存货架、冷藏柜、常温库、阴凉库、密封容器等；具有避光、通风和排水设备，检测与调节温、湿度的设备，防尘、防潮、防霉、防污染以及防虫、防鼠、防鸟等设备，环境卫生整洁；库房其他条件符合 GSP 要求。

2. 物品　学校模拟中药库房准备一些变异的中药材、中药饮片和中成药；库房中要准备好质量正常的中药材、中药饮片和中成药。

3. 人员　学生每 5 人一组，每组任务规定时间 35 分钟。

四、实训步骤

1. 找出变异中药的变异现象及原因　每组分 5 种变异中药材，小组成员可以根据所学知识，找出变异药材的变异现象，并写出或回答出变异原因。限时 5 分钟。

中药材/中成药	变异现象	变质原因

2. 中药储存常规检查　小组成员对模拟中药库房以及库房储存的药材和中成药进行检查，并对重点检查品种进行检查。限时 20 分钟。

3. 填写检查记录并建档　小组成员根据检查结果，填写检查记录并建档（老师事先准备好检查记录表和药品养护档案表）。限时 10 分钟。

注意事项：

（1）每组学生人数不能太多。

（2）表格要准备若干份，每位同学自行填写。

（3）分组进行检查，一组一组进入模拟库房检查，同组成员之间可以讨论。

五、实训评价

采取小组互评和教师综合点评的方式。限时 30 分钟。

学生姓名	变异现象及原因（20 分）	中药储存常规检查（30 分）	检查记录填写（30 分）	小组合作、仪容仪表（10 分）	按时完成（10 分）	总分

实训四　熏蒸剂的配制与使用

一、实训目的

通过实训，掌握仓库常用熏蒸剂的使用方法、使用注意事项及常规检测方法。

二、实训内容

磷化铝的使用与检测。

三、实训准备

供试仓虫（如蛾类、苍蝇、拟谷盗、锯谷盗等）、饲料（如面粉）、磷化铝、醋酸、碳酸氢铵、硝酸银试纸、层析槽、凡士林、通风橱。

四、实训步骤

取清洁干燥层析槽，测量其体积，按 $6g/m^3$ 的剂量施放磷化铝，可将磷化铝放于小烧杯内，再放入层析槽中，同时，每只层析槽内放入饲料 5g，仓虫 100 只，迅速盖上涂以凡士林的层析槽盖。用 10% 硝酸银试纸试其接缝处，如有泄漏，则试纸变黑色，应重新涂凡士林，密封静置，经 3~5 天计算仓虫的死亡率。

注意事项：

（1）层析槽与磷化铝接触的所有器皿必须保持清洁、干燥，以防磷化铝遇水剧烈分解。

（2）整个施药过程中应带好防毒面具与防护手套，并在通风橱内进行。

（3）密封时间依温度而定，12~15℃应密封 5 天，16~20℃应密封 4 天，20℃以上，密封时间不少于 3 天。

（4）熏蒸实验进行完毕，应缓缓打开层析槽盖。如有剩余颗粒，可在通风橱内继续分解。磷化铝开桶后，一次用量有剩余的，应将原桶封严。

五、实训评价

采取小组互评和教师综合点评的方式。限时 3~5 天。

学生姓名	磷化铝的使用方法（25 分）	使用注意事项（25 分）	常规检测方法（25 分）	小组合作（10 分）	按时完成（10 分）	总分

实训五　中药材的在库储存与养护技术

一、实训目的

依据中药的分类储存原则，合理安排指定中药材的在库储存保管。并对常见易变质的中药材采取适宜的养护措施，防止变质，保证质量，降低损耗。

二、实训内容

（1）根及根茎类中药材的在库储存与养护。

（2）果实种子类中药材的在库储存与养护。

（3）花类、动物类及其他类中药材的在库储存与养护。

三、实训准备

1. 学时　两学时或根据实际教学适当调整。

2. 场所　学校模拟中药房，要求有储存货架、冷藏设施、常温库、阴凉库、密封容器等；具有通风、避光、排水设备，防尘、防潮、防霉、防污染以及防虫、防霉、防鼠等设备。库区地面平整干净，符合 GSP 要求。

3. 人员　学生每 2~3 人一组，抽签确定储存养护中药品种。中药材品种、数量适量，每组 5 种。

4. 药材　可根据实际教学条件选取各类药材。

（1）根及根茎类中药材：山药、板蓝根、黄芪、党参、甘草、大黄等。

（2）果实种子类中药材：五味子、陈皮、苦杏仁、郁李仁、枸杞子等。

（3）花类、动物类及其他类中药材：红花、金银花、菊花、全蝎、蛤蚧等。

四、实训步骤

1. 确定储存与养护方案　学生对小组抽签到的品种，进行储存与养护方案的分析，并选择合理的储存与养护方案。限时 10 分钟。

2. 中药材储存　小组成员对抽取的品种进行分类，并选择合理的储存场所及储存方法。限时 20 分钟。

3. 中药材养护　小组成员对抽取到的 5 个品种，依据确定的方案进行合理养护。限时 30 分钟。

五、实训评价

采取小组互评和教师综合点评的方式。限时 30 分钟。

学生姓名	储存养护方案（10分）	分类储存（30分）	养护操作（40分）	小组合作（10分）	完成时限（10分）

实训六　常见中药饮片的储存与养护技术

一、实训目的

巩固学生中药饮片储存与养护的基础知识，使其能够依据饮片的性质及要求，完成常见饮片的分类储存及在库养护工作。

二、实训内容

（1）中药饮片的分类储存。

（2）中药饮片的在库养护。

三、实训准备

1. 场所　学校模拟中药饮片库，可根据实际需求，分为常温库（区）、阴凉库（区）、冷藏库（区）。具备温湿度调节设备、防虫防鼠设备、储存货架等。

2. 物品　可根据实际教学条件选取代表性品种。

（1）中药饮片：人参、当归、桃仁、蟾酥、菊花、薄荷、黄柏、大青叶、乳香、芒硝等。

（2）货位卡、台账、养护记录等。

3. 人员　根据教学条件及班级人数，学生每 3~4 人一组。

四、实训步骤

1. 制定储存与养护方案　小组成员根据所学知识，分析确定各饮片的药用部位、性质、易发生的质量变异现象，制定储存与养护方案。

2. 分类储存　按照“三色五区”“六分存”“三个一致”的原则，小组成员对各饮片进行分类储存，编写货位编码，并填写货位卡及台账。

3. 在库养护　按照养护方案，对各饮片进行养护。

4. 实训汇报　汇报内容主要包括小组分工介绍，饮片分类储存的展示，饮片养护方法的说明。其中，饮片养护方法每组介绍 2 种，具体品种由抽签决定。

五、实训评价

本次实训采取综合评价的方式，评价内容包括储存养护方案、分类储存、养护方法、小组合作和汇报 5 个方面。其中，储存养护方案主要考查方案内容的完整性、准确性；分类储存情况主要考查饮片分类的准确性，货物编码的合理性，以及货位卡和台账填写的准确性；养护方法情况主要考查养护方法选择的准确性，养护记录填写的完整性和准确性。限时 25 分钟。

学生姓名	储存养护方案（20分）	分类储存（30分）	养护操作（30分）	小组合作（10分）	按时完成（10分）	总分

实训七　中成药的性状及理化鉴别

一、实训目的

（1）培养全面制订药品质量标准的思路与能力。

（2）培养对各类专业知识的综合运用能力。

（3）培养创造性思维。

二、实训内容

以学生自己设计的实验方案进行验证。（方案设计要求学生提前查阅相关资料完成，先进行可行性讨论后进行）

三、实训准备

（1）查阅2015版《中国药典》中板蓝根颗粒的质量标准。

（2）依据所检查项目准备药品、试剂、试液、标准品。

（3）准备相关设施设备。

四、实训步骤

1. 制订检查方案　小组成员依据现行药典所实训项目，充分讨论，制订实训实施方案。限时10分钟。

2. 分步实训　小组成员依据药典，具体实施板蓝根颗粒质量检查。实训老师现场指导。限时45分钟。

3. 结果与讨论　小组成员对检查结果和实训过程进行讨论，评价实训结果。限时30分钟。

五、实训评价

采取小组互评和教师综合点评的方式。限时25分钟。

学生姓名	质量检查方案（30分）	操作（性状鉴别、理化鉴别）（30分）	结果评价（20分）	小组合作（10分）	按时完成（10分）	总分

实训八　特殊中药的储存与养护技术

一、实训目的

依据特殊中药的性质特点、分类储存原则及易变质原因，合理安排储存保管。并对常见易变质的特殊中药采取相应的养护措施，防止变质，保证质量，降低损耗。

二、实训内容

（1）特殊中药的分类储存。

（2）特殊中药的在库养护。

三、实训准备

1. 场所　学校模拟中药库房，要求有储存货架、冷藏柜、常温库、阴凉库、密封容器等；具有避光、通风和排水设备，检测与调节温、湿度的设备，防尘、防潮、防霉、防污染以及防虫、防鼠、防鸟等设备，环境卫生整洁；库房其他条件符合 GSP 要求。

2. 物品　指定储存与养护的品种（结合实际教学条件选取代表性品种）。

（1）毒麻中药：红砒石、生马钱子、生川乌、生草乌、生白附子、生附子、生半夏、生天南星、生巴豆、斑蝥、生甘遂、生狼毒、生藤黄、生千金子、生天仙子、闹阳花、蟾酥、洋金花等。

（2）易燃中药：硫黄、生松香、樟脑、海金沙等。

（3）细贵中药：鹿茸、羚羊角、海马、海龙、燕窝、蛤蟆油、珍珠、人参、西洋参、三七等。

（4）鲜活中药：鲜茅根、鲜生姜、鲜紫苏、鲜石斛、鲜何首乌、鲜藿香、鲜荷叶、鲜石菖蒲等。

（5）盐腌中药：盐肉苁蓉、盐附子、全蝎等。

3. 人员　学生每 3 人一组，抽签确定储存养护的各类特殊中药各 2 种，每组合计 10 种。

四、实训步骤

1. 制订储存与养护方案　小组成员对抽到的品种，进行储存与养护分析，制订储存与养护方案。限时 15 分钟。

2. 分类储存　小组成员对所抽到的各种药材进行分类，并选择合适的储存方式。限时 15 分钟。

3. 养护操作　小组成员对所抽到的各类特殊中药，按制订的储存与养护方案进行合理的养护操作。限时 30 分钟。

五、实训评价

采取小组互评和教师综合点评的方式。限时30分钟。

学生姓名	储存养护方案（25分）	分类储存（25分）	养护操作（25分）	小组合作（15分）	按时完成（10分）	总分

目标检测参考答案

第一篇　中药储存与养护总论

一、单项选择题

1. D　2. E

二、多项选择题

1. ABCDE　2. ABCE　3. BCDE

第二篇　中药现代化仓储管理

一、单项选择题

1. C　2. A　3. D　4. B　5. A　6. B　7. C　8. A　9. E　10. D

二、多项选择题

1. ABC　2. ABCDE　3. ABDE　4. ABC　5. ABC　6. ABCDE　7. ABD　8. ABCDE　9. BCDE　10. ABE

第三篇　中药养护基本方法

一、单项选择题

1. D　2. A

二、配伍选择题

1. B　2. C　3. E

三、多项选择题

1. ABCDE　2. ABCDE　3. ABCDE

第四篇　中药储存与养护实用技术

一、单项选择题

1. A　2. D　3. A　4. A　5. A　6. E　7. C　8. B　9. D　10. C　11. A　12. E　13. B　14. B　15. C　16. C　17. D　18. B

二、配伍选择题

1. E　2. B　3. A　4. C　5. D　6. D　7. A　8. B　9. C　10. E

三、多项选择题

1. ADE　2. ACDE　3. ABD　4. DE　5. ACD　6. ABDE　7. ABDE　8. ABCDE　9.

ABCDE 10. BCDE 11. ABCD 12. BCD 13. BDE

第五篇 中药储存与养护的标准规定、法规文件和技术规范

一、单项选择题

1. A 2. B 3. E 4. D 5. A 6. E

二、配伍选择题

1. D 2. B 3. F 4. E 5. C 6. A

三、多项选择题

1. ABC 2. DE 3. ABCDE 4. ABDE 5. ABCDE

附　录

附录一 《中华人民共和国药品管理法（2001年修订）》

目录

第一章　总　则

第一条　为加强药品监督管理，保证药品质量，保障人体用药安全，维护人民身体健康和用药的合法权益，特制定本法。

第二条　在中华人民共和国境内从事药品的研制、生产、经营、使用和监督管理的单位或者个人，必须遵守本法。

第三条　国家发展现代药和传统药，充分发挥其在预防、医疗和保健中的作用。

国家保护野生药材资源，鼓励培育中药材。

第四条　国家鼓励研究和创制新药，保护公民、法人和其他组织研究、开发新药的合法权益。

第五条　国务院药品监督管理部门主管全国药品监督管理工作。国务院有关部门在各自的职责范围内负责与药品有关的监督管理工作。

省、自治区、直辖市人民政府药品监督管理部门负责本行政区域内的药品监督管理工作。省、自治区、直辖市人民政府有关部门在各自的职责范围内负责与药品有关的监督管理工作。

国务院药品监督管理部门应当配合国务院经济综合主管部门，执行国家制定的药品行业发展规划和产业政策。

第六条　药品监督管理部门设置或者确定的药品检验机构，承担依法实施药品审批和药品质量监督检查所需的药品检验工作。

第二章 药品生产企业管理

第七条 开办药品生产企业，须经企业所在地省、自治区、直辖市人民政府药品监督管理部门批准并发给《药品生产许可证》，凭《药品生产许可证》到工商行政管理部门办理登记注册。无《药品生产许可证》的，不得生产药品。

《药品生产许可证》应当标明有效期和生产范围，到期重新审查发证。

药品监督管理部门批准开办药品生产企业，除依据本法第八条规定的条件外，还应当符合国家制定的药品行业发展规划和产业政策，防止重复建设。

第八条 开办药品生产企业，必须具备以下条件：

（一）具有依法经过资格认定的药学技术人员、工程技术人员及相应的技术工人；

（二）具有与其药品生产相适应的厂房、设施和卫生环境；

（三）具有能对所生产药品进行质量管理和质量检验的机构、人员以及必要的仪器设备；

（四）具有保证药品质量的规章制度。

第九条 药品生产企业必须按照国务院药品监督管理部门依据本法制定的《药品生产质量管理规范》组织生产。药品监督管理部门按照规定对药品生产企业是否符合《药品生产质量管理规范》的要求进行认证；对认证合格的，发给认证证书。

《药品生产质量管理规范》的具体实施办法、实施步骤由国务院药品监督管理部门规定。

第十条 除中药饮片的炮制外，药品必须按照国家药品标准和国务院药品监督管理部门批准的生产工艺进行生产，生产记录必须完整准确。药品生产企业改变影响药品质量的生产工艺的，必须报原批准部门审核批准。

中药饮片必须按照国家药品标准炮制；国家药品标准没有规定的，必须按照省、自治区、直辖市人民政府药品监督管理部门制定的炮制规范炮制。省、自治区、直辖市人民政府药品监督管理部门制定的炮制规范应当报国务院药品监督管理部门备案。

第十一条 生产药品所需的原料、辅料，必须符合药用要求。

第十二条 药品生产企业必须对其生产的药品进行质量检验；不符合国家药品标准或者不按照省、自治区、直辖市人民政府药品监督管理部门制定的中药饮片炮制规范炮制的，不得出厂。

第十三条 经国务院药品监督管理部门或者国务院药品监督管理部门授权的省、自治区、直辖市人民政府药品监督管理部门批准，药品生产企业可以接受委托生产药品。

第三章 药品经营企业管理

第十四条 开办药品批发企业，须经企业所在地省、自治区、直辖市人民政府药品监督管理部门批准并发给《药品经营许可证》；开办药品零售企业，须经企业所在地县级以上地方药品监督管理部门批准并发给《药品经营许可证》，凭《药品经营许可证》到工商行政管理部门办理登记注册。无《药品经营许可证》的，不得经营药品。

《药品经营许可证》应当标明有效期和经营范围，到期重新审查发证。

药品监督管理部门批准开办药品经营企业，除依据本法第十五条规定的条件外，还应当遵循合理布局和方便群众购药的原则。

第十五条 开办药品经营企业必须具备以下条件：

（一）具有依法经过资格认定的药学技术人员；

（二）具有与所经营药品相适应的营业场所、设备、仓储设施、卫生环境；

（三）具有与所经营药品相适应的质量管理机构或者人员；

（四）具有保证所经营药品质量的规章制度。

第十六条 药品经营企业必须按照国务院药品监督管理部门依据本法制定的《药品经营质量管理规范》经营药品。药品监督管理部门按照规定对药品经营企业是否符合《药品经营质量管理规范》的要求进行认证；对认证合格的，发给认证证书。

《药品经营质量管理规范》的具体实施办法、实施步骤由国务院药品监督管理部门规定。

第十七条 药品经营企业购进药品，必须建立并执行进货检查验收制度，验明药品合格证明和其他标识；不符合规定要求的，不得购进。

第十八条 药品经营企业购销药品，必须有真实完整的购销记录。购销记录必须注明药品的通用名称、剂型、规格、批号、有效期、生产厂商、购（销）货单位、购（销）货数量、购销价格、购（销）货日期及国务院药品监督管理部门规定的其他内容。

第十九条 药品经营企业销售药品必须准确无误，并正确说明用法、用量和注意事项；调配处方必须经过核对，对处方所列药品不得擅自更改或者代用。对有配伍禁忌或者超剂量的处方，应当拒绝调配；必要时，经处方医师更正或者重新签字，方可调配。

药品经营企业销售中药材，必须标明产地。

第二十条 药品经营企业必须制定和执行药品保管制度，采取必要的冷藏、防冻、防潮、防虫、防鼠等措施，保证药品质量。

药品入库和出库必须执行检查制度。

第二十一条 城乡集市贸易市场可以出售中药材，国务院另有规定的除外。

城乡集市贸易市场不得出售中药材以外的药品，但持有《药品经营许可证》的药品零售企业在规定的范围内可以在城乡集市贸易市场设点出售中药材以外的药品。具体办法由国务院规定。

第四章　医疗机构的药剂管理

第二十二条 医疗机构必须配备依法经过资格认定的药学技术人员。非药学技术人员不得直接从事药剂技术工作。

第二十三条 医疗机构配制制剂，须经所在地省、自治区、直辖市人民政府卫生行政部门审核同意，由省、自治区、直辖市人民政府药品监督管理部门批准，发给《医疗机构制剂许可证》。无《医疗机构制剂许可证》的，不得配制制剂。

《医疗机构制剂许可证》应当标明有效期，到期重新审查发证。

第二十四条 医疗机构配制制剂，必须具有能够保证制剂质量的设施、管理制度、检验仪器和卫生条件。

第二十五条 医疗机构配制的制剂，应当是本单位临床需要而市场上没有供应的品种，并须经所在地省、自治区、直辖市人民政府药品监督管理部门批准后方可配制。配制的制剂必须按照规定进行质量检验；合格的，凭医师处方在本医疗机构使用。特殊情况下，经国务院或者省、自治区、直辖市人民政府的药品监督管理部门批准，医疗机构配制的制剂可以在指定的医疗机构之间调剂使用。

医疗机构配制的制剂，不得在市场销售。

第二十六条 医疗机构购进药品，必须建立并执行进货检查验收制度，验明药品合格证明和其他标识；不符合规定要求的，不得购进和使用。

第二十七条 医疗机构的药剂人员调配处方，必须经过核对，对处方所列药品不得擅自更改或者代用。对有配伍禁忌或者超剂量的处方，应当拒绝调配；必要时，经处方医师更正或者重新签字，方可调配。

第二十八条 医疗机构必须制定和执行药品保管制度，采取必要的冷藏、防冻、防潮、防虫、防鼠等措施，保证药品质量。

第五章 药品管理

第二十九条 研制新药，必须按照国务院药品监督管理部门的规定如实报送研制方法、质量指标、药理及毒理试验结果等有关资料和样品，经国务院药品监督管理部门批准后，方可进行临床试验。药物临床试验机构资格的认定办法，由国务院药品监督管理部门、国务院卫生行政部门共同制定。

完成临床试验并通过审批的新药，由国务院药品监督管理部门批准，发给新药证书。

第三十条 药物的非临床安全性评价研究机构和临床试验机构必须分别执行药物非临床研究质量管理规范、药物临床试验质量管理规范。

药物非临床研究质量管理规范、药物临床试验质量管理规范由国务院确定的部门制定。

第三十一条 生产新药或者已有国家标准的药品的，须经国务院药品监督管理部门批准，并发给药品批准文号；但是，生产没有实施批准文号管理的中药材和中药饮片除外。实施批准文号管理的中药材、中药饮片品种目录由国务院药品监督管理部门会同国务院中医药管理部门制定。

药品生产企业在取得药品批准文号后，方可生产该药品。

第三十二条 药品必须符合国家药品标准。中药饮片依照本法第十条第二款的规定执行。

国务院药品监督管理部门颁布的《中华人民共和国药典》和药品标准为国家药品标准。

国务院药品监督管理部门组织药典委员会，负责国家药品标准的制定和修订。

国务院药品监督管理部门的药品检验机构负责标定国家药品标准品、对照品。

第三十三条 国务院药品监督管理部门组织药学、医学和其他技术人员，对新药进行审评，对已经批准生产的药品进行再评价。

第三十四条 药品生产企业、药品经营企业、医疗机构必须从具有药品生产、经营资格的企业购进药品；但是，购进没有实施批准文号管理的中药材除外。

第三十五条 国家对麻醉药品、精神药品、医疗用毒性药品、放射性药品，实行特殊管理。管理办法由国务院制定。

第三十六条 国家实行中药品种保护制度。具体办法由国务院制定。

第三十七条 国家对药品实行处方药与非处方药分类管理制度。具体办法由国务院制定。

第三十八条 禁止进口疗效不确、不良反应大或者其他原因危害人体健康的药品。

第三十九条 药品进口，须经国务院药品监督管理部门组织审查，经审查确认符合质量标准、安全有效的，方可批准进口，并发给进口药品注册证书。

医疗单位临床急需或者个人自用进口的少量药品，按照国家有关规定办理进口手续。

第四十条 药品必须从允许药品进口的口岸进口，并由进口药品的企业向口岸所在地药品监督管理部门登记备案。海关凭药品监督管理部门出具的《进口药品通关单》放行。无《进口药品通关单》的，海关不得放行。

口岸所在地药品监督管理部门应当通知药品检验机构按照国务院药品监督管理部门的规定对进口药品进行抽查检验，并依照本法第四十一条第二款的规定收取检验费。

允许药品进口的口岸由国务院药品监督管理部门会同海关总署提出，报国务院批准。

第四十一条 国务院药品监督管理部门对下列药品在销售前或者进口时，指定药品检验机构进行检验；检验不合格的，不得销售或者进口：

（一）国务院药品监督管理部门规定的生物制品；

（二）首次在中国销售的药品；

（三）国务院规定的其他药品。

前款所列药品的检验费项目和收费标准由国务院财政部门会同国务院价格主管部门核定并公告。检验费收缴办法由国务院财政部门会同国务院药品监督管理部门制定。

第四十二条 国务院药品监督管理部门对已经批准生产或者进口的药品，应当组织调查；对疗效不确、不良反应大或者其他原因危害人体健康的药品，应当撤销批准文号或者进口药品注册证书。

已被撤销批准文号或者进口药品注册证书的药品，不得生产或者进口、销售和使用；已经生产或者进口的，由当地药品监督管理部门监督销毁或者处理。

第四十三条 国家实行药品储备制度。

国内发生重大灾情、疫情及其他突发事件时，国务院规定的部门可以紧急调用企业药品。

第四十四条 对国内供应不足的药品，国务院有权限制或者禁止出口。

第四十五条 进口、出口麻醉药品和国家规定范围内的精神药品，必须持有国务院药品监督管理部门发给的《进口准许证》、《出口准许证》。

第四十六条 新发现和从国外引种的药材，经国务院药品监督管理部门审核批准后，方可销售。

第四十七条 地区性民间习用药材的管理办法，由国务院药品监督管理部门会同国务院中医药管理部门制定。

第四十八条 禁止生产（包括配制，下同）、销售假药。

有下列情形之一的，为假药：

（一）药品所含成分与国家药品标准规定的成分不符的；

（二）以非药品冒充药品或者以他种药品冒充此种药品的。

有下列情形之一的药品，按假药论处：

（一）国务院药品监督管理部门规定禁止使用的；

（二）依照本法必须批准而未经批准生产、进口，或者依照本法必须检验而未经检验即销售的；

（三）变质的；

（四）被污染的；

（五）使用依照本法必须取得批准文号而未取得批准文号的原料药生产的；

（六）所标明的适应证或者功能主治超出规定范围的。

第四十九条 禁止生产、销售劣药。

药品成分的含量不符合国家药品标准的，为劣药。

有下列情形之一的药品，按劣药论处：

（一）未标明有效期或者更改有效期的；

（二）不注明或者更改生产批号的；

（三）超过有效期的；

（四）直接接触药品的包装材料和容器未经批准的；

（五）擅自添加着色剂、防腐剂、香料、矫味剂及辅料的；

（六）其他不符合药品标准规定的。

第五十条 列入国家药品标准的药品名称为药品通用名称。已经作为药品通用名称的，该名称不得作为药品商标使用。

第五十一条 药品生产企业、药品经营企业和医疗机构直接接触药品的工作人员，必须每年进行健康检查。患有传染病或者其他可能污染药品的疾病的，不得从事直接接触药品的工作。

第六章 药品包装的管理

第五十二条 直接接触药品的包装材料和容器，必须符合药用要求，符合保障人体健康、安全的标准，并由药品监督管理部门在审批药品时一并审批。

药品生产企业不得使用未经批准的直接接触药品的包装材料和容器。

对不合格的直接接触药品的包装材料和容器，由药品监督管理部门责令停止使用。

第五十三条 药品包装必须适合药品质量的要求，方便储存、运输和医疗使用。

发运中药材必须有包装。在每件包装上，必须注明品名、产地、日期、调出单位，并附有质量合格的标志。

第五十四条 药品包装必须按照规定印有或者贴有标签并附有说明书。

标签或者说明书上必须注明药品的通用名称、成分、规格、生产企业、批准文号、产品批号、生产日期、有效期、适应证或者功能主治、用法、用量、禁忌、不良反应和注意事项。

麻醉药品、精神药品、医疗用毒性药品、放射性药品、外用药品和非处方药的标签，必须印有规定的标志。

第七章 药品价格和广告的管理

第五十五条 依法实行政府定价、政府指导价的药品，政府价格主管部门应当依照

《中华人民共和国价格法》规定的定价原则，依据社会平均成本、市场供求状况和社会承受能力合理制定和调整价格，做到质价相符，消除虚高价格，保护用药者的正当利益。

药品的生产企业、经营企业和医疗机构必须执行政府定价、政府指导价，不得以任何形式擅自提高价格。

药品生产企业应当依法向政府价格主管部门如实提供药品的生产经营成本，不得拒报、虚报、瞒报。

第五十六条 依法实行市场调节价的药品，药品的生产企业、经营企业和医疗机构应当按照公平、合理和诚实信用、质价相符的原则制定价格，为用药者提供价格合理的药品。

药品的生产企业、经营企业和医疗机构应当遵守国务院价格主管部门关于药价管理的规定，制定和标明药品零售价格，禁止暴利和损害用药者利益的价格欺诈行为。

第五十七条 药品的生产企业、经营企业、医疗机构应当依法向政府价格主管部门提供其药品的实际购销价格和购销数量等资料。

第五十八条 医疗机构应当向患者提供所用药品的价格清单；医疗保险定点医疗机构还应当按照规定的办法如实公布其常用药品的价格，加强合理用药的管理。具体办法由国务院卫生行政部门规定。

第五十九条 禁止药品的生产企业、经营企业和医疗机构在药品购销中账外暗中给予、收受回扣或者其他利益。

禁止药品的生产企业、经营企业或者其代理人以任何名义给予使用其药品的医疗机构的负责人、药品采购人员、医师等有关人员以财物或者其他利益。禁止医疗机构的负责人、药品采购人员、医师等有关人员以任何名义收受药品的生产企业、经营企业或者其代理人给予的财物或者其他利益。

第六十条 药品广告须经企业所在地省、自治区、直辖市人民政府药品监督管理部门批准，并发给药品广告批准文号；未取得药品广告批准文号的，不得发布。

处方药可以在国务院卫生行政部门和国务院药品监督管理部门共同指定的医学、药学专业刊物上介绍，但不得在大众传播媒介发布广告或者以其他方式进行以公众为对象的广告宣传。

第六十一条 药品广告的内容必须真实、合法，以国务院药品监督管理部门批准的说明书为准，不得含有虚假的内容。

药品广告不得含有不科学的表示功效的断言或者保证；不得利用国家机关、医药科研单位、学术机构或者专家、学者、医师、患者的名义和形象作证明。

非药品广告不得有涉及药品的宣传。

第六十二条 省、自治区、直辖市人民政府药品监督管理部门应当对其批准的药品广告进行检查，对于违反本法和《中华人民共和国广告法》的广告，应当向广告监督管理机关通报并提出处理建议，广告监督管理机关应当依法作出处理。

第六十三条 药品价格和广告，本法未规定的，适用《中华人民共和国价格法》、《中华人民共和国广告法》的规定。

第八章　药品监督

第六十四条 药品监督管理部门有权按照法律、行政法规的规定对报经其审批的药品研制和药品的生产、经营以及医疗机构使用药品的事项进行监督检查，有关单位和个人不得拒绝和隐瞒。

药品监督管理部门进行监督检查时，必须出示证明文件，对监督检查中知悉的被检查人的技术秘密和业务秘密应当保密。

第六十五条 药品监督管理部门根据监督检查的需要，可以对药品质量进行抽查检验。抽查检验应当按照规定抽样，并不得收取任何费用。所需费用按照国务院规定列支。

药品监督管理部门对有证据证明可能危害人体健康的药品及其有关材料可以采取查封、扣押的行政强制措施，并在七日内作出行政处理决定；药品需要检验的，必须自检验报告书发出之日起十五日内作出行政处理决定。

第六十六条 国务院和省、自治区、直辖市人民政府的药品监督管理部门应当定期公告药品质量抽查检验的结果；公告不当的，必须在原公告范围内予以更正。

第六十七条 当事人对药品检验机构的检验结果有异议的，可以自收到药品检验结果之日起七日内向原药品检验机构或者上一级药品监督管理部门设置或者确定的药品检验机构申请复验，也可以直接向国务院药品监督管理部门设置或者确定的药品检验机构申请复验。受理复验的药品检验机构必须在国务院药品监督管理部门规定的时间内作出复验结论。

第六十八条 药品监督管理部门应当按照规定，依据《药品生产质量管理规范》、《药品经营质量管理规范》，对经其认证合格的药品生产企业、药品经营企业进行认证后的跟踪检查。

第六十九条 地方人民政府和药品监督管理部门不得以要求实施药品检验、审批等手段限制或者排斥非本地区药品生产企业依照本法规定生产的药品进入本地区。

第七十条 药品监督管理部门及其设置的药品检验机构和确定的专业从事药品检验的机构不得参与药品生产经营活动，不得以其名义推荐或者监制、监销药品。

药品监督管理部门及其设置的药品检验机构和确定的专业从事药品检验的机构的工作人员不得参与药品生产经营活动。

第七十一条 国家实行药品不良反应报告制度。药品生产企业、药品经营企业和医疗机构必须经常考察本单位所生产、经营、使用的药品质量、疗效和反应。发现可能与用药有关的严重不良反应，必须及时向当地省、自治区、直辖市人民政府药品监督管理部门和卫生行政部门报告。具体办法由国务院药品监督管理部门会同国务院卫生行政部门制定。

对已确认发生严重不良反应的药品，国务院或者省、自治区、直辖市人民政府的药品监督管理部门可以采取停止生产、销售、使用的紧急控制措施，并应当在五日内组织鉴定，自鉴定结论作出之日起十五日内依法作出行政处理决定。

第七十二条 药品生产企业、药品经营企业和医疗机构的药品检验机构或者人员，应当接受当地药品监督管理部门设置的药品检验机构的业务指导。

第九章 法律责任

第七十三条 未取得《药品生产许可证》、《药品经营许可证》或者《医疗机构制剂许可证》生产药品、经营药品的，依法予以取缔，没收违法生产、销售的药品和违法所得，并处违法生产、销售的药品（包括已售出的和未售出的药品，下同）货值金额二倍以上五倍以下的罚款；构成犯罪的，依法追究刑事责任。

第七十四条 生产、销售假药的，没收违法生产、销售的药品和违法所得，并处违法生产、销售药品货值金额二倍以上五倍以下的罚款；有药品批准证明文件的予以撤销，并责令停产、停业整顿；情节严重的，吊销《药品生产许可证》、《药品经营许可证》或者《医疗机构制剂许可证》；构成犯罪的，依法追究刑事责任。

第七十五条 生产、销售劣药的，没收违法生产、销售的药品和违法所得，并处违法生产、销售药品货值金额一倍以上三倍以下的罚款；情节严重的，责令停产、停业整顿或者撤销药品批准证明文件、吊销《药品生产许可证》、《药品经营许可证》或者《医疗机构制剂许可证》；构成犯罪的，依法追究刑事责任。

第七十六条 从事生产、销售假药及生产、销售劣药情节严重的企业或者其他单位，其直接负责的主管人员和其他直接责任人员十年内不得从事药品生产、经营活动。

对生产者专门用于生产假药、劣药的原辅材料、包装材料、生产设备，予以没收。

第七十七条 知道或者应当知道属于假劣药品而为其提供运输、保管、仓储等便利条件的，没收全部运输、保管、仓储的收入，并处违法收入百分之五十以上三倍以下的罚款；构成犯罪的，依法追究刑事责任。

第七十八条 对假药、劣药的处罚通知，必须载明药品检验机构的质量检验结果；但是，本法第四十八条第三款第（一）、（二）、（五）、（六）项和第四十九条第三款规定的情形除外。

第七十九条 药品的生产企业、经营企业、药物非临床安全性评价研究机构、药物临床试验机构未按照规定实施《药品生产质量管理规范》、《药品经营质量管理规范》、药物非临床研究质量管理规范、药物临床试验质量管理规范的，给予警告，责令限期改正；逾期不改正的，责令停产、停业整顿，并处五千元以上二万元以下的罚款；情节严重的，吊销《药品生产许可证》、《药品经营许可证》和药物临床试验机构的资格。

第八十条 药品的生产企业、经营企业或者医疗机构违反本法第三十四条的规定，从无《药品生产许可证》、《药品经营许可证》的企业购进药品的，责令改正，没收违法购进的药品，并处违法购进药品货值金额二倍以上五倍以下的罚款；有违法所得的，没收违法所得；情节严重的，吊销《药品生产许可证》、《药品经营许可证》或者医疗机构执业许可证书。

第八十一条 进口已获得药品进口注册证书的药品，未按照本法规定向允许药品进口的口岸所在地的药品监督管理部门登记备案的，给予警告，责令限期改正；逾期不改正的，撤销进口药品注册证书。

第八十二条 伪造、变造、买卖、出租、出借许可证或者药品批准证明文件的，没收违法所得，并处违法所得一倍以上三倍以下的罚款；没有违法所得的，处二万元以上十万元以下的罚款；情节严重的，并吊销卖方、出租方、出借方的《药品生产许可证》、《药品经营许可证》、《医疗机构制剂许可证》或者撤销药品批准证明文件；构成犯罪的，依法追究刑事责任。

第八十三条 违反本法规定，提供虚假的证明、文件资料样品或者采取其他欺骗手段取得《药品生产许可证》、《药品经营许可证》、《医疗机构制剂许可证》或者药品批准证明文件的，吊销《药品生产许可证》、《药品经营许可证》、《医疗机构制剂许可证》或者撤销药品批准证明文件，五年内不受理其申请，并处一万元以上三万元以下的罚款。

第八十四条 医疗机构将其配制的制剂在市场销售的，责令改正，没收违法销售的制剂，并处违法销售制剂货值金额一倍以上三倍以下的罚款；有违法所得的，没收违法所得。

第八十五条 药品经营企业违反本法第十八条、第十九条规定的，责令改正，给予警告；情节严重的，吊销《药品经营许可证》。

第八十六条 药品标识不符合本法第五十四条规定的，除依法应当按照假药、劣药论处的外，责令改正，给予警告；情节严重的，撤销该药品的批准证明文件。

第八十七条 药品检验机构出具虚假检验报告，构成犯罪的，依法追究刑事责任；不构成犯罪的，责令改正，给予警告，对单位并处三万元以上五万元以下的罚款；对直接负责的主管人员和其他直接责任人员依法给予降级、撤职、开除的处分，并处三万元以下的罚款；有违法所得的，没收违法所得；情节严重的，撤销其检验资格。药品检验机构出具的检验结果不实，造成损失的，应当承担相应的赔偿责任。

第八十八条 本法第七十三条至第八十七条规定的行政处罚，由县级以上药品监督管理部门按照国务院药品监督管理部门规定的职责分工决定；吊销《药品生产许可证》、《药品经营许可证》、《医疗机构制剂许可证》、医疗机构执业许可证书或者撤销药品批准证明文件的，由原发证、批准的部门决定。

第八十九条 违反本法第五十五条、第五十六条、第五十七条关于药品价格管理的规定的，依照《中华人民共和国价格法》的规定处罚。

第九十条 药品的生产企业、经营企业、医疗机构在药品购销中暗中给予、收受回扣或者其他利益的，药品的生产企业、经营企业或者其代理人给予使用其药品的医疗机构的负责人、药品采购人员、医师等有关人员以财物或者其他利益的，由工商行政管理部门处一万元以上二十万元以下的罚款，有违法所得的，予以没收；情节严重的，由工商行政管理部门吊销药品生产企业、药品经营企业的营业执照，并通知药品监督管理部门，由药品监督管理部门吊销其《药品生产许可证》、《药品经营许可证》；构成犯罪的，依法追究刑事责任。

第九十一条 药品的生产企业、经营企业的负责人、采购人员等有关人员在药品购销中收受其他生产企业、经营企业或者其代理人给予的财物或者其他利益的，依法给予处分，没收违法所得；构成犯罪的，依法追究刑事责任。

医疗机构的负责人、药品采购人员、医师等有关人员收受药品生产企业、药品经营企业或者其代理人给予的财物或者其他利益的，由卫生行政部门或者本单位给予处分，没收违法所得；对违法行为情节严重的执业医师，由卫生行政部门吊销其执业证书；构成犯罪的，依法追究刑事责任。

第九十二条 违反本法有关药品广告的管理规定的，依照《中华人民共和国广告法》的规定处罚，并由发给广告批准文号的药品监督管理部门撤销广告批准文号，一年内不受理该品种的广告审批申请；构成犯罪的，依法追究刑事责任。

药品监督管理部门对药品广告不依法履行审查职责，批准发布的广告有虚假或者其他违反法律、行政法规的内容的，对直接负责的主管人员和其他直接责任人员依法给予行政处分；构成犯罪的，依法追究刑事责任。

第九十三条 药品的生产企业、经营企业、医疗机构违反本法规定，给药品使用者造成损害的，依法承担赔偿责任。

第九十四条 药品监督管理部门违反本法规定，有下列行为之一的，由其上级主管机关或者监察机关责令收回违法发给的证书、撤销药品批准证明文件，对直接负责的主管人员和其他直接责任人员依法给予行政处分；构成犯罪的，依法追究刑事责任：

（一）对不符合《药品生产质量管理规范》、《药品经营质量管理规范》的企业发给符合有关规范的认证证书的，或者对取得认证证书的企业未按照规定履行跟踪检查的职责，对不符合认证条件的企业未依法责令其改正或者撤销其认证证书的；

（二）对不符合法定条件的单位发给《药品生产许可证》、《药品经营许可证》或者《医疗机构制剂许可证》的；

（三）对不符合进口条件的药品发给进口药品注册证书的；

（四）对不具备临床试验条件或者生产条件而批准进行临床试验、发给新药证书、发给药品批准文号的。

第九十五条 药品监督管理部门或者其设置的药品检验机构或者其确定的专业从事药品检验的机构参与药品生产经营活动的，由其上级机关或者监察机关责令改正，有违法收入的予以没收；情节严重的，对直接负责的主管人员和其他直接责任人员依法给予行政处分。

药品监督管理部门或者其设置的药品检验机构或者其确定的专业从事药品检验的机构的工作人员参与药品生产经营活动的，依法给予行政处分。

第九十六条 药品监督管理部门或者其设置、确定的药品检验机构在药品监督检验中违法收取检验费用的，由政府有关部门责令退还，对直接负责的主管人员和其他直接责任人员依法给予行政处分。对违法收取检验费用情节严重的药品检验机构，撤销其检验资格。

第九十七条 药品监督管理部门应当依法履行监督检查职责，监督已取得《药品生产许可证》、《药品经营许可证》的企业依照本法规定从事药品生产、经营活动。

已取得《药品生产许可证》、《药品经营许可证》的企业生产、销售假药、劣药的，除依法追究该企业的法律责任外，对有失职、渎职行为的药品监督管理部门直接负责的主管人员和其他直接责任人员依法给予行政处分；构成犯罪的，依法追究刑事责任。

第九十八条 药品监督管理部门对下级药品监督管理部门违反本法的行政行为，责令限期改正；逾期不改正的，有权予以改变或者撤销。

第九十九条 药品监督管理人员滥用职权、徇私舞弊、玩忽职守，构成犯罪的，依法追究刑事责任；尚不构成犯罪的，依法给予行政处分。

第一百条 依照本法被吊销《药品生产许可证》、《药品经营许可证》的，由药品监督管理部门通知工商行政管理部门办理变更或者注销登记。

第一百零一条 本章规定的货值金额以违法生产、销售药品的标价计算；没有标价的，按照同类药品的市场价格计算。

第十章　附　则

第一百零二条 本法下列用语的含义是：

药品，是指用于预防、治疗、诊断人的疾病，有目的地调节人的生理机能并规定有适应证或者功能主治、用法和用量的物质，包括中药材、中药饮片、中成药、化学原料药及其制剂、抗生素、生化药品、放射性药品、血清、疫苗、血液制品和诊断药品等。

辅料，是指生产药品和调配处方时所用的赋形剂和附加剂。

药品生产企业，是指生产药品的专营企业或者兼营企业。

药品经营企业，是指经营药品的专营企业或者兼营企业。

第一百零三条 中药材的种植、采集和饲养的管理办法，由国务院另行制定。

第一百零四条 国家对预防性生物制品的流通实行特殊管理。具体办法由国务院制定。

第一百零五条 中国人民解放军执行本法的具体办法，由国务院、中央军事委员会依据本法制定。

第一百零六条 本法自2001年12月1日起施行。

附录二 《药品经营质量管理规范（2012年修订）》

第一章 总 则

第一条 为加强药品经营质量管理，规范药品经营行为，保障人体用药安全、有效，根据《中华人民共和国药品管理法》、《中华人民共和国药品管理法实施条例》，制定本规范。

第二条 本规范是药品经营管理和质量控制的基本准则，企业应当在药品采购、储存、销售、运输等环节采取有效的质量控制措施，确保药品质量。

第三条 药品经营企业应当严格执行本规范。

药品生产企业销售药品、药品流通过程中其他涉及储存与运输药品的，也应当符合本规范相关要求。

第四条 药品经营企业应当坚持诚实守信，依法经营。禁止任何虚假、欺骗行为。

第二章 药品批发的质量管理

第一节 质量管理体系

第五条 企业应当依据有关法律法规及本规范的要求建立质量管理体系，确定质量方针，制定质量管理体系文件，开展质量策划、质量控制、质量保证、质量改进和质量风险管理等活动。

第六条 企业制定的质量方针文件应当明确企业总的质量目标和要求，并贯彻到药品经营活动的全过程。

第七条 企业质量管理体系应当与其经营范围和规模相适应，包括组织机构、人员、设施设备、质量管理体系文件及相应的计算机系统等。

第八条 企业应当定期以及在质量管理体系关键要素发生重大变化时，组织开展内审。

第九条 企业应当对内审的情况进行分析，依据分析结论制定相应的质量管理体系改进措施，不断提高质量控制水平，保证质量管理体系持续有效运行。

第十条 企业应当采用前瞻或回顾的方式，对药品流通过程中的质量风险进行评估、控制、沟通和审核。

第十一条 企业应当对药品供货单位、购货单位的质量管理体系进行评价，确认其质量保证能力和质量信誉，必要时进行实地考察。

第十二条 企业应当全员参与质量管理。各部门、岗位人员应当正确理解并履行职责，承担相应质量责任。

第二节 组织机构与质量管理职责

第十三条 企业应当设立与其经营活动和质量管理相适应的组织机构或岗位，明确规定其职责、权限及相互关系。

第十四条 企业负责人是药品质量的主要责任人，全面负责企业日常管理，负责提供必要的条件，保证质量管理部门和质量管理人员有效履行职责，确保企业实现质量目标并按照本规范要求经营药品。

第十五条 企业质量负责人应当由高层管理人员担任，全面负责药品质量管理工作，独立履行职责，在企业内部对药品质量管理具有裁决权。

第十六条 企业应当设立质量管理部门，有效开展质量管理工作。质量管理部门的职责不得由其他部门及人员履行。

第十七条 质量管理部门应当履行以下职责：

（一）督促相关部门和岗位人员执行药品管理的法律法规及本规范；

（二）组织制订质量管理体系文件，并指导、监督文件的执行；

（三）负责对供货单位和购货单位的合法性、购进药品的合法性以及供货单位销售人员、购货单位采购人员的合法资格进行审核，并根据审核内容的变化进行动态管理；

（四）负责质量信息的收集和管理，并建立药品质量档案；

（五）负责药品的验收，指导并监督药品采购、储存、养护、销售、退货、运输等环节的质量管理工作；

（六）负责不合格药品的确认，对不合格药品的处理过程实施监督；

（七）负责药品质量投诉和质量事故的调查、处理及报告；

（八）负责假劣药品的报告；

（九）负责药品质量查询；

（十）负责指导设定计算机系统质量控制功能；

（十一）负责计算机系统操作权限的审核和质量管理基础数据的建立及更新；

（十二）组织验证、校准相关设施设备；

（十三）负责药品召回的管理；

（十四）负责药品不良反应的报告；

（十五）组织质量管理体系的内审和风险评估；

（十六）组织对药品供货单位及购货单位质量管理体系和服务质量的考察和评价；

（十七）组织对被委托运输的承运方运输条件和质量保障能力的审查；

（十八）协助开展质量管理教育和培训；

（十九）其他应当由质量管理部门履行的职责。

第三节 人员与培训

第十八条 企业从事药品经营和质量管理工作的人员，应当符合有关法律法规及本规范规定的资格要求，不得有相关法律法规禁止从业的情形。

第十九条 企业负责人应当具有大学专科以上学历或中级以上专业技术职称，经过基本的药学专业知识培训，熟悉有关药品管理的法律法规及本规范。

第二十条 企业质量负责人应当具有大学本科以上学历、执业药师资格和3年以上药品经营质量管理工作经历，在质量管理工作中具备正确判断和保障实施的能力。

第二十一条 企业质量管理部门负责人应当具有执业药师资格和3年以上药品经营质量管理工作经历，能独立解决经营过程中的质量问题。

第二十二条 企业应当配备符合以下资格要求的质量管理、验收及养护等岗位人员：

（一）从事质量管理工作的，应当具有药学中专或医学、生物、化学等相关专业大学专科以上学历或具有药学初级以上专业技术职称。

（二）从事验收、养护工作的，应当具有药学或医学、生物、化学等相关专业中专以上学历或具有药学初级以上专业技术职称。

（三）从事中药材、中药饮片验收工作的，应当具有中药专业中专以上学历或具有中药学中级以上专业技术职称；从事中药材、中药饮片养护工作的，应当具有中药专业中专以上学历或具有中药学初级以上专业技术职称；直接收购地产中药材的，验收人员应当具有中药学中级以上专业技术职称。

经营疫苗的企业还应当配备2名以上专业技术人员专门负责疫苗质量管理和验收工作，专业技术人员应当具有预防医学、药学、微生物或医学等专业本科以上学历及中级以上专业技术职称，并有3年以上从事疫苗管理或技术工作经历。

第二十三条 从事质量管理、验收工作的人员应当在职在岗，不得兼职其他业务工作。

第二十四条 从事采购工作的人员应当具有药学或医学、生物、化学等相关专业中专以上学历，从事销售、储存等工作的人员应当具有高中以上文化程度。

第二十五条 企业应当对各岗位人员进行与其职责和工作内容相关的岗前培训和继续培训，以符合本规范要求。

第二十六条 培训内容应当包括相关法律法规、药品专业知识及技能、质量管理制度、职责及岗位操作规程等。

第二十七条 企业应当按照培训管理制度制定年度培训计划并开展培训，使相关人员能正确理解并履行职责。培训工作应当做好记录并建立档案。

第二十八条 从事特殊管理的药品和冷藏冷冻药品的储存、运输等工作的人员，应当接受相关法律法规和专业知识培训并经考核合格后方可上岗。

第二十九条 企业应当制定员工个人卫生管理制度，储存、运输等岗位人员的着装应当符合劳动保护和产品防护的要求。

第三十条 质量管理、验收、养护、储存等直接接触药品岗位的人员应当进行岗前及年度健康检查，并建立健康档案。患有传染病或其他可能污染药品的疾病的，不得从事直接接触药品的工作。身体条件不符合相应岗位特定要求的，不得从事相关工作。

第四节 质量管理体系文件

第三十一条 企业制定质量管理体系文件应当符合企业实际。文件包括质量管理制度、部门及岗位职责、操作规程、档案、报告、记录和凭证等。

第三十二条 文件的起草、修订、审核、批准、分发、保管，以及修改、撤销、替换、销毁等应当按照文件管理操作规程进行，并保存相关记录。

第三十三条 文件应当标明题目、种类、目的以及文件编号和版本号。文字应当准确、清晰、易懂。

文件应当分类存放，便于查阅。

第三十四条 企业应当定期审核、修订文件，使用的文件应当为现行有效的文本，已废止或失效的文件除留档备查外，不得在工作现场出现。

第三十五条 企业应当保证各岗位获得与其工作内容相对应的必要文件，并严格按照规定开展工作。

第三十六条 质量管理制度应当包括以下内容：

（一）质量管理体系内审的规定；

（二）质量否决权的规定；

（三）质量管理文件的管理；

（四）质量信息的管理；

（五）供货单位、购货单位、供货单位销售人员及购货单位采购人员等资格审核的规定；

（六）药品采购、收货、验收、储存、养护、销售、出库、运输的管理；

（七）特殊管理的药品的规定；

（八）药品有效期的管理；

（九）不合格药品、药品销毁的管理；

（十）药品退货的管理；

（十一）药品召回的管理；

（十二）质量查询的管理；

（十三）质量事故、质量投诉的管理；

（十四）药品不良反应报告的规定；

（十五）环境卫生、人员健康的规定；

（十六）质量方面的教育、培训及考核的规定；

（十七）设施设备的保管、维护管理；

（十八）设施设备验证和校准的管理；

（十九）记录和凭证的管理；

（二十）计算机系统的管理；

（二十一）执行药品电子监管的规定；

（二十二）其他应当规定的内容。

第三十七条 部门及岗位职责应当包括：

（一）质量管理、采购、储存、销售、运输、财务和信息管理等部门职责；

（二）企业负责人、质量负责人及质量管理、采购、储存、销售、运输、财务和信息管理等部门负责人的岗位职责；

（三）质量管理、采购、收货、验收、储存、养护、销售、出库复核、运输、财务、信息管理等岗位职责；

（四）与药品经营相关的其他岗位职责。

第三十八条 企业应当制定药品采购、收货、验收、储存、养护、销售、出库复核、运输等环节及计算机系统的操作规程。

第三十九条 企业应当建立药品采购、验收、养护、销售、出库复核、销后退回和购进退出、运输、储运温湿度监测、不合格药品处理等相关记录，做到真实、完整、准确、有效和可追溯。

第四十条 通过计算机系统记录数据时，有关人员应当按照操作规程，通过授权及密码登录后方可进行数据的录入或复核；数据的更改应当经质量管理部门审核并在其监督下进行，更改过程应当留有记录。

第四十一条 书面记录及凭证应当及时填写，并做到字迹清晰，不得随意涂改，不得撕毁。更改记录的，应当注明理由、日期并签名，保持原有信息清晰可辨。

第四十二条 记录及凭证应当至少保存5年。疫苗、特殊管理的药品的记录及凭证按相关规定保存。

第五节 设施与设备

第四十三条 企业应当具有与其药品经营范围、经营规模相适应的经营场所和库房。

第四十四条 库房的选址、设计、布局、建造、改造和维护应当符合药品储存的要求，防止药品的污染、交叉污染、混淆和差错。

第四十五条 药品储存作业区、辅助作业区应当与办公区和生活区分开一定距离或有隔离措施。

第四十六条 库房的规模及条件应当满足药品的合理、安全储存，并达到以下要求，便于开展储存作业：

（一）库房内外环境整洁，无污染源，库区地面硬化或绿化；

（二）库房内墙、顶光洁，地面平整，门窗结构严密；

（三）库房有可靠的安全防护措施，能够对无关人员进入实行可控管理，防止药品被盗、替换或混入假药；

（四）有防止室外装卸、搬运、接收、发运等作业受异常天气影响的措施。

第四十七条 库房应当配备以下设施设备：

（一）药品与地面之间有效隔离的设备；

（二）避光、通风、防潮、防虫、防鼠等设备；

（三）有效调控温湿度及室内外空气交换的设备；

（四）自动监测、记录库房温湿度的设备；

（五）符合储存作业要求的照明设备；

（六）用于零货拣选、拼箱发货操作及复核的作业区域和设备；

（七）包装物料的存放场所；

（八）验收、发货、退货的专用场所；

（九）不合格药品专用存放场所；

（十）经营特殊管理的药品有符合国家规定的储存设施。

第四十八条 经营中药材、中药饮片的，应当有专用的库房和养护工作场所，直接收购地产中药材的应当设置中药样品室（柜）。

第四十九条　经营冷藏、冷冻药品的，应当配备以下设施设备：

（一）与其经营规模和品种相适应的冷库，经营疫苗的应当配备两个以上独立冷库；

（二）用于冷库温度自动监测、显示、记录、调控、报警的设备；

（三）冷库制冷设备的备用发电机组或双回路供电系统；

（四）对有特殊低温要求的药品，应当配备符合其储存要求的设施设备；

（五）冷藏车及车载冷藏箱或保温箱等设备。

第五十条　运输药品应当使用封闭式货物运输工具。

第五十一条　运输冷藏、冷冻药品的冷藏车及车载冷藏箱、保温箱应当符合药品运输过程中对温度控制的要求。冷藏车具有自动调控温度、显示温度、存储和读取温度监测数据的功能；冷藏箱及保温箱具有外部显示或采集箱体内温度数据的功能。

第五十二条　储存、运输设施设备的定期检查、清洁和维护应当由专人负责，并建立记录和档案。

第六节　校准与验证

第五十三条　企业应当按照国家有关规定，对计量器具、温湿度监测设备等定期进行校准或检定。

企业应当对冷库、储运温湿度监测系统以及冷藏运输等设施设备进行使用前验证、定期验证及停用时间超过规定时限的验证。

第五十四条　企业应当根据相关验证管理制度，形成验证控制文件，包括验证方案、报告、评价、偏差处理和预防措施等。

第五十五条　验证应当按照预先确定和批准的方案实施，验证报告应当经过审核和批准，验证文件应当存档。

第五十六条　企业应当根据验证确定的参数及条件，正确、合理使用相关设施设备。

第七节　计算机系统

第五十七条　企业应当建立能够符合经营全过程管理及质量控制要求的计算机系统，实现药品质量可追溯，并满足药品电子监管的实施条件。

第五十八条　企业计算机系统应当符合以下要求：

（一）有支持系统正常运行的服务器和终端机；

（二）有安全、稳定的网络环境，有固定接入互联网的方式和安全可靠的信息平台；

（三）有实现部门之间、岗位之间信息传输和数据共享的局域网；

（四）有药品经营业务票据生成、打印和管理功能；

（五）有符合本规范要求及企业管理实际需要的应用软件和相关数据库。

第五十九条　各类数据的录入、修改、保存等操作应当符合授权范围、操作规程和管理制度的要求，保证数据原始、真实、准确、安全和可追溯。

第六十条　计算机系统运行中涉及企业经营和管理的数据应当采用安全、可靠的方式储存并按日备份，备份数据应当存放在安全场所，记录类数据的保存时限应当符合本规范第四十二条的要求。

第八节　采　购

第六十一条　企业的采购活动应当符合以下要求：

（一）确定供货单位的合法资格；

（二）确定所购入药品的合法性；

（三）核实供货单位销售人员的合法资格；

（四）与供货单位签订质量保证协议。

采购中涉及的首营企业、首营品种，采购部门应当填写相关申请表格，经过质量管理部门和企业质量负责人的审核批准。必要时应当组织实地考察，对供货单位质量管理体系进行评价。

第六十二条 对首营企业的审核，应当查验加盖其公章原印章的以下资料，确认真实、有效：

（一）《药品生产许可证》或《药品经营许可证》复印件；

（二）营业执照及其年检证明复印件；

（三）《药品生产质量管理规范》认证证书或《药品经营质量管理规范》认证证书复印件；

（四）相关印章、随货同行单（票）样式；

（五）开户户名、开户银行及账号；

（六）《税务登记证》和《组织机构代码证》复印件。

第六十三条 采购首营品种应当审核药品的合法性，索取加盖供货单位公章原印章的药品生产或进口批准证明文件复印件并予以审核，审核无误的方可采购。

以上资料应当归入药品质量档案。

第六十四条 企业应当核实、留存供货单位销售人员以下资料：

（一）加盖供货单位公章原印章的销售人员身份证复印件。

（二）加盖供货单位公章原印章和法定代表人印章或签名的授权书。授权书应当载明被授权人姓名、身份证号码，以及授权销售的品种、地域、期限。

（三）供货单位及供货品种相关资料。

第六十五条 企业与供货单位签订的质量保证协议至少包括以下内容：

（一）明确双方质量责任；

（二）供货单位应当提供符合规定的资料且对其真实性、有效性负责；

（三）供货单位应当按照国家规定开具发票；

（四）药品质量符合药品标准等有关要求；

（五）药品包装、标签、说明书符合有关规定；

（六）药品运输的质量保证及责任；

（七）质量保证协议的有效期限。

第六十六条 采购药品时，企业应当向供货单位索取发票。发票应当列明药品的通用名称、规格、单位、数量、单价、金额等；不能全部列明的，应当附《销售货物或者提供应税劳务清单》，并加盖供货单位发票专用章原印章、注明税票号码。

第六十七条 发票上的购、销单位名称及金额、品名应当与付款流向及金额、品名一致，并与财务账目内容相对应。发票按有关规定保存。

第六十八条 采购药品应当建立采购记录。采购记录应当有药品的通用名称、剂型、规格、生产厂商、供货单位、数量、价格、购货日期等内容，采购中药材、中药饮片的还应当标明产地。

第六十九条 发生灾情、疫情、突发事件或临床紧急救治等特殊情况，以及其他符合国家有关规定的情形，企业可采用直调方式购销药品，即将已采购的药品不入本企业仓库，直接从供货单位发送到购货单位，并建立专门的采购记录，保证有效的质量跟踪和追溯。

第七十条 采购特殊管理的药品，应当严格按照国家有关规定进行。

第七十一条 企业应当定期对药品采购的整体情况进行综合质量评审，建立药品质量评审和供货单位质量档案，并进行动态跟踪管理。

第九节 收货与验收

第七十二条 企业应当按照规定的程序和要求对到货药品逐批进行收货、验收，防止不合格药品入库。

第七十三条 药品到货时，收货人员应当核实运输方式是否符合要求，并对照随货同行单（票）和采购记录核对药品，做到票、账、货相符。

随货同行单（票）应当包括供货单位、生产厂商、药品的通用名称、剂型、规格、批号、数量、收货单位、收货地址、发货日期等内容，并加盖供货单位药品出库专用章原印章。

第七十四条 冷藏、冷冻药品到货时，应当对其运输方式及运输过程的温度记录、运输时间等质量控制状况进行重点检查并记录。不符合温度要求的应当拒收。

第七十五条 收货人员对符合收货要求的药品，应当按品种特性要求放于相应待验区域，或设置状态标志，通知验收。冷藏、冷冻药品应当在冷库内待验。

第七十六条 验收药品应当按照药品批号查验同批号的检验报告书。供货单位为批发企业的，检验报告书应当加盖其质量管理专用章原印章。检验报告书的传递和保存可以采用电子数据形式，但应当保证其合法性和有效性。

第七十七条 企业应当按照验收规定，对每次到货药品进行逐批抽样验收，抽取的样品应当具有代表性。

（一）同一批号的药品应当至少检查一个最小包装，但生产企业有特殊质量控制要求或打开最小包装可能影响药品质量的，可不打开最小包装；

（二）破损、污染、渗液、封条损坏等包装异常以及零货、拼箱的，应当开箱检查至最小包装；

（三）外包装及封签完整的原料药、实施批签发管理的生物制品，可不开箱检查。

第七十八条 验收人员应当对抽样药品的外观、包装、标签、说明书以及相关的证明文件等逐一进行检查、核对；验收结束后，应当将抽取的完好样品放回原包装箱，加封并标示。

第七十九条 特殊管理的药品应当按照相关规定在专库或专区内验收。

第八十条 验收药品应当做好验收记录，包括药品的通用名称、剂型、规格、批准文号、批号、生产日期、有效期、生产厂商、供货单位、到货数量、到货日期、验收合格数量、验收结果等内容。验收人员应当在验收记录上签署姓名和验收日期。

中药材验收记录应当包括品名、产地、供货单位、到货数量、验收合格数量等内容。中药饮片验收记录应当包括品名、规格、批号、产地、生产日期、生产厂商、供货单位、到货数量、验收合格数量等内容，实施批准文号管理的中药饮片还应当记录批准文号。

验收不合格的还应当注明不合格事项及处置措施。

第八十一条 对实施电子监管的药品，企业应当按规定进行药品电子监管码扫码，并及时将数据上传至中国药品电子监管网系统平台。

第八十二条 企业对未按规定加印或加贴中国药品电子监管码，或监管码的印刷不符合规定要求的，应当拒收。监管码信息与药品包装信息不符的，应当及时向供货单位查询，未得到确认之前不得入库，必要时向当地药品监督管理部门报告。

第八十三条 企业应当建立库存记录，验收合格的药品应当及时入库登记；验收不合格的，不得入库，并由质量管理部门处理。

第八十四条 企业按本规范第六十九条规定进行药品直调的，可委托购货单位进行药品验收。购货单位应当严格按照本规范的要求验收药品和进行药品电子监管码的扫码与数据上传，并建立专门的直调药品验收记录。验收当日应当将验收记录相关信息传递给直调企业。

第十节 储存与养护

第八十五条 企业应当根据药品的质量特性对药品进行合理储存，并符合以下要求：

（一）按包装标示的温度要求储存药品，包装上没有标示具体温度的，按照《中华人民共和国药典》规定的贮藏要求进行储存；

（二）储存药品相对湿度为35%～75%；

（三）在人工作业的库房储存药品，按质量状态实行色标管理：合格药品为绿色，不合格药品为红色，待确定药品为黄色；

（四）储存药品应当按照要求采取避光、遮光、通风、防潮、防虫、防鼠等措施；

（五）搬运和堆码药品应当严格按照外包装标示要求规范操作，堆码高度符合包装图示要求，避免损坏药品包装；

（六）药品按批号堆码，不同批号的药品不得混垛，垛间距不小于5厘米，与库房内墙、顶、温度调控设备及管道等设施间距不小于30厘米，与地面间距不小于10厘米；

（七）药品与非药品、外用药与其他药品分开存放，中药材和中药饮片分库存放；

（八）特殊管理的药品应当按照国家有关规定储存；

（九）拆除外包装的零货药品应当集中存放；

（十）储存药品的货架、托盘等设施设备应当保持清洁，无破损和杂物堆放；

（十一）未经批准的人员不得进入储存作业区，仓储作业人员不得有影响药品质量和安全的行为；

（十二）药品储存作业区内不得存放与储存管理无关的物品。

第八十六条 养护人员应当根据库房条件、外部环境、药品质量特性等对药品进行养护，主要内容是：

（一）指导和督促储存人员对药品进行合理储存与作业。

（二）检查并改善储存条件、防护措施、卫生环境。

（三）对库房温湿度进行有效监测、调控。

（四）按照养护计划对库存药品的外观、包装等质量状况进行检查，并建立养护记录。

对储存条件有特殊要求的或有效期较短的品种应当进行重点养护。

（五）发现有问题的药品应当及时在计算机系统中锁定和记录，并通知质量管理部门处理。

（六）对中药材和中药饮片应当按其特性采取有效方法进行养护并记录，所采取的养护方法不得对药品造成污染。

（七）定期汇总、分析养护信息。

第八十七条 企业应当采用计算机系统对库存药品的有效期进行自动跟踪和控制，采取近效期预警及超过有效期自动锁定等措施，防止过期药品销售。

第八十八条 药品因破损而导致液体、气体、粉末泄漏时，应当迅速采取安全处理措施，防止对储存环境和其他药品造成污染。

第八十九条 对质量可疑的药品应当立即采取停售措施，并在计算机系统中锁定，同时报告质量管理部门确认。对存在质量问题的药品应当采取以下措施：

（一）存放于标志明显的专用场所，并有效隔离，不得销售；

（二）怀疑为假药的，及时报告药品监督管理部门；

（三）属于特殊管理的药品，按照国家有关规定处理；

（四）不合格药品的处理过程应当有完整的手续和记录；

（五）对不合格药品应当查明并分析原因，及时采取预防措施。

第九十条 企业应当对库存药品定期盘点，做到账、货相符。

第十一节 销 售

第九十一条 企业应当将药品销售给合法的购货单位，并对购货单位的证明文件、采购人员及提货人员的身份证明进行核实，保证药品销售流向真实、合法。

第九十二条 企业应当严格审核购货单位的生产范围、经营范围或诊疗范围，并按照相应的范围销售药品。

第九十三条 企业销售药品，应当如实开具发票，做到票、账、货、款一致。

第九十四条 企业应当做好药品销售记录。销售记录应当包括药品的通用名称、规格、剂型、批号、有效期、生产厂商、购货单位、销售数量、单价、金额、销售日期等内容。按照本规范第六十九条规定进行药品直调的，应当建立专门的销售记录。

中药材销售记录应当包括品名、规格、产地、购货单位、销售数量、单价、金额、销售日期等内容；中药饮片销售记录应当包括品名、规格、批号、产地、生产厂商、购货单位、销售数量、单价、金额、销售日期等内容。

第九十五条 销售特殊管理的药品以及国家有专门管理要求的药品，应当严格按照国家有关规定执行。

第十二节 出 库

第九十六条 出库时应当对照销售记录进行复核。发现以下情况不得出库，并报告质量管理部门处理：

（一）药品包装出现破损、污染、封口不牢、衬垫不实、封条损坏等问题；

（二）包装内有异常响动或液体渗漏；

（三）标签脱落、字迹模糊不清或标识内容与实物不符；

（四）药品已超过有效期；

（五）其他异常情况的药品。

第九十七条 药品出库复核应当建立记录，包括购货单位、药品的通用名称、剂型、规格、数量、批号、有效期、生产厂商、出库日期、质量状况和复核人员等内容。

第九十八条 特殊管理的药品出库应当按照有关规定进行复核。

第九十九条 药品拼箱发货的代用包装箱应当有醒目的拼箱标志。

第一百条 药品出库时，应当附加盖企业药品出库专用章原印章的随货同行单（票）。

企业按照本规范第六十九条规定直调药品的，直调药品出库时，由供货单位开具两份随货同行单（票），分别发往直调企业和购货单位。随货同行单（票）的内容应当符合本规范第七十三条第二款的要求，还应当标明直调企业名称。

第一百零一条 冷藏、冷冻药品的装箱、装车等项作业，应当由专人负责并符合以下要求：

（一）车载冷藏箱或保温箱在使用前应当达到相应的温度要求；

（二）应当在冷藏环境下完成冷藏、冷冻药品的装箱、封箱工作；

（三）装车前应当检查冷藏车辆的启动、运行状态，达到规定温度后方可装车；

（四）启运时应当做好运输记录，内容包括运输工具和启运时间等。

第一百零二条 对实施电子监管的药品，应当在出库时进行扫码和数据上传。

第十三节 运输与配送

第一百零三条 企业应当按照质量管理制度的要求，严格执行运输操作规程，并采取有效措施保证运输过程中的药品质量与安全。

第一百零四条 运输药品，应当根据药品的包装、质量特性并针对车况、道路、天气等因素，选用适宜的运输工具，采取相应措施防止出现破损、污染等问题。

第一百零五条 发运药品时，应当检查运输工具，发现运输条件不符合规定的，不得发运。运输药品过程中，运载工具应当保持密闭。

第一百零六条 企业应当严格按照外包装标示的要求搬运、装卸药品。

第一百零七条 企业应当根据药品的温度控制要求，在运输过程中采取必要的保温或冷藏、冷冻措施。

运输过程中，药品不得直接接触冰袋、冰排等蓄冷剂，防止对药品质量造成影响。

第一百零八条 在冷藏、冷冻药品运输途中，应当实时监测并记录冷藏车、冷藏箱或保温箱内的温度数据。

第一百零九条 企业应当制定冷藏、冷冻药品运输应急预案，对运输途中可能发生的设备故障、异常天气影响、交通拥堵等突发事件，能够采取相应的应对措施。

第一百一十条 企业委托其他单位运输药品的，应当对承运方运输药品的质量保障能力进行审计，索取运输车辆的相关资料，符合本规范运输设施设备条件和要求的方可委托。

第一百一十一条 企业委托运输药品应当与承运方签订运输协议，明确药品质量责任、遵守运输操作规程和在途时限等内容。

第一百一十二条 企业委托运输药品应当有记录，实现运输过程的质量追溯。记录至少包括发货时间、发货地址、收货单位、收货地址、货单号、药品件数、运输方式、委托经办人、承运单位，采用车辆运输的还应当载明车牌号，并留存驾驶人员的驾驶证复印件。记录应当至少保存5年。

第一百一十三条 已装车的药品应当及时发运并尽快送达。委托运输的，企业应当要求并监督承运方严格履行委托运输协议，防止因在途时间过长影响药品质量。

第一百一十四条 企业应当采取运输安全管理措施，防止在运输过程中发生药品盗抢、遗失、调换等事故。

第一百一十五条 特殊管理的药品的运输应当符合国家有关规定。

第十四节　售后管理

第一百一十六条 企业应当加强对退货的管理，保证退货环节药品的质量和安全，防止混入假冒药品。

第一百一十七条 企业应当按照质量管理制度的要求，制定投诉管理操作规程，内容包括投诉渠道及方式、档案记录、调查与评估、处理措施、反馈和事后跟踪等。

第一百一十八条 企业应当配备专职或兼职人员负责售后投诉管理，对投诉的质量问题查明原因，采取有效措施及时处理和反馈，并做好记录，必要时应当通知供货单位及药品生产企业。

第一百一十九条 企业应当及时将投诉及处理结果等信息记入档案，以便查询和跟踪。

第一百二十条 企业发现已售出药品有严重质量问题，应当立即通知购货单位停售、追回并做好记录，同时向药品监督管理部门报告。

第一百二十一条 企业应当协助药品生产企业履行召回义务，按照召回计划的要求及时传达、反馈药品召回信息，控制和收回存在安全隐患的药品，并建立药品召回记录。

第一百二十二条 企业质量管理部门应当配备专职或兼职人员，按照国家有关规定承担药品不良反应监测和报告工作。

第三章　药品零售的质量管理

第一节　质量管理与职责

第一百二十三条 企业应当按照有关法律法规及本规范的要求制定质量管理文件，开展质量管理活动，确保药品质量。

第一百二十四条 企业应当具有与其经营范围和规模相适应的经营条件，包括组织机构、人员、设施设备、质量管理文件，并按照规定设置计算机系统。

第一百二十五条 企业负责人是药品质量的主要责任人，负责企业日常管理，负责提供必要的条件，保证质量管理部门和质量管理人员有效履行职责，确保企业按照本规范要求经营药品。

第一百二十六条 企业应当设置质量管理部门或配备质量管理人员，履行以下职责：

（一）督促相关部门和岗位人员执行药品管理的法律法规及本规范；

（二）组织制订质量管理文件，并指导、监督文件的执行；

（三）负责对供货单位及其销售人员资格证明的审核；

（四）负责对所采购药品合法性的审核；

（五）负责药品的验收，指导并监督药品采购、储存、陈列、销售等环节的质量管理工作；

（六）负责药品质量查询及质量信息管理；

（七）负责药品质量投诉和质量事故的调查、处理及报告；

（八）负责对不合格药品的确认及处理；

（九）负责假劣药品的报告；

（十）负责药品不良反应的报告；

（十一）开展药品质量管理教育和培训；

（十二）负责计算机系统操作权限的审核、控制及质量管理基础数据的维护；

（十三）负责组织计量器具的校准及检定工作；

（十四）指导并监督药学服务工作；

（十五）其他应当由质量管理部门或质量管理人员履行的职责。

第二节　人员管理

第一百二十七条　企业从事药品经营和质量管理工作的人员，应当符合有关法律法规及本规范规定的资格的要求，不得有相关法律法规禁止从业的情形。

第一百二十八条　企业法定代表人或企业负责人应当具备执业药师资格。

企业应当按照国家有关规定配备执业药师，负责处方审核，指导合理用药。

第一百二十九条　质量管理、验收、采购人员应当具有药学或医学、生物、化学等相关专业学历或具有药学专业技术职称。从事中药饮片质量管理、验收、采购人员应当具有中药学中专以上学历或具有中药学专业初级以上专业技术职称。

营业员应当具有高中以上文化程度或符合省级药品监督管理部门规定的条件。中药饮片调剂人员应当具有中药学中专以上学历或具备中药调剂员资格。

第一百三十条　企业各岗位人员应当接受相关法律法规及药品专业知识与技能的岗前培训和继续培训，以符合本规范要求。

第一百三十一条　企业应当按照培训管理制度制定年度培训计划并开展培训，使相关人员能正确理解并履行职责。培训工作应当做好记录并建立档案。

第一百三十二条　企业应当为销售特殊管理的药品、国家有专门管理要求的药品、冷藏药品的人员接受相应培训提供条件，使其掌握相关法律法规和专业知识。

第一百三十三条　在营业场所内，企业工作人员应当穿着整洁、卫生的工作服。

第一百三十四条　企业应当对直接接触药品岗位的人员进行岗前及年度健康检查，并建立健康档案。患有传染病或其他可能污染药品的疾病的，不得从事直接接触药品的工作。

第一百三十五条　在药品储存、陈列等区域不得存放与经营活动无关的物品及私人用品，在工作区域内不得有任何影响药品质量和安全的行为。

第三节　文　件

第一百三十六条　企业应当按照有关法律法规及本规范规定，制定符合企业实际的质量管理文件。文件包括质量管理制度、岗位职责、操作规程、档案、记录和凭证等，并对质量管理文件定期审核、及时修订。

第一百三十七条　企业应当采取措施确保各岗位人员正确理解质量管理文件的内容，保证质量管理文件有效执行。

第一百三十八条　药品零售质量管理制度应当包括以下内容：

（一）药品采购、验收、陈列、销售等环节的管理，设置库房的还应当包括储存、养护的管理；

（二）供货单位和采购品种的审核；

（三）处方药销售的管理；

（四）药品拆零的管理；

（五）特殊管理的药品和国家有专门管理要求的药品的管理；

（六）记录和凭证的管理；

（七）收集和查询质量信息的管理；

（八）质量事故、质量投诉的管理；

（九）中药饮片处方审核、调配、核对的管理；

（十）药品有效期的管理；

（十一）不合格药品、药品销毁的管理；

（十二）环境卫生、人员健康的规定；

（十三）提供用药咨询、指导合理用药等药学服务的管理；

（十四）人员培训及考核的规定；

（十五）药品不良反应报告的规定；

（十六）计算机系统的管理；

（十七）执行药品电子监管的规定；

（十八）其他应当规定的内容。

第一百三十九条 企业应当明确企业负责人、质量管理、采购、验收、营业员以及处方审核、调配等岗位的职责，设置库房的还应当包括储存、养护等岗位职责。

第一百四十条 质量管理岗位、处方审核岗位的职责不得由其他岗位人员代为履行。

第一百四十一条 药品零售操作规程应当包括：

（一）药品采购、验收、销售；

（二）处方审核、调配、核对；

（三）中药饮片处方审核、调配；

（四）药品拆零销售；

（五）特殊管理的药品和国家有专门管理要求的药品的销售；

（六）营业场所药品陈列及检查；

（七）营业场所冷藏药品的存放；

（八）计算机系统的操作和管理；

（九）设置库房的还应当包括储存和养护的程序。

第一百四十二条 企业应当建立药品采购、验收、销售、陈列检查、温湿度监测、不合格药品处理等相关记录，做到真实、完整、准确、有效和可追溯。

第一百四十三条 记录及相关凭证应当至少保存5年。特殊管理的药品的记录及凭证按相关规定保存。

第一百四十四条 通过计算机系统记录数据时，相关岗位人员应当按照操作规程，通过授权及密码登录计算机系统，进行数据的录入，保证数据原始、真实、准确、安全和可追溯。

第一百四十五条 电子记录数据应当以安全、可靠方式定期备份。

第四节 设施与设备

第一百四十六条 企业的营业场所应当与其药品经营范围、经营规模相适应，并与药品储存、办公、生活辅助及其他区域分开。

第一百四十七条 营业场所应当具有相应设施或采取其他有效措施，避免药品受室外环境的影响，并做到宽敞、明亮、整洁、卫生。

第一百四十八条 营业场所应当有以下营业设备：

（一）货架和柜台；

（二）监测、调控温度的设备；

（三）经营中药饮片的，有存放饮片和处方调配的设备；

（四）经营冷藏药品的，有专用冷藏设备；

（五）经营第二类精神药品、毒性中药品种和罂粟壳的，有符合安全规定的专用存放设备；

（六）药品拆零销售所需的调配工具、包装用品。

第一百四十九条 企业应当建立能够符合经营和质量管理要求的计算机系统，并满足药品电子监管的实施条件。

第一百五十条 企业设置库房的，应当做到库房内墙、顶光洁，地面平整，门窗结构严密；有可靠的安全防护、防盗等措施。

第一百五十一条 仓库应当有以下设施设备：

（一）药品与地面之间有效隔离的设备；

（二）避光、通风、防潮、防虫、防鼠等设备；

（三）有效监测和调控温湿度的设备；

（四）符合储存作业要求的照明设备；

（五）验收专用场所；

（六）不合格药品专用存放场所；

（七）经营冷藏药品的，有与其经营品种及经营规模相适应的专用设备。

第一百五十二条 经营特殊管理的药品应当有符合国家规定的储存设施。

第一百五十三条 储存中药饮片应当设立专用库房。

第一百五十四条 企业应当按照国家有关规定，对计量器具、温湿度监测设备等定期进行校准或检定。

第五节 采购与验收

第一百五十五条 企业采购药品，应当符合本规范第二章第八节的相关规定。

第一百五十六条 药品到货时，收货人员应当按采购记录，对照供货单位的随货同行单（票）核实药品实物，做到票、账、货相符。

第一百五十七条 企业应当按规定的程序和要求对到货药品逐批进行验收，并按照本规范第八十条规定做好验收记录。

验收抽取的样品应当具有代表性。

第一百五十八条 冷藏药品到货时，应当按照本规范第七十四条规定进行检查。

第一百五十九条 验收药品应当按照本规范第七十六条规定查验药品检验报告书。

第一百六十条 特殊管理的药品应当按照相关规定进行验收。

第一百六十一条 验收合格的药品应当及时入库或上架，实施电子监管的药品，还应当按照本规范第八十一条、第八十二条的规定进行扫码和数据上传；验收不合格的，不得入库或上架，并报告质量管理人员处理。

第六节 陈列与储存

第一百六十二条 企业应当对营业场所温度进行监测和调控，以使营业场所的温度符合常温要求。

第一百六十三条 企业应当定期进行卫生检查，保持环境整洁。存放、陈列药品的设备应当保持清洁卫生，不得放置与销售活动无关的物品，并采取防虫、防鼠等措施，防止污染药品。

第一百六十四条 药品的陈列应当符合以下要求：

（一）按剂型、用途以及储存要求分类陈列，并设置醒目标志，类别标签字迹清晰、放置准确。

（二）药品放置于货架（柜），摆放整齐有序，避免阳光直射。

（三）处方药、非处方药分区陈列，并有处方药、非处方药专用标识。

（四）处方药不得采用开架自选的方式陈列和销售。

（五）外用药与其他药品分开摆放。

（六）拆零销售的药品集中存放于拆零专柜或专区。

（七）第二类精神药品、毒性中药品种和罂粟壳不得陈列。

（八）冷藏药品放置在冷藏设备中，按规定对温度进行监测和记录，并保证存放温度符合要求。

（九）中药饮片柜斗谱的书写应当正名正字；装斗前应当复核，防止错斗、串斗；应当定期清斗，防止饮片生虫、发霉、变质；不同批号的饮片装斗前应当清斗并记录。

（十）经营非药品应当设置专区，与药品区域明显隔离，并有醒目标志。

第一百六十五条 企业应当定期对陈列、存放的药品进行检查，重点检查拆零药品和易变质、近效期、摆放时间较长的药品以及中药饮片。发现有质量疑问的药品应当及时撤柜，停止销售，由质量管理人员确认和处理，并保留相关记录。

第一百六十六条 企业应当对药品的有效期进行跟踪管理，防止近效期药品售出后可能发生的过期使用。

第一百六十七条 企业设置库房的，库房的药品储存与养护管理应当符合本规范第二章第十节的相关规定。

第七节 销售管理

第一百六十八条 企业应当在营业场所的显著位置悬挂《药品经营许可证》、营业执照、执业药师注册证等。

第一百六十九条 营业人员应当佩戴有照片、姓名、岗位等内容的工作牌，是执业药师和药学技术人员的，工作牌还应当标明执业资格或药学技术职称。在岗执业的执业药师应当挂牌明示。

第一百七十条 销售药品应当符合以下要求：

（一）处方经执业药师审核、核对后方可销售；对处方所列药品不得擅自更改或代用；对有配伍禁忌或超剂量的处方，应当拒绝调配，但经处方医师更正或重新签字确认的，可以调配和销售。

（二）处方审核、调配人员应当在处方上签字或盖章，并按照有关规定保存处方或其复印件。

（三）销售近效期药品应当向顾客告知有效期。

（四）销售中药饮片做到计量准确，并告知煎服方法及注意事项。提供中药饮片代煎服务，应当符合国家有关规定。

第一百七十一条 企业销售药品应当开具销售凭证，内容包括药品名称、生产厂商、数量、价格、批号、规格等，并做好销售记录。

第一百七十二条 药品拆零销售应当符合以下要求：

（一）负责拆零销售的人员经过专门培训；

（二）拆零的工作台及工具保持清洁、卫生，防止交叉污染；

（三）做好拆零销售记录，内容包括拆零起始日期、药品的通用名称、规格、批号、生产厂商、有效期、销售数量、销售日期、分拆及复核人员等；

（四）拆零销售应当使用洁净、卫生的包装，包装上注明药品名称、规格、数量、用法、用量、批号、有效期以及药店名称等内容；

（五）提供药品说明书原件或复印件；

（六）拆零销售期间，保留原包装和说明书。

第一百七十三条 销售特殊管理的药品和国家有专门管理要求的药品，应当严格执行国家有关规定。

第一百七十四条 药品广告宣传应当严格执行国家有关广告管理的规定。

第一百七十五条 非本企业在职人员不得在营业场所内从事药品销售相关活动。

第一百七十六条 对实施电子监管的药品，在售出时，应当进行扫码和数据上传。

第八节 售后管理

第一百七十七条 除药品质量原因外，药品一经售出，不得退换。

第一百七十八条 企业应当在营业场所公布药品监督管理部门的监督电话，设置顾客意见簿，及时处理顾客对药品质量的投诉。

第一百七十九条 企业应当按照国家有关药品不良反应报告制度的规定，收集、报告药品不良反应信息。

第一百八十条 企业发现已售出药品有严重质量问题，应当及时采取措施追回药品并做好记录，同时向药品监督管理部门报告。

第一百八十一条 企业应当协助药品生产企业履行召回义务，控制和收回存在安全隐患的药品，并建立药品召回记录。

第四章 附 则

第一百八十二条 药品零售连锁企业总部的管理应当符合本规范药品批发企业相关规

定，门店的管理应当符合本规范药品零售企业相关规定。

第一百八十三条 本规范为药品经营质量管理的基本要求。对企业信息化管理、药品储运温湿度自动监测、药品验收管理、药品冷链物流管理、零售连锁管理等具体要求，由国家食品药品监督管理局以附录方式另行制定。

第一百八十四条 本规范下列术语的含义是：

（一）在职：与企业确定劳动关系的在册人员。

（二）在岗：相关岗位人员在工作时间内在规定的岗位履行职责。

（三）首营企业：采购药品时，与本企业首次发生供需关系的药品生产或经营企业。

（四）首营品种：本企业首次采购的药品。

（五）原印章：企业在购销活动中，为证明企业身份在相关文件或凭证上加盖的企业公章、发票专用章、质量管理专用章、药品出库专用章的原始印记，不能是印刷、影印、复印等复制后的印记。

（六）待验：对到货、销后退回的药品采用有效的方式进行隔离或区分，在入库前等待质量验收的状态。

（七）零货：指拆除了用于运输、贮藏包装的药品。

（八）拼箱发货：将零货药品集中拼装至同一包装箱内发货的方式。

（九）拆零销售：将最小包装拆分销售的方式。

（十）国家有专门管理要求的药品：国家对蛋白同化制剂、肽类激素、含特殊药品复方制剂等品种实施特殊监管措施的药品。

第一百八十五条 医疗机构药房和计划生育技术服务机构的药品采购、储存、养护等质量管理规范由国家食品药品监督管理局商相关主管部门另行制定。

互联网销售药品的质量管理规定由国家食品药品监督管理局另行制定。

第一百八十六条 药品经营企业违反本规范的，由药品监督管理部门按照《药品管理法》第七十九条的规定给予处罚。

第一百八十七条 本规范自 2013 年 6 月 1 日起施行。依照《中华人民共和国药品管理法》第十六条规定，具体实施办法和实施步骤由国家食品药品监督管理局规定

附录三 中华人民共和国国内贸易行业标准《中药材仓储养护通用技术规范》

1. 范围

本标准规定了中药材仓储管理的基本要求、管理方针、入库作业、在库管理、出库作业、堆码作业、中药材在库养护技术规范。

本标准适用于储存中药材的常温库、阴凉库和低温库的仓储作业和中药材养护。

2. 规范性引用文件

下列文件对于本文件的应用是必不可少的。凡是注日期的引用文件，仅所注日期的版本适用于本文件。凡是不注日期的引用文件，其最新版本（包括所有的修改单）适用于本文件。

GB/T 4122 包装术语

GB/T 18354 物流术语

GB/T 21070 仓储从业人员资质

GB/T 191 包装储运图示标志

GB/T 6388 运输包装收发货标志

SB/T 10977 仓储作业规范

3. 术语和定义

GB/T 4122、GB/T 18354 中界定的以及下列术语和定义适用于本文件。

3.1 仓储管理员（stock-keeper）

仓库内从事与物品仓储作业管理有关的一线操作人员的统称（包括直接从事物品收发、出入库、分拣、理货等工作的人员，不含装卸工），简称“仓管员”。

[GB/T 21070-2007，定义 3.1]

3.2 气调储存养护（atmosphere controlled storage conservation）

通过集成的物理、化学方法调控中药材储存密闭空间中的空气组分，人为地营造一个害虫（虫卵）及霉菌无法存活的密闭环境，达到防治害虫、防止霉变、保持品质的一种储存养护技术。

3.3 对抗同贮（antagonistic storage）

将两种或两种以上的中药材放在一起储存，以防止虫蛀、变色或霉变等变质现象的一种储存养护方法。

4. 基本要求与管理方针

4.1 基本要求

4.1.1 以保证中药材质量安全为目的，企业应建立仓储质量管理体系，完善相关规章制度。

4.1.2 应根据中药材的特性和储存条件，制定中药材仓储管理与养护的相关作业流程。

4.1.3 根据管理体系对仓储管理与养护作业的各环节进行检查落实并做好相关记录。

4.1.4 根据检查的结果进行改进，并完善持续改进体系。

4.2 管理方针

4.2.1 企业管理者应根据中药材特性以及企业经营的具体情况制定仓储管理与养护管理体系的管理方针。管理方针应与企业的宗旨、目标相适应。

4.2.2 确保中药材在存储过程中的质量安全，保证客户利益，保护消费者用药安全。

4.2.3 保证从业人员、工作环境的安全。

4.2.4 提高工作效率，降低仓储养护成本；节约社会资源、保护环境。

5. 仓库及库区条件

5.1 应当具有中药材储存相适应的库房。库房的选址、设计、布局、建造、改造和维护应当符合中药材储存的要求，仓库设施应符合商业普通仓库建设标准的规定和中药经营企业质量管理规范（试行）。

5.2 中药材储存区、辅助作业区应当与办公区和生活区分开一定距离或者有隔离措施。

5.3 库房内外环境整洁，无污染源，库房内墙、顶光洁，地面平整，门窗结构严密；库区地面硬化或者绿化；应有防止受异常天气影响，室外装卸、搬运、接收、发运等作业的设施。

5.4 库内应进行分类分区，合理布局。应设置收货区（验收）、储存区、发货区（备货）、包装加工区、待包装区、待处理区、包装物料区、工具设备区等。对存储物品应按分区分类原则管理，防止中药材的交叉污染、混淆和差错。

5.5 库房应有防虫、防鼠、通风、避光、防潮、防火设施。在仓库门内侧放置挡鼠板、库内放置鼠夹，库房门口安装灭蝇灯以防昆虫进入。

5.6 配备国家规定的相关中药材检测仪器、计量器具、温湿度监测等设备，并定期进行校准或者检定。应当建立能够符合经营全过程管理及质量控制要求的计算机系统。

5.7 中药材不宜采用露天储存，根据中药材的不同需求应分别使用常温库、阴凉库、低温库储存。常温库、阴凉库、低温库的温度和湿度应符合附表1要求。

附表1 各类仓库的温湿度要求

仓库类型	温度控制	相对湿度
常温库	0~30℃	45%~75%
阴凉库	≤20℃	45%~75%
低温库	0~8℃	45%~75%

注：根据中药材的生物学和化学特性选择适宜的仓库类型及储存方式，对含糖分高、容易泛油的药材应存放在阴凉库或低温库，对含光敏性成分的药材必须采取避光处理。

6. 中药材仓储管理规范

6.1 入库作业

6.1.1 检测验收

6.1.1.1 技术要求

入库的中药材应符合《中华人民共和国药典》的规定。同时应符合附表2的技术要求。

附表2 中药材入库技术要求

项目	技术要求
中药材包装外观	无水湿、污染和破损
水分	药典要求的安全水分
异味	无异味
霉变	无霉变
虫情	无活虫

6.1.1.2 质量检验

使用国家规定的相关检测仪器设备、工具等，按《中华人民共和国药典》中的规定对中药材外观、水分、总灰分、成分含量等项目进行检测。

6.1.1.3 取样检验

按照《中华人民共和国药典》规定的中药材取样法取样。采用感官检验和检测仪器检验相结合的方法。

6.1.1.4 综合判定及处置

所有检测项目完毕后填写检测报告，全部检测项目合格的判定为整批合格，可入库；所有检验项目中一个单项不合格或多个单项不合格，则判定为整批不合格，并采取相应的处理措施。

6.1.2　入库操作

根据检测报告，对合格的中药材按不同的存储区域进行入库作业，对不合格的中药材退回或存储于待处理区域。

6.2　在库管理

6.2.1　在库检查

6.2.1.1　按中药材种类区分，定期对仓库温湿度、中药材包装、中药材外观和水分进行检测。

6.2.1.2　按中药材种类区分，定期或不定期对异味、虫情、霉变进行检查。

6.2.1.3　采用仪器检验方法对在库中药材进行质量检测，检查频率每月不少于 1 次。在潮湿天气或异常天气检查频次应增加。

6.2.1.4　对库外的温湿度应定时观察并记录。

6.2.1.5　所有中药材在库检测、检查记录应归档保存，根据检测、检查得到的结果和库内温湿度的变化，采取相应的措施改进仓库温度环境或对在库中药材进行养护。

6.2.2　日常管理

6.2.2.1　中药材应当按产地、采收时间、采集部位、药材等级、药材外形（如全株或切断）、包装形式等进行分类，分别编制批号并管理。

6.2.2.2　中药材与地面间应放置托盘或其他防潮材料进行防护，高度应符合 GB 6264-86《中药材袋运输包装件》、GB 6265-86《中药压缩打包运输装件》的规定。

6.2.2.3　毒性、麻醉中药应专库或专柜存放，并建立相应的养护和安全措施，实行双人、双锁、专账保管，并有明显的毒性、麻醉药品标志，做到账、货、卡相符。

6.2.2.4　贵细药材应专库和专柜加锁存放；鲜活药材应在低温冷库内存放。

6.2.2.5　按期组织在库物品盘点，盘点内容包括实际储存中药材的产地、品种、规格、货位、批号、数量、保质期等，并核对与货垛卡、仓库保管账或仓库管理系统（WMS）记载内容是否一致，写出书面盘点报告并附盘点表。发现问题，应查明原因，与有关方面沟通。

6.2.2.6　用自然通风或机械通风方式调节库内温湿度。库内温度接近库外露点温度，或库外温度接近库内露点温度时不能通风。

6.2.2.7　去湿可选择吸潮剂除湿（氯化钙、硅胶等）、机械去湿（空气去湿机等）或自然通风方法。

6.2.2.8　降温可选用空调器、避光降温或通风降温方法。

6.2.2.9　按时清扫库房，保持库内地面整洁，门窗、玻璃、墙面、货架、货柜清洁。并做好清洁记录。

6.2.2.10　应建立人员出入库管理制度，做好人员出入库记录，未经允许不得进入仓库。

6.2.2.11　仓储作业中涉及的所有单据应按规定期限妥善保管，保持单据整洁，不得随意乱放，不应遗失、破损。

6.3　出库作业

6.3.1　核对中药材出库单据信息，发现库存中药材和出库单据不符时，立即与相关方协调处理，不应无单据、错误单据、顶替出库。

6.3.2　按先进先出的原则进行出库拣货，或按出库单据指定的批次出库。需要称重的要保证出库重量与单据相符。

6.3.3　在出库过程中发现中药材发生霉变、水湿或受潮、虫害等情况，仓管员应停止出库，并与相关方通报沟通实际情况。

6.3.4　发货实行动碰复核，未使用仓库管理系统的实行以单对卡、以卡对货对物品进行逐项核对，发货后在货垛卡上记载付货日期、付货数量、结存数量，并签名，然后对库存物品进行复核；使用仓库管理系统的可直接以系统账与货核对。

6.3.5　仓管员与提货人按出库单逐笔核对出库的中药材数量、重量等。

7. 堆码作业

7.1　堆码基本要求

7.1.1　堆码应留出五距，即垛与垛间距不小于1m，垛与墙间距不小于0.5m，垛与梁、柱间距不小于0.3m，主要通道的宽度不小于2m，照明灯具垂直下方与储存物品距离不得小于0.5m。

7.1.2　应考虑仓库结构所允许的负荷重量，堆垛时每单位面积的承重不得超过允许的负荷重量。

7.1.3　堆码应做到货垛整齐、稳固、美观并满足相关要求，充分利用货位空间，适用于托盘储存的中药材应采取托盘储存。

7.1.4　对退回仓库的中药材，未经检验及中药材所有人的书面授权，不应与其他药材混同堆码。

7.1.5　零散、出现问题的中药材应单独进行堆码。

7.2　堆码形式

7.2.1　编码垛：根据商品包装的长度、宽度和高度，纵横排列，逐层反复堆码，可采用“二顶一”、“五顶二”、“四顶四”等方式。

7.2.2　正码垛：上层货包的大小和方向与下层一致。故又称为“正码”。但货垛较高时，须在中间加有拉板，货垛才能牢固。此堆垛法对同样尺寸标准的箱装药材最为适宜。

7.2.3　井式垛：是反扣码的一种变化形式，也叫“通风垛”。此种形式对于水分较大的中药材合适，它可以使垛内空气得到流通。采用此种形式的货垛，应将垫木垫高，有了垫木的空隙，货包中的湿气才可从垫木下散出。

7.3　堆码高度要求

7.3.1　中药材因自身含有的成分不同，而表现出相对不同的耐压能力。如含有较多糖分、黏液质以及油脂类等成分的药材受压之后容易发生泛糖、粘连以及泛油等变质现象。所以应根据不同的中药材，选择与之适合的堆码高度。

7.3.2　有包装的中药材堆码高度应根据包装物本身的强度和地面承载要求进行判断，并符合GB 6266-86《中药材瓦楞纸箱运输包装件》的规定。

8. 中药材仓储养护

8.1　中药材水分控制

8.1.1　一般要求

8.1.1.1　水分控制的方法与设备均不得影响中药材品质。

8.1.1.2　对中药材应及时进行水分干燥与控制。

8.1.1.3　中药材的水分控制应符合《中华人民共和国药典》的规定。

8.1.1.4　干燥温度一般在50℃～60℃为宜。

8.1.2　水分控制方法

8.1.2.1　曝晒（亦称“晒干”）

利用太阳光的热能使药材散发水分而干燥。

8.1.2.2　摊晾（亦称“阴干”）

将药材放置在室内或阴凉处所，使其借温热空气的流动吹干水分而干燥。

8.1.2.3　石灰或木炭干燥

应用生石灰或木炭吸取药材水分的方法。

8.1.2.4　加热烘干

采用烘箱、烘房、干燥机等设备加热增温驱除多余水分的方法。

8.1.2.5　远红外干燥

将电能转变为远红外辐射，经过热扩散、蒸发或化学变化使水分散发而干燥。

8.1.2.6　微波干燥

将电能转变为高频电磁波，使物质水分子发生振动摩擦产热，经过热扩散、蒸发使水分散发出去。

8.1.2.7　低温真空干燥

把含有大量水分的物质，预先进行降温冻结成固体，然后在真空的条件下使水蒸气直接升华出来。

8.2　害虫防治

8.2.1　一般要求

8.2.1.1　害虫治理的药剂及方法均不得影响中药材品质。

8.2.1.2　库房门窗均应设置防鼠、虫网。

8.2.1.3　清洁卫生

要经常对中药材仓库、仓库周边及附属的楼梯间、走道、阳台、下水道、搬运操作工具等进行彻底清洁消毒。做到仓内墙壁、地面洁净光滑，仓外不留污水、杂草、垃圾。

8.2.1.4　对空仓、仓储器具等进行消毒杀虫，并在库外喷布防虫线。

8.2.1.5　中药材入库检查如发现有活虫，先进行隔离，并及时采取防治措施。

8.2.2　虫情监测

8.2.2.1　虫情变化监测，可采用目测、性信息素诱捕或灯光诱捕监测方法。

a）性信息素诱捕：性信息素诱器悬挂密度按间隔15～20m设置，至少在每周同一天检查1次，并登记虫数，悬挂高度1.5～1.8m，尽可能远离日照、热源、振动、气流或产尘区，灯光诱捕。

b）灯光诱捕器每3000～8000m^3空间安装1个功率为20～40W的黑光灯诱捕器，装置高度1.5～2.5m。定时检查诱捕到的害虫。

8.2.3　害虫防治方法

8.2.3.1　习性防治

利用中药材害虫的习性进行防治的方法，主要有性信息素诱捕和灯光诱捕。

8.2.3.2　密封防治

利用塑料薄膜袋、铁桶、瓶、缸、箱等容器使中药材与外界空气、湿度、光线、细菌、害虫等隔离，尽量减少这些因素对药材的影响。

8.2.3.3　对抗同贮防治

利用一些有特殊气味、具有驱虫作用的中药材或物质与易生虫中药材共存。

8.2.3.4　低温防治

仓库温度控制在2~10℃为宜。

8.2.3.5　气调防治

调节储存环境中氧气浓度应小于2%，且持续30天以上。

8.2.3.6　高温防治

采用曝晒、烘烤或热蒸等方法高温杀灭害虫，温度控制45~60℃为宜。

8.2.3.7　生物农药防治

采用无毒、无污染的植物源类和拟除虫菊酯类药物（环境治理用）进行喷洒。

8.2.3.8　化学药剂防治

采用无毒或广谱低毒的触杀剂和驱避剂进行防虫，主要用于仓储环境治理，不可与药材直接接触。

8.3　霉变控制

8.3.1　一般要求

8.3.1.1　严格控制库房或储存环境的温度、湿度，其相对湿度在55%~70%为宜。

8.3.1.2　中药材水分不能超过其本身的安全水分，一般控制在10%~15%。

8.3.1.3　保持中药材储存养护现场清洁干燥，包装材料清洁。

8.3.2　霉变防治方法

8.3.2.1　干燥防治

采用曝晒、摊晾、高温烘干、石灰或木炭吸湿、翻垛通风、密封吸湿等方法保持药材干燥。

8.3.2.2　清洁防治

霉变初期采用淘洗、干刷、撞击、醋喷、酒喷等方法进行救治和处理。

8.3.2.3　低温防治

将药材储存在低温环境中，温度以2~10℃为宜。

8.3.2.4　气调防治

调节储存环境中的氧气浓度至2%以下，同时调控二氧化碳浓度在1%~5%。

8.3.2.5　药物防治

利用有机或无机药物抑制霉菌生长、繁殖，主要用醋酸钠和乙醇混合溶剂喷洒。

8.4　易泛油药材的养护

8.4.1　一般要求

8.4.1.1　保持低温、低湿环境，减少与空气接触。

8.4.1.2　中药材水分不能超过《中国药典》规定的安全水分。

8.4.1.3　避免烈日曝晒和阳光直射，防止重压。

8.4.2　易泛油药材的养护方法

8.4.2.1　降温、干燥养护

采取降温和适当的干燥来降低药材水分的方法，常用陶制的缸、坛或瓮存放。

8.4.2.2　气调储存养护

调节储存环境中的氧气浓度至2%以下，同时调节二氧化碳浓度及储存环境的相对湿度，放置在阴凉环境。

8.4.2.3　低温贮藏

将药材储存在低温环境中，温度以2~10℃为宜。

8.5　易变色药材的养护

8.5.1　一般要求

8.5.1.1　应选择干燥、阴凉、避光的环境存放。

8.5.1.2　中药材水分不能超过《中国药典》规定的安全水分。

8.5.1.3　储存环境温度不宜超过25℃，相对湿度控制在55%~70%为宜。

8.5.2　易变色药材的养护方法

8.5.2.1　破坏酶的活性

采用火烘、曝晒、沸水焯、热蒸等方法破坏药材内酶的活性。

8.5.2.2　密封养护

利用塑料薄膜袋、铁桶、瓶、缸、箱等容器使中药材与外界空气、湿度、光线、细菌、害虫等隔离，尽量减少这些因素对药材的影响。

8.5.2.3　低温贮藏

将药材储存在低温环境中，温度以2~10℃为宜。

8.5.2.4　气调储存养护

调节储存环境中的氧气浓度至2%以下，同时调控二氧化碳浓度至1%~5%。

8.6　易散气药材的养护

8.6.1　一般要求

8.6.1.1　保持干燥，减少与空气接触。

8.6.1.2　中药材水分不能超过《中华人民共和国药典》规定的安全水分。

8.6.2　易散气药材的养护方法

8.6.2.1　密封养护

利用塑料薄膜袋、铁桶、瓶、缸、箱等容器使中药材与外界空气、湿度、光线、细菌、害虫等隔离，尽量减少这些因素对药材的影响。

8.6.2.2　气调储存养护

调节储存环境中的氧气浓度至2%以下，同时调控二氧化碳浓度在1%~5%。

8.7　中药材品质的保持

8.7.1　低温贮藏

将药材储存在低温环境中，温度以2~10℃为宜。

8.7.2　气调储存养护

调节储存环境中的氧气浓度至2%以下，同时调控二氧化碳浓度在1%~5%，辅以调湿手段。

附录四　中华人民共和国国内贸易行业标准《中药材仓库技术条件》

1. 范围

本标准规定了中药材仓库的基本要求、专业类型、建筑类型与温湿度控制及其配套设施与技术条件。

本标准适用于新建、改建、扩建中药材仓库的公共仓储企业、中药材经营企业、中药材饮片与制药企业（附表3）。

2. 规范性引用文件

下列文件对于本文件的应用是必不可少的。凡是注日期的引用文件，仅所注日期的版本适用于本文件。凡是不注日期的引用文件，其最新版本（包括所有的修改单）适用于本文件。

GB/T 18354　物流术语

GB/T 28581　通用仓库及库区规划设计参数

GB/T 13933　小型贯流食通风机

JB/T 8690　工业通风机噪声限值

JB/T 10562　一般用途轴流通风机技术条件

3. 术语和定义

GB/T 18354、GB/T 28581 中界定的以及下列术语和定义适用于本文件。

3.1　中药材（Chinese medicinal materials）

药用植物、动物的药用部分采收后经产地初加工形成的原料药材。

3.2　仓库（warehouse）

以库房、货场及其他设施、装置为劳动手段，对商品、货物、物资进行收进、整理、储存、保管和分发等工作的场所。

3.3　常温库（normal temperature warehouse）

温度为0℃~30℃（相对湿度35%~75%）的仓库。这一温度范围主要指一年四季自然气候下的温度值，寒冬需要保温，盛夏则需降温。常温库主要用于储存成分性质稳定且贮藏要求对温度未做出具体规定的中药材。

3.4　阴凉库（low temperature warehouse）

温度不高于20℃（相对湿度35%~75%）且阳光不能照射在库内的仓库。

4. 中药材仓库建设的基本要求

4.1　中药材仓库应当根据中药材物流体系建设的总体规划，依据中药材的主产地与交易市场集中存储中药材的需求，选择交通便利的地点进行合理规划、集中建设。

4.2　规划建设中药材仓库，应当依据各类中药材的不同生理特性与气候条件选择合适的专业仓库类型（常温库、阴凉库、冷库）。

4.3　规划建设中药材仓库，应当依据中药材的种类及其包装方式、包装件的重量，并考虑物流效率与效益等因素，选择合适的仓库建筑类型（平房库、楼房库、立体库）。

4.4　中药材仓库的单体建设面积不少于1000m^2，中药材公共仓储企业的仓库总面积不少于 50 000m²，库区道路及功能布局参考 GB/T 28581。

4.5　中药材常温库与阴凉库的地面、墙体等应当有防潮、隔热、通风等设施与技术措施。

4.6　中药材仓库的消防、给排水、照明等应执行国家与行业的相关标准。

5. 中药材专业仓库类型及适用的地区与品种

5.1　专业仓库的温湿度要求与控制

5.1.1　各类专业仓库的温湿度要求

附表 3　各类专业仓库的温湿度要求

仓库类型	温度要求	湿度要求
常温库	0~30℃	35%~75%
阴凉库	≤20℃	35%~75%
冷库	-2~8℃	35%~75%

5.1.2　温湿度控制措施

5.1.2.1　应在库内、库外进行湿度检测，当库内湿度高出库外湿度 15 度以上时，应及时打开通风窗、通风设备等进行换气通风，反之，必须紧闭仓库。

5.1.2.2　中药材仓库应配备适合的通风系统，在打开通风窗，自然通风无法满足需求的情况下，应使用功率大、风量大的排气扇，有条件者可以安装新风系统，根据需要控制温湿度。

5.2　各类专业仓库适用的地区

5.2.1　北方和西北地区的河北、山西、陕西北部以北，甘肃、宁夏以西的广大地区，东北三省、内蒙、甘、宁、新、青、藏，川西，对这些地区建议多建常温库、少建阴凉库，一般不需要建冷库。

5.2.2　中部地区的河北、山西、陕西南部，河南、山东、安徽，对这些地区建议多建常温库，少建阴凉库与冷库。

5.2.3　长江流域的湖南、湖北、重庆、四川、江西、江苏、浙江、上海，对这些地区建议多建阴凉库，少建常温库与冷库。

5.2.4　东南沿海地区的海南、云南、两广、港澳、福建、台湾地区，对这些地区建议只建阴凉库与冷库。

5.3　各类专业仓库适用的中药材品种

5.3.1　常温库应用于储存成分性质稳定且贮藏要求对温度未做出具体规定的中药材，包括仓储矿物类药材、纤维化程度高的药材和不易虫蛀霉变的药材。

5.3.2　阴凉库用于储存易挥发、升华、融化、泛油的中药材，包括山药、天花粉、白芷、防己、白蔹、南星、附子、贝母、慈菇、灵芝、薏米、黄芪、人参、党参、北沙参、当归、川芎、百合、甘草、红芪、玉竹、黄精、牛膝、麦冬、百部、白术、前胡、羌活、独活、泽泻、板蓝根、苍术、沙参、川楝子、牛蒡子、桃仁、杏仁、郁李仁、砂仁、肉苁蓉、锁阳、太子参、三七、山慈姑等。

5.3.3　冷库一般储存贵细（稀）药材，以下几类中药材应在冷库中储存：

a）动物类：斑蝥、红娘虫、青娘子、刺猬皮、水蛭、蛤蚧、蜈蚣、土元、狗肾、乌蛇、蕲蛇、全蝎、阿胶、白花蛇等。

b）贵细药材：牛黄、冬虫夏草、海龙、海马、西红花、熊胆、麝香、沉香、川贝等。

c）子仁类药材：柏子仁、酸枣仁、枸杞子、火麻仁、桑葚、莲子、芡实、天门冬、酸枣仁、白果、胡桃仁、龙眼肉、使君子、五味子、罗汉果等。

6. 中药材仓库建筑类型

6.1　平方库

库房净高（库房地面至库房顶部即“梁”下的最小垂直距离）在6m左右。

6.2　楼房库

楼房库应配备垂直电梯，层高不小于4.5m，底层高度宜在6m左右。

6.3　立体库

库房净高（库房地面至库房顶部即“梁”下的最小垂直距离）应达到9m以上，可采用高层货架配以货箱或托盘储存货物，或用巷道堆垛起重机及其他机械进行操作。层高在两层以上，每层层高在9m以上的仓库为多层立体库。

7. 中药材常温仓库通风换气规范

7.1　通风口设置

7.1.1　通风口应设在仓库偏南面朝向墙体的下部。

7.1.2　通风口底部应距库房地面（散水）0.4~0.7m，根据仓库建筑材料的规格和防雨状况确定。

7.1.3　单个通风口面积为0.3m^2，即高度为0.3m，长度为1m，通风口总面积为库房总面积的0.5%左右。

7.1.4　通风口应具备防虫、防鼠、防雨的功能。

7.2　库门、窗户设置及采光要求

7.2.1　窗户应设在朝向墙体中上部。偏南面的墙体窗户仅用于通风，不用于采光，制作南面窗户的材料不透光，偏北面的窗户既用于通风也用于采光，北面窗户安装玻璃。窗户底部距仓库地面（散水）2~2.5m。

7.2.2　南面单个窗户面积为1.04m^2，即高度为0.8m，长度为1.3m。北面单个窗户面积大于2.48m^2，即高度大于1.24m，长度大于2m，窗户高度和长度与层高比例协调。南面窗户总面积为库房总面积的2%~3%，北面窗户总面积为库房总面积的3%~4%。

7.2.3　窗户应设置电动开关装置，操作人员可以在地面上操作。

7.2.4　窗户关闭状态透气量应小于0.05m^3/（h·m^2）。

7.2.5　门关闭状态透气量应小于0.1m^3/（h·m^2）。

7.2.6　窗户具备防虫、防鼠、防雨的功能。

7.3　机械通风要求

7.3.1　通风机（排风扇）安装位置及性能要求

库房北面墙壁的上部和下部分别装设通风机（排风扇），库房长度40m以内为上下各1台通风机，库房长度100m以内为上下各2台通风机。安装位置以能够使仓库全面换气为宜。通风机噪声、工作电压、功率、自重、转速、风量、转轴发热等技术参数要与仓库相配套。通风机（排风扇）关闭状态具有一定气密性，开关方便，安装后具备防火、防虫、防雨、防鼠、防尘等功能，相关要求应符合国家标准JB/T 8690—1998、JB/T 10562—2006、

GB/T 13933—2008。

7.3.2 通风机（排风扇）风量确定

中药材常温库在一般自然通风难以降低温度或湿度时需要机械通风，每天通风量 Q（m^3）据下式计算：

$$Q = T \times L \times W \times H$$

式中，T 为每天换气次数，单位次/日；L 为库房长度，单位 m；W 为库房宽度，单位 m；H 为库房高度，单位 m。

例如，库房长 60m，宽 20m，高 5m，换气次数为 2 次/日，则每天需要的通风量为：

$$Q = 2 \times 60 \times 20 \times 5 = 12\ 000\ (m^3)$$

根据需要的通风量进行通风机（排风扇）选型。如按长 60m、宽 20m、高 5m 的库房安装 4 台通风机计，每台通风机每天的通风量为 12 000/4 = 3000（m^3），按每天开机 6 小时计，则每台通风机每小时通风量为 $500m^3$。

8. 设施设备

8.1 常温库和阴凉库应有的设施设备

8.1.1 药材与地面之间应有有效隔离的设备，如货台和货架等。

8.1.2 避光、防潮、防虫、防鼠等设备，如遮光罩、防尘罩、防潮箱、防鸟网、老鼠夹、防虫纱窗、诱杀虫灯等。

8.1.3 有效调控温湿度及室内外空气交换的设备，如密封门窗、空调机、冰箱、散热器、加湿器和排水设备等。

8.1.4 自动监测、记录库房温湿度的设备，如温度计、湿度计、自动监测仪等。

附录五 《中药养护规范》（SZDB/Z45-2011）

1. 范围

本指导性技术文件规定了中药养护人员的资质要求、中药养护的基本仓储条件、设备设施、管理制度等。

本指导性技术文件适用于医疗机构和药品生产与经营企业对中药的养护。

2. 规范性引用文件

下列文件对于本文件的应用是必不可少的。凡是注日期的引用文件，仅所注日期的版本适用于本文件。凡是不注日期的引用文件，其最新版本（包括所有的修改单）适用于本文件。

《中华人民共和国药典》（一部）2015 年版

SZJG 37.1-2011 中药处方与中药调剂规范第 1 部分 中药处方

SZJG 37.2-2011 中药处方与中药调剂规范第 2 部分 中药调剂

SZJG/T 38.1-2011 中药饮片与中药方剂编码规则第 1 部分 中药饮片

SZJG/T 38.2-2011 中药饮片与中药方剂编码规则第 2 部分 中药方剂

3. 术语和定义

3.1~3.20 分别对中药、中药养护、中药材等 20 个术语进行了定义，本书从略。

4. 人员资质要求及职责

4.1 生产与经营企业中药储存与养护工作人员资质要求

4.1.1 企业从事药品仓管和养护工作的人员，应具有高中（含）以上的文化程度。应经岗位培训和地市级（含）以上药品监督管理部门考试合格后，取得岗位合格证书方可上岗。

4.1.2 中药仓管和养护人员应每年至少体检一次。凡患有传染病、隐性传染病、精神病及其他有可能污染药品的疾病的员工都不得参加中药仓管和养护工作。

4.1.3 库管员、养护员：负责严格按本规范管理中药。

4.1.4 企业仓库负责人：负责本指导性技术文件的执行与监督管理。

4.1.5 企业质量管理负责人：负责指导和监督养护过程中的质量管理工作。

4.2 医疗机构中药储存与养护工作人员资质要求

4.2.1 取得中药学专业技术职务任职资格的人员（包括主任中药师、副主任中药师、主管中药师、中药师、中药士）方可从事中药储存与养护工作。

4.2.2 中药储存与养护人员应每年至少体检一次。凡患有传染病、隐性传染病、精神病及其他有可能污染药品的疾病的员工都不得参加中药仓管和养护工作。

4.2.3 中药库管员、养护员：负责严格按本规范管理中药。养护员可由中药库管理员兼任。

4.2.4 中药库负责人：负责本指导性技术文件的执行与监督管理。

4.2.5 药学部（药剂科）质量管理负责人：负责指导和监督养护过程中的质量管理工作。

5. 生产与经营企业中药养护规范

5.1 从事中药业务工作的药品生产、流通企业应按经营规模设置相适应的中药仓库。企业应在仓库设置验收养护室，其面积要求一般应达到：大型企业不小于 $50m^2$；中型企业不小于 $40m^2$；小型企业不小于 $20m^2$。

5.2 验收养护室应按规定配置千分之一天平、澄明度检测仪、标准比色液、水分测定仪、紫外荧光灯、显微镜等。

5.3 养护员应指导仓管员进行药品的合理储存。中药材与饮片贮藏方法可参见附录 A。

5.4 仓管员应按分库、分区、分类储存药品，养护员依据中药的质量特性监督检查中药储存的分类贮藏情况是否合理，储存条件是否符合规定。《生产与经营企业药品储存管理制度》可参见附录 B。

5.5 仓管员每日上午 8：30~10：30、下午 14：00~16：30 检查库房的温湿度情况并填写相关表格。《库房温湿度记录》格式与内容可参见附录 C。如温湿度超出规定范围应使用空调降温或除湿，使其达到要求并记录。养护员每天巡查一次，检查温湿度计是否放置在有代表性的位置，配合仓管员进行温、湿度的监测和管理。检查库房是否避免日光的直接照射。

5.6 养护员每月 2 次对库房温湿度调节设备进行巡检，保证温湿度的调节要求。如果温湿度将要超过规定范围，及时开启相应的调节设备。如超出规定储存条件及时采取措施，仍不能达到要求应填写记录，由质量管理人员判断是否对药品质量产生了不良影响，并提出处理办法。

5.7 养护员每周对所有库房、所有库区、所有货位所有批次的药品大包装外观进行巡检，应该包装完好，无霉变、无潮湿、无积热、无积尘、无虫蛀、无鼠咬等异常情况；包装外观察中药材、饮片无虫蛀、发霉、泛油、变色、气味散失、风化、潮解溶化、粘连、挥发、腐烂等变异现象，并填写《库房巡检记录》(格式可参见附录C)。

5.8 养护员按中药材及中药饮片的质量特性，必要时采用晾晒、熏蒸杀虫等方法养护，具体操作见《生产与经营企业中药养护操作细则》(可参见附录D)。主要中成药剂型的养护检查要求见附录E。

5.9 养护员根据中药的剂型，验收合格日期（3个月）、有效期、确定药品循检开箱检查频次，抽查数量及检查项目，原则上以超过验收日期3个月的在库产品为循检对象。

5.10 养护员按三三四原则进行药品循检，即每季度第一个月检查总批次的30%，第二个月检查总批次的另外30%，第三个月检查总批次的其余40%，抽检数量按《药品验收程序》中抽检数量的规定执行，并做好《库存药品养护检查记录》(格式可参见附录C)。

5.11 养护过程中，发现任何异常情况，填写质量复核单及时上报质量管理部，进一步确认、处理。

5.12 每月由养护员将首营品种、近效期预警品种、长时间储存品种、质量不稳定品种和已发现质量问题中药的相邻批号药品填写《重点养护品种确认表》(格式可参见附录C)，制定重点养护中药目录，确定的重点养护品种应在剂型要求的基础上增加养护次数，每月进行一次养护检查并填《药品养护档案表》(格式可参见附录C)。

5.13 建立健全中药养护档案，并定期分析，不断总结经验，为药品储存养护提供科学依据。养护员每季度对养护品种及记录汇总填《药品养护状况分析汇总表》(格式可参见附录C)，做出评价分析，评估产品养护情况及近效期或长时间储存药品信息，送企业质量管理负责人审核后，存档。养护档案以产品为单位，可用于年底对企业供货质量的评价。

5.14 养护员负责养护用仪器设备、监测设备的管理，每年底对验收养护室仪器设备及药品养护用设施设备进行一次全面检查，填写检查记录。

6. 医疗机构中药养护规范

6.1 提供中医医疗服务的医疗机构，其中药仓库的面积应满足中药储存、养护、出入库工作要求，具体要求如下：

——综合医院与中西医结合医院中药仓库的面积：三级医院不小于250m^2，二级医院不小于200m^2，一级医院不小于100m^2；

——中医医院中药仓库的面积：三级医院不小于300m^2，二级医院不小于200m^2，一级医院不小于100m^2；

——专科医院中药仓库的面积：耳鼻喉医院、骨科医院不小于150m^2；康复医院、心血管病医院、肿瘤医院、一级精神病医院、一级中医专科医院不小于100m^2；口腔医院、皮肤病医院、医疗美容医院不小于75m^2。

6.2 中药房应配备必备的验收养护设备，如千分之一天平、量杯或量筒、验证用温度计、湿度计等。

6.3 库管员应进行药品的合理储存。

6.4 仓管员应按分库、分区、分类储存药品，养护员依据中药的质量特性监督检查中药储存的分类贮藏情况是否合理，储存条件是否符合规定。《医疗机构药品储存管理制度》可参见附录F。

6.5 仓管员每日上午8：30~10：30、下午14：00~16：30检查库房的温湿度情况并填写《库房温湿度记录》（格式可参见附录C），如温湿度超出规定范围应使用空调降温或除湿，使其达到要求并记录。

养护员每天巡查一次，检查温湿度计是否放置在有代表性的位置，检查库房是否避免日光的直接照射。

6.6 养护员每月一次对库房温湿度调节设备进行巡检，保证温湿度的调节要求。如果温湿度将要超过规定范围，应及时开启相应的调节设备。如超出规定储存条件且及时采取措施，仍不能达到要求的应填写记录，由中药库负责人判断是否对药品质量产生了不良影响，并提出处理办法。

6.7 养护员每周对所有库房、所有库区、所有货位所有批次的药品大包装外观进行巡检，应该包装完好，无霉变、无潮湿、无积热、无积尘、无虫蛀、无鼠咬等异常情况；包装外观察中药材、饮片无虫蛀、发霉、泛油、变色、气味散失、风化、潮解溶化、粘连、挥发、腐烂等变异现象，并填写《库房巡检记录》（格式可参见附录C）。

6.8 养护员按中药材及中药饮片的质量特性，必要时采用晾晒等方法养护，具体操作见《医疗机构中药养护操作细则》（可参见附录G）。

6.9 养护员根据中药的剂型，验收合格日期（3个月）、有效期、确定药品循检开箱检查频次，抽查数量及检查项目，原则上以超过验收日期1个月的在库产品为循检对象。

6.10 养护员按"三三四"原则进行药品循检，即每季度第一个月检查总批次的30%，第二个月检查总批次的另外30%，第三个月检查总批次的其余40%，抽检数量按药品验收程序中抽检数量的规定执行，并做好《库存药品养护检查记录》（格式可参见附录C）。

6.11 养护过程中，发现任何异常情况，及时登记并报告中药库负责人和药学部（药剂科）质量管理负责人，进一步确认、处理。

6.12 每月由养护员将新引进品种、近效期预警品种、长时间储存品种、质量不稳定品种和已发现质量问题中药的相邻批号药品填写《重点养护品种确认表》（格式可参见附录C），制定重点养护中药目录，确定的重点养护品种应在剂型要求的基础上增加养护次数，每月进行一次养护检查并填《药品养护档案表》（格式可参见附录C）。

6.13 建立健全中药养护档案，并定期分析，不断总结经验，为药品储存养护提供科学依据。养护员每半年对养护品种及记录汇总填《药品养护状况分析汇总表》（格式可参见附录C），做出评价分析，评估产品养护情况及近效期或长时间储存药品信息，送药学部（药剂科）质量管理负责人审核后，存档。养护档案以产品为单位，可用于年底供货与生产企业供货质量的评价。

6.14 养护用的仪器、计量器具（如温度计、湿度计、衡器、量器等），应定期由计量监督管理部门强制检定并贴有强制检定标志。鼓励本单位在强检间隙阶段进行度量衡准确性进行验证并做好验证记录。养护员负责养护用仪器设备、监测设备的管理，每年底对验收养护室仪器设备及药品养护用设施设备进行一次全面检查，填写检查记录。

参考文献

1. 张西玲．中药养护学．北京：中国中医药出版社，2006
2. 沈力．中药储存与养护技术．北京：人民卫生出版社，2014
3. 李照会．农业昆虫鉴定．北京：中国农业出版社，2002
4. 徐良．现代中药养护学．北京：中国医药科技出版社，1998
5. 张明新．中药储存与养护．北京：中国医药科技出版社，1999
6. 白旭光．储藏物害虫与防治．第 2 版．北京：科学出版社，2008
7. 刘岩．药品储存与养护技术．北京：中国医药科技出版社，2013
8. 王世清．中药加工、贮藏与养护．北京：中国中医药出版社，2006
9. 国家药典委员会．中华人民共和国药典（2015 年版）．北京：中国医药科技出版社，2015